A-FFIP – Autismusspezifische Therapie im Vorschulalter

Karoline Teufel
Christian Wilker
Jennifer Valerian
Christine M. Freitag

A-FFIP – Autismusspezifische Therapie im Vorschulalter

Mit 39 Abbildungen und Arbeitsblättern online

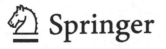
Springer

Karoline Teufel
Christian Wilker
Jennifer Valerian
Prof. Dr. Christine M. Freitag
Klinik für Psychiatrie, Psychosomatik und Psychotherapie des Kindes- und Jugendalters
Autismus-Therapie- und Forschungszentrum
Universitätsklinikum Frankfurt
Goethe-Universität
Deutschordenstr. 50
60528 Frankfurt am Main

Ergänzendes Material finden Sie unter http://extras.springer.com 978-3-662-50499-4

ISBN 978-3-662-50499-4   978-3-662-50500-7 (eBook)
DOI 10.1007/978-3-662-50500-7

Die Deutsche Nationalbibliothek verzeichnet diese Publikation in der Deutschen Nationalbibliografie; detaillierte bibliografi-sche Daten sind im Internet über http://dnb.d-nb.de abrufbar.

Springer

Umschlaggestaltung: deblik Berlin

Gedruckt auf säurefreiem und chlorfrei gebleichtem Papier

Springer ist Teil von Springer Nature
Die eingetragene Gesellschaft ist Springer-Verlag GmbH Deutschland
Die Anschrift der Gesellschaft ist: Heidelberger Platz 3, 14197 Berlin, Germany

Vorwort

Psychosoziale und medikamentöse Therapien bei Autismus-Spektrum-Störungen haben sich in den letzten Jahren deutlich entwickelt; dies ist insbesondere der Arbeit von Elternorganisationen zu danken, die sich international für mehr Forschung und evidenzbasierte Interventionen eingesetzt haben (z. B. Autism Speaks in den USA oder Autistica in Großbritannien). Durch entsprechende Lobbyarbeit konnten v. a. in den USA auch Forschungsorganisationen überzeugt werden, die notwendigen finanziellen Mittel für die Durchführung von Studien zur Verfügung zu stellen. In Deutschland gab es solche Studien bisher nur in sehr begrenztem Umfang. Die Entwicklung von neuen psychosozialen Therapieverfahren erfordert Zeit: Basierend auf Erkenntnissen der Grundlagenforschung sowie der Erfahrung mit praktischen Übungen im Rahmen der Therapie wird in der Regel über eine längere Dauer ein Therapiemanual entwickelt, das dann bei Patienten systematisch bezüglich des Therapieerfolgs in unterschiedlichen Bereichen untersucht wird.

So ist auch das hier vorliegende Manual auf der Grundlage der Erfahrungen der Therapeuten des Frankfurter Autismus-Therapie- und Forschungszentrums (ATFZ) über ca. 10 Jahre entwickelt worden. Basierend auf der systematischen Analyse international etablierter Methoden, eigener praktischer Erfahrung und entwicklungspsychologischer Grundlagen wurden einerseits die Bereiche definiert, die wesentlich für die Förderung von Kindern mit Autismus-Spektrum-Störungen im Kleinkind- und Vorschulalter sind, zum anderen wurde über Jahre eine große Anzahl von Übungen entwickelt, die gezielt dazu dienen, dem Kind die entsprechenden Fertigkeiten zu vermitteln.

Ein besonderes Charakteristikum des Manuals ist der individualisierte Therapieansatz. Das bedeutet, dass, basierend auf den Ergebnissen der Diagnostik und der Verhaltensbeobachtung des Kindes sowie im Gespräch mit den Eltern, aufeinander aufbauende Therapieziele systematisch festgelegt werden. Passend zu den Therapiezielen und dem Entwicklungsstand des Kindes werden die Interventionsmethoden ausgesucht. Hierbei bildet natürliches Lernen den Schwerpunkt. Das Erreichen der Therapieziele wird jeweils am Ende der einzelnen Stunde dokumentiert, und es erfolgt fortlaufend eine Anpassung der Ziele, sobald das Kind die entsprechenden Fertigkeiten gut beherrscht und auch im Alltag anwendet. Das effektive Lernen des Kindes wird durch sehr differenzierte Lernunterstützung (»Prompting«), vorzugsweise durch eine zweite Therapeutin, gefördert, die allerdings auch schnellst möglich wieder ausgeschlichen wird, damit das Kind spontan und selbst initiativ das Gelernte anwenden lernt. Durch Einbezug der Eltern und zwei Therapeuten ist von Beginn an eine soziale Situation hergestellt, die das soziale Lernen und die Flexibilität des Kindes stark unterstützt. Das Hauptziel der Behandlung mit dem »A-FFIP« ist es, das Entwicklungspotenzial des Kindes bestmöglich zur Entfaltung zu bringen. Die Erweiterung des kindlichen Handlungsspielraums und damit der Selbstständigkeit durch die Förderung sozialkommunikativer Fähigkeiten stehen dabei im Vordergrund. Die Umsetzung dieses Ziels erfordert die Kenntnis wirksamer Vorgehensweisen sowie ein hohes Maß an Sensibilität und Einfühlungsvermögen für die Bedürfnisse von Kindern mit Autismus-Spektrum-Störungen und ihrer Familien. Hierfür soll das vorliegende Manual eine Anleitung geben.

Mit Mitteln aus Forschung und Lehre des Universitätsklinikums Frankfurt am Main konnte eine erste klinisch-kontrollierte Studie über den Verlauf von einem Jahr sowie eine Prä-Post-Studie des Zwei-Jahres-Verlaufs durchgeführt werden, die mittlere Effekte auf die Autismus-spezifische Kernsymptomatik (ADOS-Schweregrad-Score) sowie den gemessenen IQ und die Sprache zeigte. Für eine große, randomisiert-kontrollierte Studie sind externe Forschungsgelder notwendig, die aktuell beantragt werden.

Die Autorinnen und Autoren danken allen Therapeuten und Praktikanten des ATFZ der letzten Jahre ganz herzlich für konstruktive Diskussionen und Anregungen, die Entwicklung von neuen Übungen sowie das kritische Lesen der Texte auf Verständlichkeit und Umsetzbarkeit. Die Fotografin Elisabeth Mann und die Darstellerinnen Eva Lopez und Helena haben die illustrativen Bilder möglich gemacht. Wir danken ihnen für ihr großes Engagement. Wir danken den Familien herzlich für ihre konstruktiven Rückmeldungen und den Mut, sich auf Neues einzulassen. Wir hoffen sehr, dass wir mit dem vorliegenden Manual dazu beitragen, dass möglichst viele Kinder mit Autismus-Spektrum-Störungen im Kleinkind- und Vorschulalter anhand evidenzbasierter Methoden gefördert werden.

Aus Gründen der besseren Lesbarkeit verwenden wir in diesem Buch überwiegend das generische Maskulinum. Dieses impliziert natürlich immer auch die weibliche Form. Sollten wir nur Männer oder nur Frauen meinen, ist dies gesondert gekennzeichnet.

Karoline Teufel, Christian Wilker,
Jennifer Valerian, Christine M. Freitag
Frankfurt, im September 2016

Inhaltsverzeichnis

Karoline Teufel, Christian Wilker, Jennifer Valerian, Christine M. Freitag

9.1   Einführung   95
9.2   Grundfertigkeit Aufmerksamkeitskontrolle   96
9.3   Grundfertigkeit gemeinsame Aufmerksamkeit I (Blickfolgeverhalten)   99
9.4   Grundfertigkeit Imitation   102
9.5   Grundfertigkeit Repräsentationsfähigkeiten   104
9.6   Grundfertigkeit Handlungsplanung   106
9.7   Grundfertigkeit Selbstwahrnehmung   109
9.8   Zusammenfassung   112

10   Entwicklungsbereiche: Therapieziele und Übungen   113
Karoline Teufel, Christian Wilker, Jennifer Valerian, Christine M. Freitag

10.1 Einführung   115
10.2 Kommunikation und Sprache   115
10.3 Interaktion und Spielverhalten   132
10.4 Emotionen   145
10.5 Kognitive Fertigkeiten   151
10.6 Alltagspraktische Fertigkeiten   161
10.7 Zusammenfassung   171

IV   Materialien für die Praxis

11   Arbeitsmaterialien   175
Karoline Teufel, Christian Wilker, Jennifer Valerian

11.1 Therapieraumausstattung   176
11.2 Beispiele für Therapiematerialien   177
11.3 Materialien für die Visualisierungshilfen   182
11.4 Liste mit Beispielliedern   184
11.5 Checkliste Diagnostik   186
11.6 Allgemeiner Aufnahmebogen   187
11.7 Fragebogen für Erzieherinnen/Erzieher   189
11.8 Verstärkerliste   194
11.9 Fragebogen zu herausfordernden Verhaltensweisen   195
11.10 Checkliste zur Interventionsplanung   197
11.11 Planung und Dokumentation der einzelnen Therapiestunde   201
11.12 SORKC Schema   202
11.13 Anleitung zur Generalisierung für Eltern und Erzieherinnen/Erzieher   203
11.14 Elternarbeitsblatt zu visuellen Strukturierungshilfen   204
11.15 Materialvorlage Stoppkarte   205
11.16 Materialvorlage Ich-Hand   206

      Serviceteil   207
      Stichwortverzeichnis   208

Autismus-Spektrum-Störungen – Theorie und Empirie

Diagnose und Komorbiditäten

Christine M. Freitag

K. Teufel et al., *A-FFIP – Autismusspezifische Therapie im Vorschulalter*,
DOI 10.1007/978-3-662-50500-7_1, © Springer-Verlag GmbH Deutschland 2017

1.1 Definition und Diagnostik von Autismus-Spektrum-Störungen

Autismus-Spektrum-Störungen sind charakterisiert durch Einschränkungen der sozialen Interaktion, der Sprache und Kommunikation sowie durch stereotypes Verhalten und Sonderinteressen. Sie umfassen nach ICD-10 die folgenden Diagnosen: frühkindlicher Autismus, Asperger-Syndrom und atypischer Autismus (WHO 1993). In der neuen US-amerikanischen DSM-5 Klassifikation wurden diese Erkrankungen unter der Diagnose Autismus-Spektrum-Störung zusammengefasst, und die Einschränkungen im Bereich der sozialen Interaktion und Kommunikation wurden demselben Bereich zugeordnet, der nun »social affect«« genannt wird (APA 2013). Diese Zusammenfassung ist aufgrund zahlreicher Studien gut belegt. So unterscheidet sich der Langzeitverlauf von Autismus und Asperger-Syndrom nicht, wenn die Personen dieselben kognitiven Fertigkeiten haben. Auch faktoren- und clusteranalytische Studien zu Symptomen in den 3 zentralen Bereichen konnten keine Trennung der Diagnosen aufgrund der vorhandenen Psychopathologie zeigen, sondern beschrieben eher die Zweiteilung in soziale Interaktion und Kommunikation versus stereotypes Verhalten, die aktuell im DSM-5 vorgenommen wird (Freitag 2014). In dem vorliegenden Therapiemanual werden die genannten ICD-10-Diagnosen frühkindlicher Autismus, Asperger-Syndrom und atypischer Autismus immer als »Autismus-Spektrum-Störungen« zusammengefasst und gleichwertig behandelt, da die Therapieziele im Kleinkind- und Vorschulalter dieselben sind. Kinder mit anderen tiefgreifenden Entwicklungsstörungen nach ICD-10 sind hierbei explizit nicht eingeschlossen, da in der Regel eine andere Form von Therapie durchgeführt werden muss bzw. aktuell keine spezifische Therapie wirksam ist, wie z. B. beim Rett-Syndrom (Freitag 2010).

Neben den charakteristischen Einschränkungen finden sich noch zahlreiche weitere spezifische Verhaltensweisen, Entwicklungsverläufe und Fertigkeiten, auf die in Bezug auf die krankheitsspezifische Entwicklung im Kleinkind- und Vorschulalter in ▶ Kap. 2 spezifischer eingegangen wird. Auch die o. g. charakteristischen Einschränkungen in den definierenden Bereichen Interaktion, Kommunikation und stereotypes Verhalten sind selbstverständlich alters- und entwicklungsspezifisch ausgeprägt, was sowohl in der Diagnostik wie auch bei der Therapie beachtet werden muss. Ungefähr 50 % aller Grundschulkinder mit Autismus-Spektrum-Störung zeigten in einer populationsbasierten Studie aus Großbritannien eine Intelligenz im Bereich der leichten geistigen Behinderung (Baird et al. 2006).

International gibt es Bestrebungen, die Diagnose schon ab dem Alter von ca. 12 Monaten zu stellen, in Deutschland ist eine Diagnosestellung ab dem Alter von ca. 24 Monaten oder danach üblicher. Die etwas spätere Diagnose ab dem Alter von ca. 24 Monaten zeigt eine höhere diagnostische Stabilität als eine frühere Diagnose (van Daalen et al. 2009). Angesichts der Tatsache, dass in Deutschland deutlich zu wenig autismusspezifische Therapie und Frühförderung zur Verfügung steht, ist es aktuell vor allem wichtig, bei Kleinkindern im Alter von 24 bis spätestens 36 Monaten die Diagnose zu stellen und dann umgehend eine störungsspezifische Förderung unter Beachtung etwaiger Komorbiditäten und des Entwicklungsstandes einzuleiten (siehe dazu auch die AWMF-S3 Leitlinien Autismus-Spektrum-Störungen im Kindes-, Jugend- und Erwachsenenalter, Teil 1 Diagnostik; http://www.awmf.org/leitlinien.html). Sollte die Förderung für Kinder ab dem Alter von 2–3 Jahren flächendeckend umgesetzt sein, wäre eine frühere Diagnostik und Förderung mit entsprechend geeigneten Methoden wissenschaftlich zu untersuchen und je nach Ergebnis gegebenenfalls auch zu empfehlen. Das vorliegende Manual beschäftigt sich basierend auf dem aktuellen Stand der Forschung ausschließlich mit der autismusspezifischen Frühförderung ab dem Alter von ca. 24 Monaten bis zur Einschulung.

Typische Hinweissymptome auf eine mögliche Autismus-Spektrum-Diagnose bei Kleinkinder sind z. B. folgende Symptome:
- Sprachentwicklungsverzögerung,
- fehlende Reaktion auf das Ansprechen mit dem eigenen Namen,
- atypisches, stereotypes oder fehlendes funktionelles Spielverhalten,
- wenig Interesse an anderen Kindern,
- globale Entwicklungsverzögerung.

Die Kombination aus fehlenden Zeigegesten, fehlendem Fantasiespiel und fehlendem Blickfolgeverhalten zeigte in einer Studie die höchste Sensitivität und Spezifität für die Diagnose bei Kindern bis zum Alter von 5 Jahren (NICE 2011). Wenn mehrere der o. g. Symptome zusammenkommen, sollte eine ausführlichere Untersuchung zum Ausschluss einer Autismus-Spektrum-Störung erfolgen.

Üblicherweise wird dann zunächst ein Screeninginstrument wie der FSK (Bölte und Poustka 2006), der SRS (Bölte und Poustka 2008) oder der MBAS (Kamp-Becker et al. 2005) eingesetzt. Leider sind alle diese Screeninginstrumente nicht bei Kleinkindern, sondern erst ab dem Alter von ca. 3–4 Jahren testtheoretisch untersucht, sodass die Ergebnisse bei Kleinkindern sehr vorsichtig zu bewerten sind. Der SRS ist an sich kein valides Screeninginstrument, da er schlecht zwischen Autismus-Spektrum-Störung und anderen psychischen Störungen auch bei älteren Kindern trennt (Cholemkery et al. 2014a; Cholemkery et al. 2014b). Er sollte deshalb nur in Kombination mit anderen störungsspezifischen Fragebögen, z. B. zu Angststörungen oder Störungen des Sozialverhaltens bei entsprechendem differenzialdiagnostischem Verdacht eingesetzt werden. Auch die ins Deutsche übersetzten Screeningfragebögen für Kleinkinder »CHAT« und »M-CHAT« sind nicht ausreichend valide und sollten deshalb nicht eingesetzt werden. Möglicherweise ist eine überarbeitete neue Version des M-CHAT, der M-CHAT-R/F, für Kleinkinder im Alter von 18–24 Monaten sinnvoll einzusetzen, aber hier stehen ebenfalls Studien in Deutschland aus (Robins et al. 2014). Bei Verdacht auf Autismus-Spektrum-Störung bei einem Kleinkind ist es aktuell im deutschsprachigen Bereich deshalb sinnvoll, das Kind sehr engmaschig zu beobachten und bei über mehrere Monate weiter bestehendem klinischen Verdacht zügig an eine spezialisierte Einrichtung zur Autismusdiagnostik zu überweisen. In keinem Fall sollten die Fragebogenergebnisse alleine als Kriterium für die Verdachtsdiagnose oder den Ausschluss einer Autismus-Spektrum-Störung herangezogen werden (siehe auch AWMF-S3 Leitlinien Autismus-Spektrum-Störungen im Kindes-, Jugend- und Erwachsenenalter, Teil 1 Diagnostik).

Bezüglich der frühen Diagnostik ist mit dem ADOS-Kleinkindmodul, das im neuen ADOS-2, jedoch nicht im ADOS, enthalten ist, ein deutlicher Fortschritt erzielt worden (Luyster et al. 2009). ADOS steht für »Diagnostische Beobachtungsskala für Autistische Störungen« (Rühl et al. 2004). Die direkte Verhaltensbeobachtung ist neben dem Elterninterview bezüglich Entwicklung und autismusspezifischer Verhaltensweisen notwendig für die Diagnosestellung. Das ADOS-2 wurde 2015 auf Deutsch veröffentlicht (Poustka et al. 2015). Das Kleinkind-Modul ist für Kinder im Alter von 12–30 Monaten (»toddler«) einsetzbar; bei älteren Klein- und Vorschulkindern werden Modul 1 oder Modul 2 (im ADOS-2 mit revidierten Algorithmen) verwendet. Da das ADOS bzw. ADOS-2 ein sehr komplexes Diagnostikinstrument ist, sollte es nur von gut ausgebildeten Personen durchgeführt werden. Als Elterninterview wird international häufig das »Autismus-Diagnostische Interview-revidiert« (ADI-R) eingesetzt. Die Ergebnisse dieses Interviews sind allerdings nur bei Kindern mit einem Entwicklungsalter ab 24 Monaten gültig, d. h., das ADI-R kann für die Frühdiagnose ebenfalls nur eingeschränkt eingesetzt werden. Aktuell werden deshalb auch diagnostische Algorithmen für Kleinkinder entwickelt, die allerdings auf Deutsch noch nicht zur Verfügung stehen (Barton et al. 2013; Kim et al. 2013).

Zu einer Diagnostik bei Autismus-Spektrum-Störungen gehört immer auch die Durchführung eines aktuellen Entwicklungs- oder Intelligenztestes. Hier stehen für das Kleinkindalter in Deutschland die Bayley-III Skalen (Reuner et al. 2015) sowie bei älteren Vorschulkindern der nonverbale IQ-Test SON-R 2 ½-7 (Tellegen et al. 2007), der WPPSI (Wechsler et al. 2011), die Intelligence and Development Scales – Preschool (IDS-P) für 3- bis 5-Jährige oder die IDS für 5- bis 10-Jährige (Grob et al. 2013a; Grob et al. 2013b) sowie das K-ABC-II (Kaufman et al. 2015) zur Verfügung. Andere im deutschsprachigen Bereich häufig verwendete Entwicklungstests sind entweder vor langer Zeit oder an zu kleinen Stichproben normiert worden. Wenn der SON-R 2 ½-7 durchgeführt wird, ist bei sprechenden Kindern zusätzlich die Durchführung eines aktuellen Sprachentwicklungstests zu empfehlen, der gut zwischen rezeptiven und expressiven Sprachfertigkeiten trennt, wie z. B. der SETK (Grimm 2000; Grimm 2010).

Basierend auf den Ergebnissen des ADOS-2 sowie eines geeigneten Entwicklungstests und ggf. eines Sprachentwicklungstests wird – in Zusammenschau mit den Angaben der Eltern und den in der Therapiesitzung beobachteten Fertigkeiten des Kindes – im Rahmen von A-FFIP auch eine Förderdiagnostik erstellt. Das Ziel der Förderdiagnostik ist es, die relevanten Förderbereiche individuell für jedes Kind auf dem aktuellen Stand seines Könnens zu definieren und Startpunkte für die individuelle Förderung in den verschiedenen Bereichen festzulegen (▶ Kap. 4).

1.2 Komorbide Erkrankungen bei Autismus-Spektrum-Störungen

Vor allem komorbide psychische Störungen sind bei ca. 70–90 % der Vorschul- und Schulkinder mit Autismus-Spektrum-Störung zu finden (Simonoff et al. 2008). Darunter sind v. a. Hyperaktivität bzw. die Aktivitäts- und Aufmerksamkeitsstörung (ADHS), oppositionelle Sozialverhaltensstörung, Ängste bzw. Angststörungen einschließlich des selektiven Mutismus sowie Stimmungsschwankungen bzw. gedrückte Stimmungslage zu nennen (Salazar et al. 2015). Auch (auto-)aggressives Verhalten kann vorkommen. Daneben liegen häufig Ein- und Durchschlafstörungen vor, die zwar bei jedem Kleinkind vorkommen, aber bei manchen Kindern mit Autismus-Spektrum-Störung über das altersangemessene Maß hinausgehen. Auch die Sauberkeitsentwicklung ist insbesondere bei Kindern mit Autismus-Spektrum-Störung und IQ-Minderung häufig verzögert (Freitag 2012). Diese komorbiden Erkrankungen müssen in der Therapie unbedingt berücksichtigt werden. Sie kommen häufig auch bei Klein- und Vorschulkindern mit Autismus-Spektrum-Störung vor. In diesem Manual sind deshalb in ▶ Kap. 7 zu den am häufigsten vorkommenden komorbiden psychischen Störungen verhaltenstherapeutische und medikamentöse Interventionsmöglichkeiten aufgeführt.

Zur Diagnostik der komorbiden psychischen Störungen werden die kinder- und jugendpsychiatrisch üblichen standardisierten Verfahren wie Fragebogenuntersuchung

Eltern/Kindergarten, Gespräch mit den Eltern sowie die direkte Verhaltensbeobachtung des Kindes eingesetzt. Ebenso müssen Ausscheidungs- und Schlafstörungen lege artis diagnostiziert und behandelt werden (siehe die entsprechenden AWMF-Leitlinien unter http://www.awmf.org; sowie fachspezifische Literatur).

Neben den komorbiden psychischen Störungen finden sich auch gelegentlich komorbide neurologische Erkrankungen, wie z. B. verschiedene Formen von Epilepsie. Diese, ebenso wie die üblichen Kinderkrankheiten, Allergien oder andere körperliche Erkrankungen, müssen bei Kindern mit Autismus-Spektrum-Störung ebenso wie bei anderen Kindern lege artis (neuro-)pädiatrisch behandelt werden. Im Rahmen der verhaltenstherapeutisch basierten Frühförderung ist es notwendig, dass alle körperlichen Erkrankungen schnell und gut behandelt werden, da sie sonst die Kooperationsbereitschaft des Kindes deutlich beeinträchtigen können. Manche Erkrankungen, wie z. B. manche Epilepsieformen oder auch zugrunde liegende genetische Syndrome, wirken sich leider auch negativ auf den Therapieerfolg der autismusspezifischen Frühförderung aus (Eriksson et al. 2013). Es ist anzunehmen, dass bei diesen Kindern durch die Grunderkrankung auch die Plastizität der Neuronen und ihrer Verknüpfungen deutlich beeinträchtigt ist, was auf das Lernvermögen bei den betroffenen Kindern leider einen starken Einfluss hat.

1.3   Zusammenfassung

Die Diagnose einer Autismus-Spektrum-Störung ist ab dem chronologischen Alter von ca. 24 Monaten sehr gut möglich, sollte aber von einem entsprechend spezialisierten Team mit guter Kenntnis in der Diagnostik und Differenzialdiagnostik durchgeführt werden. Die Ergebnisse der Diagnostik fließen unmittelbar in die Therapieplanung ein. Insbesondere komorbide psychische Störungen müssen ebenfalls diagnostiziert und im Rahmen der verhaltenstherapeutisch basierten Frühförderung mit behandelt werden. Körperliche Erkrankungen sind ebenfalls zu beachten und sollten umgehend pädiatrisch abgeklärt und lege artis therapiert werden.

Literatur

APA (American Psychiatric Association) (2013) Diagnostic and Statistical Manual of Mental Disorders, Fifth Edition (DSM-5). American Psychiatric Association, Washington DC
Baird G, Simonoff E, Pickles A, Chandler S, Loucas T, Meldrum D, Charman T (2006) Prevalence of disorders of the autism spectrum in a population cohort of children in South Thames: the Special Needs and Autism Project (SNAP). Lancet 368:210–215
Barton ML, Robins DL, Jashar D, Brennan L, Fein D (2013) Sensitivity and specificity of proposed dsm-5 criteria for autism spectrum disorder in toddlers. J Autism Dev Disord 43:1184–1195
Bölte S, Poustka F (2006) FSK. Fragebogen zur Sozialen Kommunikation – Autismus Screening. Huber, Bern CHE
Bölte S, Poustka F (2008) Skala zur Erfassung sozialer Reaktivität – Dimensionale Autismus-Diagnostik. Huber, Bern CHE
Cholemkery H, Kitzerow J, Rohrmann S, Freitag CM (2014a) Validity of the social responsiveness scale to differentiate between autism spectrum disorders and disruptive behaviour disorders. Eur Child Adolesc Psychiatry 23:81–93
Cholemkery H, Mojica L, Rohrmann S, Gensthaler A, Freitag CM (2014b) Can autism spectrum disorders and social anxiety disorders be differentiated by the social responsiveness scale in children and adolescents? J Autism Dev Disord 44:1168–1182
Daalen E van, Kemner C, Dietz C, Swinkels SH, Buitelaar JK, van Engeland H (2009) Inter-rater reliability and stability of diagnoses of autism spectrum disorder in children identified through screening at a very young age. Eur Child Adolesc Psychiatry 18:663–674
Eriksson MA, Westerlund J, Hedvall A, Amark P, Gillberg C, Fernell E (2013) Medical conditions affect the outcome of early intervention in preschool children with autism spectrum disorders. Eur Child Adolesc Psychiatry 22:23–33
Freitag CM (2010) Empirically based early intervention programs for children with autistic disorders – a selective literature review. Z Kinder Jugendpsychiatr Psychother 38:247–256
Freitag CM (2012) Autistic disorders – the state of the art and recent findings: epidemiology, aetiology, diagnostic criteria, and therapeutic interventions. Z Kinder Jugendpsychiatr Psychother 40:139–149
Freitag CM (2014) Autismus-Spektrum Störung nach DSM-5. Z Kinder Jugendpsychiatr Psychother 42:185–192
Grimm H (2000) SETK-2. Sprachentwicklungstest für zweijährige Kinder. Hogrefe, Göttingen
Grimm H (2010) SETK 3–5. Sprachentwicklungstest für drei- bis fünfjährige Kinder. Hogrefe, Göttingen
Grob A, Meyer CS, Hagmann-von Arx P (2013a) Intelligence and Development Scales. Intelligenz- und Entwicklungsskalen für Kinder von 5–10 Jahren. Huber, Bern CHE
Grob A, Reimann G, Frischknecht M-C, Gut J (2013b) Intelligence and Development Scale – preschool. Intelligenz- und Entwicklungsskalen für das Vorschulalter. Huber, Bern CHE
Kamp-Becker I, Mattejat F, Wolf-Ostermann K, Remschmidt H (2005) The Marburg Rating Scale for Asperger's Syndrome (MBAS) – a screening instrument for high-functioning autistic disorders. Z Kinder Jugendpsychiatr Psychother 33:15–26
Kaufman A, Kaufman N, Melchers P, Melchers M (2015) KABC-II. Kaufman – Assessment battery for children, second edition. Hogrefe, Göttingen
Kim SH, Thurm A, Shumway S, Lord C (2013) Multisite study of new autism diagnostic interview-revised (ADI-R) algorithms for toddlers and young preschoolers. J Autism Dev Disord 43:1527–1538
Luyster R, Gotham K, Guthrie W, Coffing M, Petrak R, Pierce K, Bishop S, Esler A, Hus V, Oti R, Richler J, Risi S, Lord C (2009) The Autism Diagnostic Observation Schedule-toddler module: a new module of a standardized diagnostic measure for autism spectrum disorders. J Autism Dev Disord 39:1305–1320
NICE (National Institute for Health and Clinical Excellence) (2011) Autism: recognition, referral and diagnosis of children and young people on the autism spectrum. National Collaborating Centre for Women's and Children's Health, London GB

Poustka L, Rühl D, Feineis-Matthews S, Bölte S, Poustka F, Hartung M (2015) ADOS-2: Diagnostische Beobachtungsskala für Autistische Störungen 2. Huber, Bern CHE

Reuner G, Rosenkranz J, Bayley N (2015) Bayley Skales of Infant and Toddler development – third edition. German version. Hogrefe, Göttingen

Robins DL, Casagrande K, Barton M, Chen CM, Dumont-Mathieu T, Fein D (2014) Validation of the modified checklist for Autism in toddlers, revised with follow-up (M-CHAT-R/F). Pediatrics 133: 37–45

Rühl D, Bölte S, Feineis-Matthews S, Poustka F (2004) ADOS. Diagnostische Beobachtungsskala für autistische Störungen. Huber, Bern CHE

Salazar F, Baird G, Chandler S, Tseng E, O'Sullivan T, Howlin P, Pickles A, Simonoff E (2015) Co-occurring psychiatric disorders in preschool and elementary school-aged children with autism spectrum disorder. J Autism Dev Disord 45:2283–2294

Simonoff E, Pickles A, Charman T, Chandler S, Loucas T, Baird G (2008) Psychiatric disorders in children with autism spectrum disorders: prevalence, comorbidity, and associated factors in a population-derived sample. J Am Acad Child Adolesc Psychiatry 47:921–929

Tellegen PJ, Laros JA, Petermann F (2007) SON 2 1/2–7. Nonverbaler Intelligenztest. Hogrefe, Göttingen

Wechsler D, Petermann F, Lipsius M (2011) WPPSI-III.Wechsler Preschool and Primary Scale of Intelligence. Hogrefe, Göttingen

WHO (Weltgesundheitsorganisation) (1993) Internationale Klassifikation psychischer Störungen. ICD-10 Kapitel V (F). Klinisch-diagnostische Leitlinien. 2. Aufl. Huber, Bern CHE

Typischer Entwicklungsverlauf von Kindern im Vorschulalter

Christine M. Freitag

K. Teufel et al., *A-FFIP – Autismusspezifische Therapie im Vorschulalter*,
DOI 10.1007/978-3-662-50500-7_2, © Springer-Verlag GmbH Deutschland 2017

2.1 Einführung

Wie in den folgenden Kapiteln genauer dargestellt, ist es für die autismusspezifische, verhaltens- und lerntherapeutisch basierte Frühförderung notwendig, den gesunden Entwicklungsverlauf sowie spezifische Aspekte der Entwicklung von Klein- und Vorschulkindern mit Autismus-Spektrum-Störungen (ASS) zu kennen. Zum einen muss die Auswahl der Übungen dem Entwicklungsalter des Kindes angepasst werden, zum anderen muss auch die Reihenfolge der Übungen richtig gewählt werden, um Fähigkeiten, die aufeinander aufbauen, auch in der entsprechenden Reihenfolge zu üben. Aus diesem Grund wird in diesem Kapitel zunächst ein Überblick über wesentliche Entwicklungsbereiche und ihren typischen Verlauf gegeben. In ► Kap. 3 werden Besonderheiten der Entwicklung bei ASS, die bisher erforscht sind, dargelegt. Im Folgenden werden summarisch zentrale Aspekte der Entwicklung von Kindern vom späten Säuglings- bis in das Vorschulalter vorgestellt, da dieses Alter für die Frühförderung relevant ist und in diesem Manual in etwa abgedeckt ist. Dabei werden überwiegend entwicklungspsychologische und verhaltensbasierte Aspekte genannt, die auch für die Entwicklung von Kindern mit ASS relevant sind. Neurobiologische Grundlagen werden überwiegend ausgespart.

2.2 Auditorische und visuelle Wahrnehmung

Schon im Mutterleib kann ein Fötus ab ca. dem 3. Schwangerschaftsmonat hören und lernt sukzessive, die Stimme der Mutter und vertrauter Personen von anderen zu unterscheiden sowie bekannte von unbekannten Inhalten zu trennen. Noch im Mutterleib sowie v. a. in den ersten 6 Lebensmonaten entwickeln und spezialisieren sich die sensorischen Neurone inklusive der Haarzellen in der Cochlea. Dies ist abhängig von externen Stimuli, denen das Kind ausgesetzt ist, wie dem Hören von Sprache, Musik, Gesang oder Geräuschen. Schon Säuglinge können in sich wiederholenden auditiven Stimuli Muster erkennen sowie Rhythmus, Richtung und unterschiedliche Tonhöhen wahrnehmen, was die Grundlage eines sich aufbauenden Sprachverständnisses darstellt (Provasi et al. 2014). Ab dem Alter von ca. 8–10 Monaten sind Säuglinge auf die Muttersprache spezialisiert und nehmen ab dieser Zeit sprachliche Laute, die in der Muttersprache nicht vorhanden sind, nicht mehr differenziert wahr. Diese Spezialisierung steht in direktem Zusammenhang mit einer Verbesserung der phonetischen Wahrnehmung der Muttersprache (White et al. 2013). Auch in anderen Bereichen wird die Differenzierungsfertigkeit im Laufe der frühkindlichen Entwicklung besser, z. B. die Diskriminierung und Segmentierung von unterschiedlichen sprachlichen Lauten aus lauten Hintergrundgeräuschen, die Differenzierung von komplexen Geräuschen, Lauten, Silben und Wörtern, der Häufigkeit des Auftretens von Lautkombinationen sowie der prosodischen Information der Sprache (Kral 2013). Die auditorische Sprachverarbeitung (d. h. Sprachperzeption) ist für die sprachliche Entwicklung essenziell, wobei zahlreiche weitere sensorische und kognitive Fertigkeiten sowie die Interaktion mit engen Bezugspersonen für eine erfolgreiche Sprachentwicklung notwendig sind (► Abschn. 2.11, ► Abschn. 3.11). Basierend auf den o. g. frühen auditorischen Fertigkeiten sowie Gedächtnis-, Enkodierungs- und Repräsentationsprozessen folgt im 2. Lebensjahr die Erweiterung hin zum Sprachverständnis, Wortschatz und später dann zur expressiven Sprache des Kindes.

Parallel zur auditorischen Wahrnehmung ist die visuelle Wahrnehmung im Säuglingsalter ebenfalls schon sehr weit entwickelt. Die anatomischen und neuronalen funktionellen und strukturellen Grundlagen visueller Wahrnehmung verändern sich v. a. innerhalb des ersten Lebensjahres deutlich (Braddick und Atkinson 2011; Schwarzer 2006). Im ersten Lebensjahr entwickeln sich zahlreiche Bereiche, die bis zum Alter von einem Jahr etwa das Niveau von Erwachsenen erreichen: Kontrastsensitivität, Farbwahrnehmung, Wahrnehmung räumlicher Tiefe, Objekt- und Musterwahrnehmung, Akkomodations- und Konvergenzfähigkeiten sowie das beidäugige Sehen, koordinierte Augenbewegungen und die damit verbundene dreidimensionale Wahrnehmung einschließlich der damit verbundenen Orientierungsfähigkeit. Zahlreiche Studien widmeten sich der weiteren Entwicklung und Spezialisierung des visuellen Kortex sowie zugehöriger Teile der Sehbahn und des parietalen Assoziationskortex. Es wird vereinfachend zwischen der Verarbeitung von visueller Information im Bereich der Objekt- und Mustererkennung (»was?«/»wer?«) und der Bewegungs- und räumlichen Wahrnehmung (»wo?«/»wie?«) unterschieden. Es wird angenommen, dass sich zunächst die Objekt- und Mustererkennung (Größe, Form, Farbe, Textur) sowie die Bewegungswahrnehmung eher getrennt entwickeln, um dann in der weiteren Entwicklung integriert zu werden.

Die Integration der unterschiedlichen visuellen Informationen in eine visuelle Gesamtwahrnehmung einschließlich der Kontextinformation sowie der räumlichen Einordnung ist auch im Kleinkindalter häufig noch schwierig und entwickelt sich ungefähr bis zum Alter von 10 Jahren deutlich weiter. Vor allem die Bewegungswahrnehmung ist lange relativ unpräzise. Die weitere visuelle Entwicklung im Vor- und Grundschulalter zeichnet sich daneben durch eine Steigerung der visuellen Selektivität, Flexibilität und Spezifität aus. Diese Aspekte entwickeln sich in Interaktion mit Aufmerksamkeits-, Gedächtnis-, exekutiven und höheren kognitiven Funktionen. Die bis

Ende des ersten Lebensjahres erfolgte Entwicklung des visuellen Systems ist die Basis für motorische Exploration und Visuomotorik (► Abschn. 2.3), die wiederum die Entwicklung weiterer kognitiver Prozesse und Lernvorgänge, wie z. B. das Lernen durch Imitation (► Abschn. 2.6), begünstigen.

2.3 Motorik, Explorationsverhalten und Performanz

Die zunehmenden motorischen Fertigkeiten eines Säuglings und Kleinkindes sowie die Kontrolle über die eigenen Körperbewegungen und das Gleichgewicht (z. B. Kopfkontrolle, Drehen, Sitzen, Greifen, ungezieltes Werfen, Krabbeln, Stehen, Gehen) im ersten und zweiten Lebensjahr erlauben es dem Kleinkind, Gegenstände zu explorieren (Krist 2006). In den ersten 6 Monaten entwickelt sich v. a. die Hand-Mund-Koordination, die es dem Säugling erlaubt, Gegenstände zu greifen und oral zu explorieren. Ab dem Alter von ca. 6 Lebensmonaten findet zunehmend primär die manuelle in Verbindung mit visueller, auditorischer und olfaktorischer Exploration statt, da der Säugling und das Kleinkind aufgrund der besseren Gleichgewichtskontrolle Gegenstände zunehmend gezielt auch beidhändig greifen und differenziert manipulieren können. Bezüglich der visuellen Exploration sind das Zusammenwirken von aktiver (sakkadischer) Augenbewegung, Augenfolgebewegung, der damit einhergehenden Aufmerksamkeitsverlagerung, der Objekt-, Bewegungs- und räumlichen Wahrnehmung wesentlich. Der dorsale visuelle Verarbeitungsweg spielt dabei eine zentrale Rolle, da hier die notwendige Integration von selektiver Aufmerksamkeit, visuell-räumlicher Vorstellung und Umsetzung in ein motorisches Programm sowie die Rückkopplung über den Erfolg der Bewegung erfolgen (Braddick und Atkinson 2013). Dieser Prozess ist zwar schon früh bei Säuglingen angelegt, aber es findet durch die manuelle Exploration und Übung eine fortlaufende Differenzierung und Automatisierung der Abläufe mit deutlicher Verbesserung der visuomotorischen Fertigkeiten über das Grundschulalter hinaus statt. Die zunehmende Entwicklung und Integration der Tiefensensibilität in visuomotorische Abläufe erlaubt später eine Automatisierung von motorischen Abläufen auch ohne visuelle Kontrolle, wie z. B. beim Schreiben oder Spielen eines Instruments.

Das Greifen selbst ist zunächst als relativ undifferenziertes motorisches Muster angelegt und entwickelt sich über integrierte motorische und visuelle Lernprozesse in differenzierte und effektive Bewegungsmuster bis in das Vorschulalter weiter. Das Greifen ist die Grundlage für das Erlernen von alltagspraktischen Fertigkeiten, wie z. B. Werfen und Fangen, Benutzen von Besteck, Anziehen,

Werkzeuggebrauch, Malen und Schreiben (Krist 2006). Diese Fertigkeiten entwickelt das Kind in Auseinandersetzung mit der Umwelt und durch regelmäßiges Ausprobieren und Üben im Laufe des Vorschul- und Grundschulalters. Das Benutzen eines Löffels sowie einfacher Werkzeuggebrauch sind etwa ab dem Alter von ca. 15–18 Monaten erlernt. Koordiniertes Werfen und Fangen sind erst ab dem Alter von ca. 4 Jahren möglich und verbessern sich im Laufe der Entwicklung noch deutlich bis in die Pubertät.

2.4 Aufmerksamkeitsfunktionen und gemeinsame Aufmerksamkeit

Aufmerksamkeitsfunktionen sind grundlegend für die Verarbeitung von sensorischer Information sowie für die Regulierung des eigenen Verhaltens (Posner und Rothbart 2007), indem sie die vorhandenen neuronalen Informationen priorisieren und in Richtung effektiven Lernens sowie Handlungsplanung und -durchführung steuern (Atkinson und Braddick 2012). Aufmerksamkeitsfunktionen liegen praktisch allen Lern- und Entwicklungsprozessen zugrunde (White et al. 2013). Zum Beispiel unterstützt die selektive Aufmerksamkeit auf spezifische sprachliche Laute im Alter von 12 Monaten die Sprachentwicklung im Alter von 18 Monaten (Vouloumanos und Curtin 2014).

Aus Studien bei Jugendlichen und Erwachsenen ist bekannt, dass es frontale und parietale sowie subkortikale Gehirnareale gibt, die die Aufmerksamkeit differenziert steuern. Diese sind teilweise auch schon im Säuglingsalter nachzuweisen. Das parietale Aufmerksamkeitsnetzwerk, das v. a. für die Orientierungsreaktion, aber auch zur Aufmerksamkeitsaktivierung und -aufrechterhaltung (Daueraufmerksamkeit) notwendig ist, entwickelt sich zusammen mit der visuellen Wahrnehmung im ersten Lebensjahr schneller als das frontale Aufmerksamkeitsnetzwerk, das mehr willentlich gesteuert wird und das Richtung, Fokussierung und Flexibilität der Aufmerksamkeit lenkt (Johnson 2006). Diese Steuerungsfunktion der Aufmerksamkeit wird häufig auch unter die exekutiven Funktionen eingeordnet (► Abschn. 2.12), die noch bis in das Erwachsenenalter ausreifen.

Neben der Daueraufmerksamkeit, die sich bis in das Schulalter deutlich verbessert, sind die Entwicklung von selektiver Aufmerksamkeit sowie der Fähigkeit, Aufmerksamkeit flexibel auszurichten, d. h. der Aufmerksamkeitswechsel, wesentliche Entwicklungsaspekte des Vorschulalters (Hanania und Smith 2010). Der flexible Aufmerksamkeitswechsel wird von Kindern erst im Alter von 3–5 Jahren beherrscht. Zudem zeigten Studien, dass – je stärker die Anforderungen an selektive Aufmerksamkeitsprozesse durch bestimmte Aufgabenstellungen ausfallen – Vorschulkinder stärkere Perseveration und weniger flexiblen Aufmerksamkeitswechsel zeigen. Je kleiner Kinder sind, desto weniger können sie die Aufmerksamkeit auf einzelne Aspekte eines Stimulus richten (z. B. Farbe), sondern sie orientieren sich an der Gesamtgestalt des Stimulus.

Neben den o. g. nach außen gerichteten Aufmerksamkeitsfunktionen zur Verarbeitung externer sensorischer Stimuli existieren auch nach innen gerichtete Aufmerksamkeitsfunktionen, die es erlauben, gespeicherte Regeln, motorische/sprachliche Antworten oder Inhalte des Arbeits- oder Langzeitgedächtnisses abzurufen (Chun et al. 2011). Aufmerksamkeitsprozesse dienen der Selektion und Modulation von internen oder externen Informationen, die dabei aus Kapazitätsgründen mit der begrenzten Aufmerksamkeit in Konkurrenz stehen. Wenn interne Prozesse Aufmerksamkeit stark binden (z. B. Fokussierung der Aufmerksamkeit auf ein Wissens- oder Denkproblem, auf Angstsensationen, Gefühle etc.), dann ist die Kapazität für externe Aufmerksamkeitsfunktionen reduziert und umgekehrt (z. B. Konzentration auf einen Film oder spannende visuelle Information).

Ein weiterer zentraler Aspekt der Aufmerksamkeit ist die gemeinsame Aufmerksamkeit (»Joint attention«), die auf die triadische und interaktive Situation des Austauschs von Informationen zwischen zwei Personen und einem Gegenstand/einem Ereignis gerichtet ist. Diese Aufmerksamkeitsfunktion ist in den meisten Untersuchungen und Theorien zur Aufmerksamkeitsentwicklung nicht erfasst, ist allerdings für ASS sehr wichtig und wird deshalb im Folgenden etwas ausführlicher beschrieben (Mundy et al. 2009). Gemeinsame Aufmerksamkeit bedeutet, dass der eigene Aufmerksamkeitsfokus mit dem Aufmerksamkeitsfokus einer anderen Person abgeglichen wird. In der Regel findet ein triadischer Informationsaustausch statt, in dem die Blickrichtung von zwei Personen parallel auf einen Gegenstand gelenkt wird, wobei die Blickrichtung zwischen den Personen untereinander abgestimmt wird. Dieser kann bezüglich des Kindes bzw. einer Person reaktiv (responsive gemeinsame Aufmerksamkeit = »responding to joint attention« = RJA) oder proaktiv (initative gemeinsame Aufmerksamkeit = »initiating joint attention« = IJA) erfolgen. Der RJA wird eher das parietale, der IJA das frontale Aufmerksamkeitsnetzwerk zugeordnet. Die gemeinsame Aufmerksamkeit ist ein Schlüssel-Verbindungs-Mechanismus zwischen selektiver Aufmerksamkeit, interner und externer Information, exekutiven Funktionen sowie Symbolverständnis, sozialer Kognition und vermutlich auch sozialer Kompetenz in der späteren Entwicklung. Vorläuferfunktionen der gemeinsamen Aufmerksamkeit sind die Fähigkeit der Aufmerksamkeitsausrichtung (ab ca. 4 Monaten), die Vorstellung, dass eine Handlung einer anderen Person ein Ziel haben kann (ab ca. 8 Monaten), das Durchführen gemeinsamer Aktionen, z. B. das gemein-

same Bauen eines Turmes (ab ca. 9 Monaten) sowie das Verständnis von intern generierten Handlungsplänen oder Entscheidungen eines Gegenübers (ab ca. 12–15 Monaten). Zusätzlich muss das Kind eine Vorstellung über das eigene Zielverhalten entwickeln (ab ca. 12–15 Monaten). Der Schritt zur gemeinsamen Aufmerksamkeit erfolgt dann (ab ca. 18 Monaten), wenn die eigene Aufmerksamkeitsausrichtung sowie die eigenen Interessen und Ziele mit denen einer anderen Person verglichen werden können, was mit Blickwechseln zwischen sich und der anderen Person einhergeht.

2.5   Gedächtnisprozesse

Gedächtnis ist die individuelle Fähigkeit zum Behalten, Erinnern und Reproduzieren von Informationen. Schon Neugeborene haben ein Gedächtnis für die Stimme der Mutter sowie an wiederholt vorgelesene Geschichten in der Schwangerschaft (Goswami 2001). Durch assoziative Lernprozesse kann der Gedächtnisinhalt auch schon in diesem Alter verändert werden. Auch für Gesichter, Gegenstände, Formen und Farben sowie Ereignisse und Ursache-Wirkungs-Zusammenhänge haben 5–6 Monate alte Kinder schon ein Gedächtnis, das allerdings bei einer einmaligen Information nicht lange anhält, sondern erst durch häufigere Wiederholung so konsolidiert wird, dass Gedächtnisinhalte über längere Zeit stabil abgerufen werden können. Diese frühe Form des Gedächtnisses wird prozedurales oder implizites Gedächtnis genannt; es arbeitet automatisch, und die Inhalte sind nicht verbalisierbar. Das implizite Gedächtnis, das auch perzeptuellem (implizitem) Lernen unterliegt (Shanks 2010), ist ungefähr bis zum Alter von 4 Jahren voll ausgebildet. Das deklarative Gedächtnis enthält Informationen, die der bewussten Nutzung zugänglich sind und die auch verbal beschrieben werden können. Das deklarative Gedächtnis kann in Arbeitsgedächtnis und Langzeitgedächtnis unterteil werden. Bei Kleinkindern ist das Arbeitsgedächtnis noch stark visuellräumlich orientiert, ab dem Alter von ca. 4 Jahren kommt stärker die auditorisch-phonologische Komponente hinzu (Hasselhorn und Grube 2006). Zum Langzeitgedächtnis gehören u. a. das episodische Gedächtnis sowie das Augenzeugengedächtnis (Goswami 2001). Die Enkodier- und Abrufungsprozesse, die für die Konsolidierung und das Wiedergeben von Gedächtnisinhalten relevant sind, entwickeln sich noch stark bis in das Erwachsenenalter weiter. Gedächtnisprozesse werden dabei geformt von Fertigkeiten der Kategorisierung und Konzeptbildung (▶ Abschn. 2.8, ▶ Abschn. 2.9). Die Leistungsfähigkeit das Gedächtnisses lässt sich durch mnemotechnische Strategien, insbesondere Organisation und »inneres/lautes Vorsagen« (»rehearsal«), verbessern. Bei kleinen Kindern im Alter von

2–4 Jahren sind solche mnemotechnischen Fertigkeiten stark von Motivation und Material abhängig, ab dem Grundschulalter können diese Techniken zunehmend unabhängig eingesetzt werden (Goswami 2001). Die Entwicklung eines Metagedächtnisses und des bewussten Einsatzes von Strategien erfolgt erst ab dem späten Grundschulalter.

2.6 Lernen durch Assoziation, Imitation und Analogie, soziales Lernen

Lernen als »Modifikation von Verhalten durch Erfahrung« kommt auch in ganz einfachen Organismen vor. Assoziatives Lernen ist in zahlreichen Spezies vorhanden und eng verknüpft mit klassischer und operanter Konditionierung (Gallistel und Matzel 2013; Shanks 2010); siehe dazu ► Kap. 5. Zusätzliche zentrale Lernformen sind das Lernen durch Imitation und Analogie, von denen insbesondere das Lernen durch Imitation bei ASS deutlich eingeschränkt ist (Edwards 2014). Das assoziative Lernen scheint hierbei gemäß neuerer Forschung auch Imitationsfähigkeiten zugrunde zu liegen (Heyes 2016).

Lernen durch Imitation setzt zahlreiche weitere Fertigkeiten voraus. Bewegungen und Verhalten anderer Personen werden beobachtet und mit den eigenen Bewegungen und Verhaltensweisen abgeglichen; der Prozess ist dabei reziprok. Dies geschieht zunächst eher assoziativ, später beeinflussen funktionelle, motivationale oder auch soziale Bewertungsprozesse und das Erkennen von Handlungsabsichten die Häufigkeit von Imitationshandlungen. In der Literatur wurden sehr unterschiedliche Imitationsaufgaben untersucht, die teilweise auch mit Gedächtnisprozessen konfundiert sind. Lernen durch Imitation wird meist anhand Aufgaben zur verzögerten Imitation untersucht. Diese werden von 14 Monate alten Kindern in der Regel gut beherrscht. Imitationsfertigkeiten gehen dem Lernen von Sprache sowie anderen komplexen Lern- und kognitiven Prozessen, insbesondere auch sozialer Kognition, voraus; sie scheinen Grundvoraussetzungen für die von ihnen abhängigen Prozesse zu sein (Marshall und Meltzoff 2014). Reziproke Imitation scheint das Imitationslernen dabei besonders zu fördern. Im Gehirn wurde ein »Imitationsnetzwerk« beschrieben, das von manchen Autoren auch mit »Spiegelneuronen« in Verbindung gebracht wird (Kana et al. 2011). Es umfasst Teile des Temporal-, Parietal- und Frontallappens, die je nach Art der Imitation unterschiedlich beteiligt sind. Hierbei sind je nach beobachteter Bewegung unterschiedliche Neurone aktiviert; es wurde analog zum motorischen Kortex eine Somatotopie nachgewiesen (Marshall und Meltzoff 2014).

Lernen durch Analogie bedeutet, dass in einer neuen Situation das Wissen aus zuvor stattgefundenen ähnlichen Situationen angewendet wird, um ein Problem zu lösen oder unbekannte Dinge/Handlungen zu verstehen (Goswami 2001). Dabei werden zunächst Übereinstimmungen zwischen zwei Situationen festgestellt und in einem nächsten Schritt Wissen zwischen diesen Situationen transferiert. Die Voraussetzung für das Feststellen von Übereinstimmung sind Fertigkeiten der (impliziten) Kategorisierung und (impliziten) Konzeptbildung sowie die Fähigkeit, Relationen sowie Kausalität zwischen zwei Ereignissen oder Situationen zu erkennen. Lernen durch Analogie ist ab dem Alter von ca. 10 Monaten möglich, wobei dies in dem Alter nur dann gelingt, wenn die Eigenschaften der Ereignisse oder Situationen sehr stark übereinstimmen, wobei in der Regel visuell klassifizierbare Charakteristika (Farbe, Form, dieselbe Puppe usw.) zum Tragen kommen. Mit zunehmendem Alter können komplexere Eigenschaften oder auch Handlungen erfasst und verglichen werden. Die notwendigen zugrunde liegenden Abstraktionsfertigkeiten entwickeln sich bis in das Erwachsenenalter deutlich weiter.

Soziales Lernen baut auf den o. g. Lernprozessen (Assoziation, Imitation und Analogie) auf. Soziales Lernen findet definitionsgemäß in einem sozialen Kontext statt, d. h., es sind mehrere Individuen, die sozial miteinander interagieren, beteiligt. Im Rahmen sozialen Lernens wurde z. B. das Phänomen des »Überimiticrens« untersucht, das ab dem Alter von ca. 24 Monaten gezeigt wird und sich bis in das späte Vorschulalter steigert. Überimitieren bedeutet, dass von Kindern auch offensichtlich nicht funktionelle Verhaltensweisen von (in der Regel) erwachsenen Vorbildern imitiert werden, auch wenn dies nicht zum gewünschten Erfolg führt. Dieses Verhalten scheint spezifisch menschlich zu sein und betont die hohe Relevanz der sozialen Interaktionspartner für Lernprozesse in der menschlichen Entwicklung (Nielsen und Haun 2016). Kinder erwerben durch Imitation und soziales Lernen nicht nur funktionelle, sondern gerade auch soziale Fertigkeiten, die deutlich komplexer als nichtsoziale Handlungen und in ihrer Funktion nicht immer eindeutig sind.

2.7 Spielentwicklung

Spielen ist eine Tätigkeit, der man um ihrer selbst willen nachgeht, alleine weil die Tätigkeit Spaß macht. Sie geht mit Verhaltensflexibilität und positiver Stimmung einher (Lillard et al. 2013). Gesunde Kinder zeigen eine Eigenmotivation zum Spielen, und Lernen findet sehr häufig im Rahmen von Spiel statt. Spielfertigkeiten und Spielentwicklung können sehr unterschiedlich unterteilt werden, einmal nach den Spielpartnern (z. B. alleine, mit Erwachsenen/Eltern, mit Gleichaltrigen/Geschwistern), zum anderen anhand des Inhalts des Spiels (z. B. explorativ bzw.

sensomotorisch, kombinatorisch, funktionell, symbolisch). Bei gesunden Kindern findet sich das sensomotorische Spiel im Alter ab ca. 3–4 Monaten, das kombinatorische Spiel im Alter von ca. 12 Monaten und erstes funktionelles Spiel im Alter von ca. 14 Monaten. Das symbolische Spiel entwickelt sich frühestens ab dem Alter von 20 Monaten (Williams 2003). Fantasiespiel setzt sich aus funktionellem und symbolischem Spiel zusammen (Libby et al. 1998). Bei Kindern mit ASS findet sich schon ab dem explorativen Stadium ein anderes Spielverhalten als bei gesunden Kindern. Auch das funktionelle und v. a. das symbolische Spiel sind in der Regel in der Entwicklung von Kindern mit ASS eingeschränkt (► Abschn. 3.7).

Exploratives Spiel führt dazu, dass das Kind durch wiederholte orale und manuelle Manipulation von Objekten selbst erfährt und lernt, welche Eigenschaften diese Objekte haben und wie sie in kausaler Beziehung zueinander stehen. In verschiedenen Studien konnte gezeigt werden (Williams 2003), dass exploratives Verhalten im Säuglingsalter positiv mit späteren Problemlösefertigkeiten sowie allgemeinen kognitiven Fertigkeiten korreliert. Wenn in das explorative Spiel mit Objekten auch andere Personen im Laufe des ersten Lebensjahres eingebunden werden, dann wird im Spiel z. B. auch das Sichabwechseln geübt, das ein wichtiger Schritt in der Entwicklung von Kommunikation und Sprache ist. Daneben wird durch das gemeinsame Spiel mit Objekten, bei dem zwischen den Spielteilnehmern abgewechselt wird, auch die Fähigkeit gefördert zu erkennen, dass das Gegenüber eigene Vorstellungen und Pläne haben kann, die von denen das Kindes abweichen können. Auch die Affektregulation scheint sich durch diese Art von Spiel zu verbessern.

Im Alter von 3–4 Monaten beginnen Säuglinge mit der oralen und manuellen Exploration von Objekten. Im Alter von 13–15 Monaten zeigen Kleinkinder funktionelles Spiel, innerhalb dessen sie unter anderem auch die beobachtete Umgebung nachspielen. Bezüglich des Spiels mit Eltern oder Geschwistern zeigen Säuglinge schon ab dem Alter von 3 Monaten Interesse an dem Austausch von sozialen Routinen, Necken, Kitzeln oder Lautieren. Im Alter von 6–12 Monaten entwickeln sich dann soziale Spiele, die ein Sichabwechseln beinhalten, wie z. B. Verstecken hinter einem Tuch. Auch erste Gesten, wie Deuten und Zeigen, werden ab dem Alter von ca. 12 Monaten eingesetzt; sie sind Vorläufer der gemeinsamen Aufmerksamkeit (► Abschn. 2.4). Ab dem Alter von ca. 12 Monaten verstehen Kleinkinder auch, dass sie Erwachsene im Spiel ärgern oder auch lustig stimmen können. Das »Als-ob-Spiel«, auch Symbolspiel genannt, tritt ab dem Alter von ca. 18 Monaten auf. Kindern benutzen Gegenstände so, dass sie etwas anderes darstellen (Objektsubstitution) oder treten so auf, als ob sie sich in einer anderen Situation befinden würden. Das Symbolspiel scheint v. a. die Sprachent-

wicklung zu fördern. Wenn es als Rollenspiel durchgeführt wird und die Kinder schon sprechen können, fördert das Rollenspiel die Erzählfähigkeit von Kindern. Ein kausaler Zusammenhang mit exekutiven Funktionen, Emotionsregulation oder allgemeiner Intelligenzentwicklung scheint nicht zu bestehen (Lillard et al. 2013).

2.8   Wissensrepräsentation, Kategorisierung und Konzeptbildung

Wissensrepräsentation ist eng mit den unter ► Abschn. 2.9 beschriebenen Denkprozessen verzahnt. Denkprozesse setzen in der Regel sprachliche Fertigkeiten voraus. Säuglinge sind jedoch auch schon in der Lage, ohne sprachliche Fertigkeiten Kategorien oder Prototypen sowie Relationen basierend auf der visuell oder auditiv wahrnehmbaren Struktur von Objekten oder Ereignissen zu bilden, die die Grundlage für die spätere begriffliche Wissensrepräsentation darstellen (Goswami 2001). Wissensrepräsentation erfolgt also über die implizite und später explizite Bildung von Kategorien bzw. Prototypen und Konzepten (Pauen und Träuble 2006). Kategorien sind dabei Objekte, Ereignisse, Sachverhalte oder Handlungen, die bestimmte Gemeinsamkeiten aufweisen. Sie werden im Laufe der Entwicklung in basale Kategorien sowie hierarchisch in Über- und Unterkategorien eingeteilt (s. u.). Prototypen sind »ideale« Objekte, die besonders viele Eigenschaften mit anderen Objekten teilen und so die Kategorienbildung erleichtern. Konzepte entsprechen der mentalen Repräsentation des Wissens um Gemeinsamkeiten und Unterschiede zwischen Mitgliedern von Kategorien. Wenn Kinder sprechen können, werden Konzepten in der Regel Wörter zugeordnet.

Die Untersuchung der präverbalen Wissensrepräsentation erfolgt häufig über Habituationsexperimente im Säuglingsalter. Aufgrund solcher Experimente konnte gezeigt werden, dass schon 7 Monate alte Säuglinge neben Prototypen einfacher Formen, wie Kreise oder Kreuze, auch schon Prototypen von Tieren abstrahieren können. Hierbei scheinen ähnliche korrelative Zusammenhänge eine Rolle zu spielen, z. B. die Länge der Beine, der Schwanz etc. Zunächst werden in der Entwicklung zahlreiche verschiedene Prototypen aus sich jeweils sehr ähnlichen Objekten gebildet. Erst in der späteren Entwicklung können die Prototypen überwiegend mittels sprachlicher Unterstützung zu komplexen und hierarchischen Kategorien zusammengefasst werden, die dann begrifflich repräsentiert sind. Im Laufe der Entwicklung werden Kategorien nach sehr unterschiedlichen Kriterien zusammengesetzt, die bis in das Jugendalter – auch mit Hilfe sprachlicher Fertigkeiten – immer abstrakter und stringenter werden (Pauen und Träuble 2006).

Neben der Klassifikation von Objekten anhand ihrer Eigenschaften können Säuglinge auch schon beobachtbare Ereignisse als regelhaft erkennen und damit Relationen zwischen Objekten und Ereignissen klassifizieren (Goswami 2001). Hierbei werden räumliche (z. B. über/unter), quantitative (mehr als/weniger als) sowie kausale Relationen unterschieden. Acht Monate alte Säuglinge können dabei räumliche Positionen von 2 Objekten schon allozentrisch enkodieren, d. h. nur in Bezug auf die beiden Objekte, unabhängig von der eigenen Position im Raum. Säuglinge können jedoch in der Regel nur nach dem Alles-oder-Nichts-Prinzip urteilen, z. B. erfolgt bei der Untersuchung von kausalen physikalischen Ereignissen eine Differenzierung in »Berührung« versus »keine Berührung«. »Entfernung« hingegen kann z. B. noch nicht quantifiziert werden. Durch die funktionelle Exploration der Umgebung im Spiel werden Klassifikation und Konzeptbildung vermutlich entscheidend gefördert. Bei der Klassifikation von kausalen Relationen spielt neben der visuellen Aufmerksamkeit (Goldenberg und Johnson 2015) das Interesse von Säuglingen und Kindern an sich bewegenden Gegenständen sowie an deren Manipulation im Spiel offenbar eine große Rolle. Die Fertigkeit, eine Repräsentation kausaler Relationen zwischen Objekten herzustellen und im Gedächtnis zu behalten, scheint eine Voraussetzung für die Vorstellung der eigenen Handlungsfähigkeit (»agency«) zu sein. Ebenso liegt sie dem Verstehen von Handlungen anderer zugrunde (Uithol und Paulus 2014). Kinder im Alter von 18 Monaten können dabei schon physikalische Ursache-Wirkungs-Zusammenhänge in Bezug auf Gegenstände von zwischenmenschlichen Ursache-Wirkungs-Zusammenhängen zur Erklärung des Verhaltens von anderen Menschen unterscheiden.

2.9 Denkprozesse: begriffliches Denken, kausales Denken, logisches Denken

Schon am Ende des ersten Lebensjahres können Kinder also aufgrund perzeptueller Merkmale Kategorien bilden. Durch die Entwicklung der Sprache im 2. Lebensjahr setzt sich das begriffliche Denken durch, anhand dessen Konzepte aus Kategorien gebildet werden können (Goswami 2001). Bei der Begriffsbildung werden basale Kategorien (z. B. Hund) von untergeordneten Kategorien (z. B. Dackel) und übergeordneten Kategorien (z. B. Tier) unterschieden. Kinder im Alter von ca. 20 Monaten können v. a. basale, jedoch auch über- und untergeordnete Kategorien erfolgreich zuordnen, wobei letzteres mit sprachlicher Unterstützung besser gelingt als ohne. Durch den Erwerb von Wörtern sowie das Erleben des kontextuellen Gebrauchs von Wörtern durch Erwachsene lernen Kinder auch etwas über die begrifflichen Relationen zwischen

Objekten bzw. Klassen von Objekten. Eine Bezeichnung mit Substantiven führt z. B. zur Kategorisierung von Bildern oder Gegenständen in übergeordnete Kategorien, Adjektive unterstützen die Kategorisierung in untergeordnete Kategorien (Goswami 2001). Der Erwerb von verbalen Bezeichnungen unterstützt Klassifikation also auf Wissensebenen, die mehr der kulturellen Beeinflussung und Variation unterliegen als rein physikalisch-biologischen Gegebenheiten. Verschiedene Kategorien und Begriffshierarchien vermitteln Kindern auch Einsichten über grundlegende begriffliche Unterschiede, wie z. B. die Unterscheidung in Belebtes und Unbelebtes. Schon 5 Monate alte Säuglinge können biologische Bewegungsmuster von nichtbiologischen, eher gleichmäßigen, Bewegungsmustern im Rahmen von Habituationsexperimenten unterscheiden. Dies geschieht auf der Basis perzeptueller, visueller Wahrnehmung. In der weiteren Entwicklung lernen die Kinder bis zum Alter von ca. 4 Jahren, dass Lebewesen über die Fähigkeit zu selbstgenerierter Bewegung verfügen und können dies auch verbal ausdrücken. Ähnlich verhält es sich mit dem Wissen um Wachstum, das ebenfalls Belebtes kennzeichnet. Zudem können sie in diesem Alter auch äußere und innere Merkmale (d. h. Kerneigenschaften) verbal unterscheiden, was wiederum die Differenzierung in Belebtes und Unbelebtes erleichtert und zu immer konkreteren Aussagen über die jeweiligen Charakteristika verschiedener Konzepte führt. Begriffliches Wissen ist spätestens ab Ende des 2. Lebensjahres bei Kindern im semantischen Gedächtnis präsentiert. Kinder im Alter von ca. 20 Monaten können hierbei zunächst eher typische (»Prototyp«), ältere Kinder dann auch definierende Merkmale unterscheiden. Lernen durch Analogie sowie die angeborene Neigung, Kausalität herzustellen (s. u.), unterstützt diese begriffliche Kategorien- und Konzeptbildung. Im Laufe der weiteren Entwicklung findet eine Veränderung von Begriffen über Verschmelzen, Teilen und Neuerschaffen statt, was durch kulturspezifische Lernprozesse, z. B. im Rahmen von Unterricht, grundlegend beeinflusst wird. Daneben entwickeln Kinder im Laufe des Vorschul- und Grundschulalters zunächst naive, später komplexe Theorien über bestimmte Wissensgebiete, was sich das ganze Leben über in Lern- und Denkprozessen in Abhängigkeit des verfügbaren Wissens fortsetzt (Goswami 2001).

Durch zahlreiche Studien ist belegt, dass Menschen eine angeborene Prägung aufweisen, kausale Zusammenhänge zwischen Objekten und Ereignissen herzustellen. Die Suche nach Ursache-Wirkungs-Zusammenhängen ist eine wesentliche Grundlage für die zunächst perzeptuelle, dann begriffliche Bildung von Kategorien, Relationen und Konzepten. Außerdem ermöglicht kausales Denken die Entwicklung von explizitem Wissen über kausale Zusammenhänge und die Ursache von Ereignissen. Neuere Studien konnten zeigen, dass Menschen über die Lebensspanne in Bezug auf die physikalische und soziale Umgebung vergleichbare Kausalitätstheorien entwickeln (Buchsbaum et al. 2012). Hierbei folgt kausales Denken bestimmten Prinzipien, nämlich dem Prinzip der kausalen Priorität, dem Kovariationsprinzip bzw. der Probabilistik, dem Prinzip der zeitlichen Kontiguität sowie dem Ähnlichkeitsprinzip (Goswami 2001; Meltzoff et al. 2012; Waismeyer et al. 2015). Das Prinzip der kausalen Priorität bedeutet, dass Ursachen Wirkungen vorangehen oder gleichzeitig gegeben sein müssen. Das Kovariationsprinzip, das über probabilitische Ereignisse wirksam wird, bedeutet, dass Ursache und Wirkungen systematisch miteinander kovariieren müssen, um als kausal interpretiert zu werden. Zeitliche Kontiguität bedeutet, dass es eine zeitlich-räumliche Nähe von Ursache und Wirkung geben muss. Das Ähnlichkeitsprinzip setzt bestimmte Übereinstimmungen zwischen Ursache und Wirkung voraus, z. B. bestimmte mechanische oder interaktive Eigenschaften. Bei Säuglingen sind alle diese Prinzipien schon angelegt und differenzieren sich im Laufe der weiteren Entwicklung stark aus. Die meisten Dreijährigen können z. B. schon dreigliedrige Kausalketten nutzen, um Schlussfolgerungen aus Ereignissen zu ziehen. Erst Vierjährige können bei Such- und Versteckaufgaben Aspekte der Wahrscheinlichkeit korrekt in die Bewertung kausaler Ereignisse einfließen lassen. Wissenschaftliches Denken, das die gleichzeitige Betrachtung vieler potenzieller Ursachen sowie den Ausschluss von Ursachen beinhaltet, ist erst ab dem Jugendalter möglich. Die differenzierte Entwicklung des kausalen Denkens beinhaltet z. B. auch die Fertigkeit, in mehreren Dimensionen zu denken, Mengen, Kräfte, Zeit, Raum und Geschwindigkeit zu verstehen und über Relationen einschätzen zu lernen. Diese Fertigkeiten entwickeln sich im später Vorschul- und Grundschulalter in Interaktion mit immer differenzierteren Wahrnehmungs-, Gedächtnis- und Lernprozessen, wobei die sprachliche Entwicklung diese differenzierten Prozesse aufgreift und unterstützt (Goswami 2001).

Logisches Denken ist eng mit der Entwicklung des begrifflichen und kausalen Denkens verknüpft und umfasst induktives und deduktives Denken (Goswami 2006). Analoges Schlussfolgern ist eine frühere Form des induktiven Denkens, das wahrscheinlich schon im Säuglingsalter vorhanden ist. Zweijährige können schon induktiv Schlussfolgerungen basierend auf typischen Verhaltensweisen oder Eigenschaften ziehen, z. B. die Ableitung der Nestbildung basierend auf der Kategorie Vogel, wenn nur für eine Unterkategorie (z. B. Rotkehlchen) zuvor die Nestbildung bekannt war. Hierbei scheinen die logischen Denkprozesse bei Kindern und Erwachsenen sehr vergleichbar zu sein. Induktives Denken liegt auch der Entstehung von plötzlicher »Einsicht« zugrunde. Hierbei werden zur Lösung von Problemen Eigenschaften eines Objekts abstrahiert und induktiv auf eine neue Fragestellung angewendet. Diese

Fertigkeiten konnten bei Vierjährigen nachgewiesen werden. Induktives Schlussfolgern wird durch unterschiedliche Aspekte erleichtert, insbesondere durch Faktoren, die das Erkennen von Ähnlichkeit erleichtern. Deduktive Denkaufgaben, d. h. die logische Schlussfolgerung durch Ableitung, können ohne oder trotz Alltagswissen gelöst werden. Deduktives Denken impliziert das Zusammensetzen von Informationen durch spezifische Denkvorgänge wie z. B. Syllogismus (Vernunftschluss). Hierbei gibt es verschiedene Formen des deduktiven Schlussfolgerns, die im Prinzip von Kindern ab dem Alter von ca. 4 Jahren und Erwachsenen gleich angewendet werden, solange die Aufgabenstellungen und Materialien altersgemäß gewählt werden. Deduktives Denken und Schlussfolgern wird durch die Verwendung eines bekannten Probleminhaltes und eines pragmatisch angemessenen Kontexts der Problemdarstellung erleichtert.

2.10   Soziale Perzeption, soziale Motivation und soziale Kognition

Menschen sind genuin soziale Wesen, da sie ihr gesamtes Leben lang auf die soziale Unterstützung der eigenen Gruppe angewiesen sind. Bei Säuglingen ist die Abhängigkeit von anderen Menschen am stärksten ausgeprägt, weshalb Säuglinge schon zahlreiche sozial-interaktive Kompetenzen aufweisen. Soziales Verhalten wird wesentlich durch die Aspekte der sozialen Perzeption, der sozialen Motivation und der sozialen Kognition geprägt, die soziales Lernen und erfolgreiche soziale Interaktion mit anderen Menschen ermöglichen. Da ASS gerade durch die Schwierigkeiten der sozialen Interaktion und Kommunikation gekennzeichnet sind, sind zahlreiche Studien v. a. zur sozialen Kognition sowie einige zur sozialen Perzeption bei ASS durchgeführt worden, wobei die Betroffenen hier über die Lebensspanne deutliche Einschränkungen zeigen (▶ Abschn. 3.10). Studien zur sozialen Motivation hingegen sind sowohl bei gesunden Kindern als auch bei Kindern mit ASS deutlich seltener durchgeführt worden, obwohl diese Aspekte der sozialen Entwicklung gerade für das Säuglings- und Kleinkindalter wesentlich sind (Over 2016).

»Motivation« ist ein psychologisches Konstrukt und umfasst alle inneren Zustände, die dazu führen, dass eine Person ein bestimmtes Verhalten zeigt. »Soziale Motivation« beschäftigt sich also mit den inneren Mechanismen, die dazu führen, dass von einer Person eigenständig sozialer Kontakt aufgenommen und soziales Verhalten gezeigt wird. Es wird von den meisten Forschern angenommen, dass soziale Motivation eine angeborene Fertigkeit ist, die das menschliche Verhalten stark beeinflusst. Als ein wesentlicher zugrunde liegender Aspekt wird der Wunsch, zu einer Person oder Gruppe zu gehören (»need to belong«), diskutiert. Es wird angenommen, dass aus diesem intrinsischen Wunsch heraus schon Säuglinge positive soziale Interaktionen herstellen wollen. Hierzu gehört das reaktive soziale Lächeln, das schon im Alter von 8 Wochen zu sehen ist. Ab dem Alter von ca. 12 Wochen sind schon »Proto-Konversationen«, also der Austausch von Lauten, begleitet von reziprokem Lächeln, möglich. Diese soziale Interaktion findet sowohl mit den Eltern als auch mit fremden Personen statt. Auch gemeinsame Aufmerksamkeit sowie Imitationsfertigkeiten werden zu den sozial motivierten Verhaltensweisen gezählt (Over 2016). Hierbei konnte gezeigt werden, dass antizipatorisches soziales Lächeln mit der späteren initiativen gemeinsamen Aufmerksamkeit und sozialen Kompetenz in der Entwicklung positiv korreliert (Parlade et al. 2009). Diese Verhaltensweisen von Säuglingen und Kleinkindern werden durch das Verhalten des Gegenübers deutlich beeinflusst. Ein freundliches Gegenüber, das regelmäßig mit dem Kind interagiert, wird von Kindern im Alter von 18 Monaten häufiger imitiert (Over 2016). Das zeigt, dass die soziale Reziprozität, neben den selbstinitiierten Verhaltensweisen, für Säuglinge und Kleinkinder bezüglich der Förderung ihrer sozialen Motivation eine hohe Relevanz hat. Ab dem Alter von ca. 18 Monaten zeigen Kinder spontan prosoziales Verhalten, wobei sie anderen Personen helfen, ihre Ziele zu erreichen, indem sie z. B. Dinge aufheben oder darauf zeigen. Dieses Verhalten ist nicht kulturgebunden und scheint durch den Wunsch nach Zugehörigkeit motiviert zu sein. Ebenso zeigen Kinder in diesem Alter die Fähigkeit zur Kooperation, die sich auch bei anderen Spezies findet (Decety et al. 2016). Verschiedene Studien bei 3- bis 5-jährigen Kindern konnten außerdem zeigen, dass Kinder lieber mit anderen zusammen als alleine für ein bestimmtes Ziel oder eine bestimmte Belohnung arbeiten (»collaboration«). Kinder zeigen ein positiveres Sozialverhalten, wenn sie beobachtet werden, was darauf schließen lässt, dass sie von anderen positiv gesehen werden wollen. Ein weiterer Aspekt sozialer Motivation ist die Neigung und Fertigkeit von Vorschulkindern, länger anhaltende Freundschaften auszubilden. Konflikte werden mit Freunden schon in diesem Alter lösungsorientierter und schneller geklärt als mit anderen Kindern, die keine Freunde sind. Ab dem Alter von ca. 4 Jahren können Kinder ihr Verhalten sozialen Gruppen anpassen und dabei auch gegen ihre eigene Überzeugung handeln. Ab dem Alter von ca. 5 Jahren nehmen Kinder sehr differenziert soziale Hinweise bezüglich der Gruppenzugehörigkeit wahr, bevorzugen die Mitglieder der eigenen Gruppe und nehmen sogar persönliche Nachteile in Kauf, um die Gruppe zu schützen. In diesem Zusammenhang wurden auch unterschiedliche Paradigmata sozialer Exklusion untersucht, die übereinstimmend zeigen, dass schon ab dem Säuglings- und bis zum Erwachsenenalter der Ausschluss eines Individuums aus einer Gruppe zu Stimmungsverschlechterung, reduziertem Selbstwertgefühl und auch dem Gefühl des Verlusts der Selbstkontrolle führen kann. Vorschulkinder zeigen deshalb in einer solchen Situation viele Verhaltensweisen, die das Zugehörigkeitsgefühl zur Gruppe wieder stärken können, wie z. B. verstärkte Imitation oder das Malen von Bildern, die Gruppenzugehörigkeit betonen (Over 2016). Soziale Motivation ist ein wesentlicher Aspekt sozialer Kompetenz, die ab dem Alter von ca. 3–4 Jahren mit charakteristischen interindividuellen Differenzen, aber intraindividueller Stabilität ausgeprägt zu sein scheint (Santos et al. 2014).

Soziale Perzeption beschreibt im Wesentlichen den – vermutlich angeborenen – Wahrnehmungsfokus auf soziale Stimuli sowie die erst später mögliche kognitive Verarbeitung dieser Stimuli, weshalb sie von vielen Autoren auch als ein Aspekt der sozialen Kognition gesehen wird. Darunter fällt z. B. die bevorzugte Zuwendung zu Gesichtern, Augen oder stimmlichen Lauten bei Säuglingen, aber auch die frühe Fähigkeit zur Wahrnehmung biologischer Bewegung oder zum Erkennen von Emotionen (Nelson et al. 2016; Sodian und Thoermer 2006).

Komplexere soziale Kognitionsprozesse sind das Verständnis von Intentionalität, die Differenzierung Selbst/Andere mit späterer Perspektiv- und Rollenübernahme sowie Mentalisierungsfähigkeiten (»Theory of Mind«). Diese Aspekte entwickeln sich bis zum Ende des Vorschulalters, differenzieren sich aber fortlaufend weiter aus. Das Verständnis von komplexen normativen Regelsystemen, die teilweise auch zu den sozialen Kognitionen gezählt werden, differenziert sich ebenfalls noch deutlich bis in das Erwachsenenalter aus (Eckensberger und Plath 2006). Bezüglich des Verständnisses von Intentionen wurde gezeigt, dass ca. 18 Monate alte Kinder implizit erkennen, was andere Personen bevorzugen. Ab dem Alter von 2–3 Jahren können Kinder erkennen, dass Menschen etwas tun, weil sie das wollen. Sie verstehen Aspekte wie Wünsche, Vorlieben, zielgerichtete und unabsichtliche Handlungen etc. Ab dem Alter von ca. 4 Jahren können Kinder dann zwischen Wunsch und Ergebnis unterscheiden. Ab dem Alter von ca. 5 Jahren scheinen Kinder die Konzepte Wunsch und Intention verlässlich trennen zu können (Eckensberger und Plath 2006). Dies bedeutet, dass Kinder in diesem Alter auch die Fähigkeit entwickelt haben, Metarepräsentationen zu verstehen, die auch den Mentalisierungsfähigkeiten zugrunde liegen. Mentalisierung bedeutet, sich selbst oder anderen mentale Zustände zuschreiben zu können, wie Wissen, Wollen, Fühlen, Denken etc. Die Differenzierungsfähigkeit in »selbst« und »andere« ist ebenfalls Grundlage der Mentalisierung, aber auch von Imitation, gemeinsamer Aufmerksamkeit, Empathie und Perspektivübernahme. Bezüglich der Entwicklung von Mentalisierungsfähigkeiten werden häufig neben der o. g. Intentionalität folgende Vorläuferfunktionen beschrieben (Sodian und Thoermer 2006):

- Entwicklung von Frühformen von Empathie und Differenzierung verschiedener Emotionen schon ab ca. 7 Monaten (Decety et al. 2016);
- Herstellen eines Zusammenhangs zwischen Ereignis und Emotionen bei anderen Personen ab ca. 14 Monaten;
- Fertigkeiten, der Blickrichtung eines Erwachsenen auf ein Objekt zu folgen und so die Zielrichtung des Blickes zu erkennen ab ca. 18 Monaten;
- Verwendung der Zeigegeste ab ca. 12 Monaten;
- Entwicklung von gemeinsamer Aufmerksamkeit ab ca. 18 Monaten.

Mentalisierungsfähigkeiten im Alter von 4 Jahren korrelieren positiv mit prosozialen Verhaltensweisen, wie z. B. dem Teilen (Wu und Su 2014).

2.11   Kommunikation und Sprache

Im Rahmen dieser Einführung kann keine vollständige Darstellung der Sprachentwicklung mit allen Aspekten gegeben werden. Es wird dazu auf weiterführende Literatur verwiesen (Grimm 2003; Szagun 2013; Weinert 2006). Da die sozial-kommunikative Sprachentwicklung allerdings ein zentrales Ziel von autismusspezifischer Frühförderung ist, werden die wesentlichen Aspekte im Folgenden zusammengefasst. Sprache ist spezifisch human und weist zahlreiche Komponenten auf, die folgendermaßen eingeteilt werden können (Weinert 2006):

- rhythmisch-prosodische Komponente,
- phonologische Komponente (Bedeutungsdifferenzierung von Lauten),
- morphologische Komponente (Wortbildung aus bedeutungtragenden Einheiten),
- syntaktische Komponente (Wortordnung und Satzstruktur),
- lexikalisch-semantische Komponente (Wortschatz und Satzbedeutung),
- pragmatische Komponente (Verwendung der Sprache im Rahmen der Kommunikation).

Die Sprachentwicklung setzt dabei sehr viele unterschiedliche Fertigkeiten und Prozesse voraus, die in den vorangehenden Abschnitten schon beschrieben wurden, wie unterschiedliche Aspekte der auditorischen Wahrnehmung, Aufmerksamkeit, Gedächtnis, sämtliche Arten des Lernens, Kategorisierung und Konzeptbildung sowie soziale Motivation, soziale Interaktion und frühe soziale Kognition. Außerdem findet das Lernen von Sprache immer in einer Kommunikationssituation mit mindestens einem anderen Partner statt, sodass die nonverbalen Vorläufer von Kommunikation im Rahmen der Sprachentwicklung unbedingt beachtet werden müssen.

Der Spracherwerb beginnt dabei schon vor der Geburt, da das Gehör im letzten Drittel der Schwangerschaft schon voll ausgeprägt ist. Säuglinge sind sehr sensitiv für rhythmisch-prosodische Merkmale der Umwelt und schenken insbesondere sprachlichen Lauten besondere Aufmerksamkeit. Durch die Wahrnehmung unterschiedlicher sprachlicher Laute sowie der rhythmischen Gliederung wird die Grundlage für das Wort- und Satzverständnis sowie grammatikalische Strukturen der Muttersprache gelegt (rezeptive sprachliche Fertigkeiten). Die Präferenz für die Muttersprache ist schon im Alter von 4 Monaten zu beobachten und im Alter von 9 Monaten stabil. Im Alter von ca. 4 Monaten erkennen Kinder ihren eigenen Namen, kurz danach können sie häufig auftretende Wörter differenzieren, und mit ca. 8 Monaten können sie zahlreiche Wörter aus der Umgebungssprache segmentieren. Die Weiterentwicklung dieser rhythmisch-prosodischen und phonologischen Fertigkeiten vollzieht sich noch weit in das Grundschulalter hinein. Der rezeptive Wortschatz liegt im Alter von ca. 12 Monaten schon bei ca. 60 Wörtern, im Alter von 18 Monaten bei ca. 200 Wörtern (Weinert 2006).

Im ersten Lebensjahr beginnt auch die Lautproduktion (expressive sprachliche Fertigkeiten) über Schreien in Melodiebögen, Gurren (ca. 2 Monate), kanonisches Lallen (ca. 6 Monate) mit zwei Phasen, dem reduplizierenden Lallen mit einsilbigen Lauten (7–10 Monate) sowie dem bunten Lallen mit mehrsilbigen Lautketten (9–13 Monate), das dann in erste Worte übergeht (10–14 Monate). Das kanonische Lallen ist deutlich durch die Muttersprache beeinflusst und setzt eine intakte Hörfunktion voraus. Im Alter von ca. 18 Monaten liegt der expressive Wortschatz bei ca. 50 Wörtern, danach erfolgt die sog. Wortexplosion. Im Alter von 2 Jahren liegt der expressive Wortschatz bei deutlich über 100 Wörtern. Wenn er in diesem Alter unter 50 Wörtern liegt, wird das Kind als »später Sprecher« (engl. »late talker«) bezeichnet (ca. 20 % aller Kinder). Von diesen Kindern zeigen ca. die Hälfte dauerhaft eine sprachliche Entwicklungsverzögerung, die frühzeitig behandlungsbedürftig ist (Grimm 2003). Neben dem quantitativen Wortschatz erfolgt auch eine qualitative Änderung der Verwendung von Wörtern in unterschiedlichen Kontexten inklusive Über- und Untergeneralisierung der Bedeutung des einzelnen Wortes. Zunehmend werden dann auch grammatikalische Kompetenzen aufgebaut und unterschiedliche Wortkategorien richtig eingesetzt. Hierbei besteht selbstverständlich eine enge Interaktion mit zahlreichen anderen Entwicklungsbereichen, v. a. (sozial-) kognitiver Art (Weinert 2006). Kinder erschließen Wortbedeutungen aus zahlreichen Quellen, wie z. B. der sozial-kommunikativen Interaktion im Rahmen der gemeinsamen Aufmerksamkeit, aber auch davon unabhängiger gerichteter Aufmerksamkeit sowie dem Erkennen der Absicht des Sprechers, und formalen Kategorien, indem sie die Bedeutung von neuen Wörtern logisch aus bekannten Wörtern und Sätzen sowie im Rahmen grammatikalischer Strukturen ableiten. Diese integrative Leistung ist ab ca. 18 Monaten angelegt, entwickelt sich aber insbesondere bezüglich der formal-abstrakten Leistungen noch bis in das Erwachsenenalter weiter.

Grammatikalische Strukturen werden beginnend mit Zwei-Wort-Produktionen ab dem Alter von ca. 18 Monaten zunehmend aufgebaut. Diese werden von Beginn an kommunikativ und im Rahmen der sozialen Interaktion eingesetzt. Rezeptive grammatikalische Fertigkeiten sind schon früher ab dem Alter von 7–8 Monaten ausgeprägt, wie z. B. die Differenzierung in Substantive und Verben oder das Verständnis von Funktionswörtern sowie die Bildung von Wortklassen (Weinert 2006). Bezüglich der expressiven Sprache steigt die durchschnittliche Länge der einzelnen Äußerungen bis zum Alter von 3 Jahren auf ca. 4,5 Wörter an. Danach werden die Sätze zwar teilweise noch länger, aber auch kürzere Sätze werden grammatikalisch komplexer und korrekter. Die Sprache wird hierbei durch die für das Kind wichtige und verstehbare Alltagsbedeutung auf folgenden Ebenen strukturiert: Handelnder – Handlung, Handlung – Subjekt, Objekt – Lokalisation, Besitzer – Besitz, Objekt – Eigenschaft, eigene Handlung unterlassen, eigene Handlung wieder aufnehmen (Weinert 2006). Darüber hinaus erwerben die Kinder auch über formale Kriterien und das implizite Lernen von Regeln korrekte grammatikalische Strukturen. Dieses Lernen ist auch deutlich vom Sprachangebot, das die Kinder erhalten, abhängig. Am Ende des 3. Lebensjahres beherrschen Kinder Sätze mit einer Länge von 10–11 Wörtern. Danach werden komplexere Satzgefüge entwickelt, wie Relativsätze etc. Im Rollenspiel wird der kontextuelle Einsatz von Sprache oft spielerisch variiert. Analog zu der Entwicklung von komplexen Mentalisierungsfähigkeiten steigt auch die Abstraktionsfähigkeit im Rahmen der Verwendung von Sprache im Sinne der Entwicklung metalinguistischer Fertigkeiten ab dem Vorschulalter an, wobei sie sich in das Erwachsenenalter weiter ausdifferenziert.

Hilfreiche Umweltbedingungen für das erleichterte Lernen von Sprache sind in Tab. 5 des Kapitels zur Sprachentwicklung von Weinert (2006) sowie bei Grimm (2003) zusammengestellt. Hiernach führte eine Optimierung der Sprachlehr- und Lernsituation im Elternhaus oder Kindergarten in zahlreichen kontrollierten Studien zu besseren expressiven Sprachfertigkeiten von Kindern im Kleinkind- und Vorschulalter. Ausreichend Schlaf scheint hierbei die Generalisierung von Fertigkeiten zu steigern (Friedrich et al. 2015).

2.12 Emotionsregulation und exekutive Funktionen

Positive (z. B. Freude) und negative Emotionen (z. B. Angst, Ekel, Schuld) sowie sensorische Erfahrungen (z. B. Hunger, Schmerz) sind an vielen zentralen Funktionen des Lebens und Überlebens beteiligt. Im Kleinkindalter wirken sie sich stark auf das Wohlergehen des Kindes aus. Säuglinge und Kleinkinder erleben zwar negative Emotionen mit den charakteristischen physiologischen Folgen, wie z. B. Veränderung der Herzfrequenz, und finden diese unangenehm, sind aber entwicklungsgemäß noch nicht in der Lage, diese unangenehmen Zustände als eigene Zustände zu differenzieren, Emotionen zu differenzieren und zu benennen, in ihrer Entstehung einzuordnen oder auslösende Faktoren herauszufinden oder zu beenden. Emotionen selbst differenzieren sich im Laufe des ersten Lebensjahres aus, sodass in der 2. Hälfte des ersten Lebensjahres Angst, Wut und Traurigkeit als Emotionsausdruck eines Kindes durch andere gut differenzierbar sind. Im 2. Lebensjahr zeigen Kinder dann komplexe, auf sich selbst bezogene Emotionen, wie Verlegenheit, Stolz, Scham und Schuld und können sich Emotionen als subjektive Zustände auch selbst zuschreiben (Siegler et al. 2016). Es ist eine zentrale Entwicklungsaufgabe des Kleinkindalters, eine eigenständige Emotionsregulation unabhängig von der Regulation durch Eltern, Geschwister oder andere vertraute Personen zu entwickeln. Die Eltern bzw. primären Bezugspersonen spielen dabei eine wesentliche Rolle, indem sie die unterschiedlichsten Emotionsregulationsstrategien mit dem Kind einüben (Kiel und Kalomiris 2015). Emotionsregulation kann sich dabei auf mehrere Aspekte beziehen: subjektive Gefühlszustände, emotionsbezogene Kognitionen, emotionsbezogene physiologische Prozesse sowie emotionsbezogenes Verhalten. Dabei sind die Möglichkeiten der Emotionsregulation beim Säugling und Kleinkind vom Entwicklungsstand in anderen Bereichen abhängig, wie z. B. der Perzeption, der Aufmerksamkeitskontrolle, der Fähigkeit, die eigenen Wahrnehmungen, Handlungen und Gefühle von denen anderer Personen zu unterscheiden sowie dem kognitiven, sprachlichen und sozialen Entwicklungsstand.

Folgende typische, kulturabhängige, positive Emotionsregulationsstrategien vermitteln Eltern/primäre Bezugspersonen in der westlichen Welt: bei Säuglingen Beruhigung über Körperkontakt oder Sprache, Ablenkung (auch mittels Blickkontakt), Kontrolle des auslösenden Stimulus, Füttern; bei Kleinkindern zunehmendes Sprechen über die Emotionen und Vermittlung kognitiver kontroll- und handlungsorientierter Problemlösestrategien. Elterliches Verhalten kann aber auch zu maladaptiver Emotionsregulation führen, dazu gehört v. a. folgendes elterliches Verhalten: Kleinreden, Bestrafung sowie Kritik an der erlebten Emotion des Kindes (Kiel und Kalomiris 2015). In der konkreten Ausformung und Anwendung von Emotionsregulationsstrategien durch Eltern/Bezugspersonen gibt es zahlreiche kulturelle Unterschiede, die sich wiederum deutlich und langfristig auf den Ausdruck und die Bewertung von eigenen und fremden Emotionen beim Kind auswirken.

Interessanterweise wenden Kinder aber auch von sich aus Emotionsregulationsstrategien an. So können Säuglinge ab dem Alter von 6 Monaten schon den Aufmerksamkeitsfokus auf angenehme Stimuli richten oder sich sogar durch Daumenlutschen oder stereotyp wirkende Handlungen ablenken. Diese Fertigkeiten entwickeln sich insbesondere parallel zu den eigenen sprachlichen Fertigkeiten weiter. Das Kind kann so zunehmend autonomer agieren, z. B. durch Hilfesuchen, Sprechen über unangenehme Zustände oder eigene Vorschläge der Problemlösung. Diese Verhaltensweisen wirken sich wiederum auf die Eltern-Kind-Interaktion und supportive versus nonsupportive Strategien der Eltern aus. Die Fähigkeit der Entwicklung von Emotionsregulationsstrategien beim Kind ist dabei auch vom kindlichen Temperament abhängig, das angeboren ist. In der Interaktion der eigenen kindlichen mit den durch die Eltern erfahrenen Emotionsregulationsfertigkeiten entwickeln sich langfristige Verhaltensweisen, die sich auch auf die Entwicklung von psychischen Störungen auswirken, wie z. B. Angststörungen oder oppositionelle Sozialverhaltensstörungen (Eisenberg et al. 2010; Kiel und Kalomiris 2015).

Emotionsregulation im Sinne von Selbstkontrolle ist ein Aspekt exekutiver Funktionen (EF). Es gibt 3 zentrale, basale EF: Inhibition, Arbeitsgedächtnis und kognitive Flexibilität. Basierend auf diesen entwickeln sich die komplexeren EF: Urteilskraft, Problemlösefähigkeiten und Handlungsplanung (Diamond 2013). Emotionsregulation wird hierbei stark durch unterschiedliche Inhibitionsprozesse im Sinne der eigenen Selbstkontrollfertigkeiten beeinflusst. Exekutive Funktionen entwickeln sich v. a. im Kleinkinderalter, beginnend mit Arbeitsgedächtnisfertigkeiten, die die Entwicklung von Inhibitionsprozessen stark unterstützen. Insbesondere ab dem 3. Lebensjahr steigen sowohl motorische als auch kognitive Inhibitionsfertigkeiten deutlich an, ein Prozess, der bis in das Erwachsenenalter anhält (Best und Miller 2010). Ab dem Alter von 4 Jahren können Kinder auch flexibler zwischen Aufgabenstellungen im Sinne kognitiver Flexibilität wechseln; auch diese Fertigkeiten bilden sich bis in das Jugendalter weiter aus. Interessanterweise gibt es neben dem Einfluss von EF auf die Emotionsregulation auch einen Einfluss auf sozial-kognitive Fertigkeiten bei 3- bis 6-Jährigen, der in die andere Richtung nicht besteht (Devine und Hughes 2014). Verminderte EF sind im Langzeitverlauf ebenfalls mit zahlreichen psychischen Störungen und Verhaltens-auffälligkeiten assoziiert, wie z. B. aggressivem oder hyperaktivem Verhalten, aber auch depressiven Episoden (Diamond 2013).

2.13 Zusammenfassung

Aus dieser Darstellung von wesentlichen Bereichen der Entwicklung im Kleinkind- und Vorschulalter wird deutlich, dass Entwicklung ein sehr komplexes Geschehen ist und zahlreiche Prozesse parallel erfolgen. Viele dieser komplexen Relationen und der sich gegenseitig beeinflussenden sowie auch wechselseitig verstärkenden Kompetenzen und Entwicklungswege sind noch nicht vollständig erforscht, sodass dieses Gebiet weiterhin durch neue Studienergebnisse ergänzt werden wird.

Literatur

Atkinson J, Braddick O (2012) Visual attention in the first years: typical development and developmental disorders. Dev Med Child Neurol 54:589–595

Best JR, Miller PH (2010) A developmental perspective on executive function. Child Dev 81:1641–1660

Braddick O, Atkinson J (2011) Development of human visual function. Vision Res 51:1588–1609

Braddick O, Atkinson J (2013) Visual control of manual actions: brain mechanisms in typical development and developmental disorders. Dev Med Child Neurol 55 Suppl 4:13–18

Buchsbaum D, Seiver E, Bridgers S, Gopnik A (2012) Learning about causes from people and about people as causes: probabilistic models and social causal reasoning. Adv Child Dev Behav 43: 125–160

Chun MM, Golomb JD, Turk-Browne NB (2011) A taxonomy of external and internal attention. Annu Rev Psychol 62:73–101

Decety J, Bartal IB, Uzefovsky F, Knafo-Noam A (2016) Empathy as a driver of prosocial behaviour: highly conserved neurobehavioural mechanisms across species. Philos Trans R Soc Lond B Biol Sci 371:20150077

Devine RT, Hughes C (2014) Relations between false belief understanding and executive function in early childhood: a meta-analysis. Child Dev 85:1777–1794

Diamond A (2013) Executive functions. Annu Rev Psychol 64:135–168

Eckensberger LH, Plath I (2006) Soziale Kognition. In: Schneider W, Sodian B (Hrsg) Enzyklopädie der Psychologie. Entwicklungspsychologie Bd 2: Kognitive Entwicklung. Hogrefe, Göttingen, S 409–493

Edwards LA (2014) A meta-analysis of imitation abilities in individuals with autism spectrum disorders. Autism Res 7:363–380

Eisenberg N, Spinrad TL, Eggum ND (2010) Emotion-related self-regulation and its relation to children's maladjustment. Annu Rev Clin Psychol 6:495–525

Friedrich M, Wilhelm I, Born J, Friederici AD (2015) Generalization of word meanings during infant sleep. Nat Commun 6:6004

Gallistel CR, Matzel LD (2013) The neuroscience of learning: beyond the Hebbian synapse. Annu Rev Psychol 64:169–200

Goldenberg ER, Johnson SP (2015) Category generalization in a new context: the role of visual attention. Infant Behav Dev 38:49–56

Goswami U (2001) So denken Kinder. Einführung in die Psychologie der kognitiven Entwicklung. Huber, Bern CHE

Goswami U (2006) Induktives und deduktives Denken. In: Schneider W, Sodian B (Hrsg) Enzyklopädie der Psychologie. Entwicklungspsychologie Bd 2: Kognitive Entwicklung. Hogrefe, Göttingen, S 239–269

Grimm H (2003) Störungen der Sprachentwicklung. Hogrefe, Göttingen

Hanania R, Smith LB (2010) Selective attention and attention switching: towards a unified developmental approach. Dev Sci 13:622–635

Hasselhorn M, Grube D (2006) Gedächtnisentwicklung (Grundlagen). In: Schneider W, Sodian B (Hrsg) Enzyklopädie der Psychologie. Entwicklungspsychologie Bd 2: Kognitive Entwicklung. Hogrefe, Göttingen, S 272–325

Heyes C (2016) Homo imitans? Seven reasons why imitation couldn't possibly be associative. Philos Trans R Soc Lond B Biol Sci 371:20150069

Johnson M (2006) Entwicklungsorientierte Neurowissenschaft. In: Schneider W, Sodian B (Hrsg) Enzyklopädie der Psychologie Bd 2: Kognitive Entwicklung – Entwicklungspsychologie. Hogrefe, Göttingen, S 1–50

Kana RK, Wadsworth HM, Travers BG (2011) A systems level analysis of the mirror neuron hypothesis and imitation impairments in autism spectrum disorders. Neurosci Biobehav Rev 35:894–902

Kiel EJ, Kalomiris AE (2015) Current themes in understanding children's emotion regulation as developing from within the parent-child relationship. Curr Opin Psychol 3:11–16

Kral A (2013) Auditory critical periods: a review from system's perspective. Neuroscience 247:117–133

Krist H (2006) Psychomotorische Entwicklung. In: Schneider W, Sodian B (Hrsg) Enzyklopädie der Psychologie Bd 2: Kognitive Entwicklung – Entwicklungspsychologie. Hogrefe, Göttingen, S 151–138

Libby S, Powell S, Messer D, Jordan R (1998) Spontaneous play in children with autism: a reappraisal. J Autism Dev Disord 28:487–497

Lillard AS, Lerner MD, Hopkins EJ, Dore RA, Smith ED, Palmquist CM (2013) The impact of pretend play on children's development: a review of the evidence. Psychol Bull 139:1–34

Marshall PJ, Meltzoff AN (2014) Neural mirroring mechanisms and imitation in human infants. Philos Trans R Soc Lond B Biol Sci 369:20130620

Meltzoff AN, Waismeyer A, Gopnik A (2012) Learning about causes from people: observational causal learning in 24-month-old infants. Dev Psychol 48:1215–1228

Mundy P, Sullivan L, Mastergeorge AM (2009) A parallel and distributed-processing model of joint attention, social cognition and autism. Autism Res 2:2–21

Nelson EE, Jarcho JM, Guyer AE (2016) Social re-orientation and brain development: An expanded and updated view. Dev Cogn Neurosci 17:118–127

Nielsen M, Haun D (2016) Why developmental psychology is incomplete without comparative and cross-cultural perspectives. Philos Trans R Soc Lond B Biol Sci 371:20150071

Over H (2016) The origins of belonging: social motivation in infants and young children. Philos Trans R Soc Lond B Biol Sci 371(1686):20150072

Parlade MV, Messinger DS, Delgado CE, Kaiser MY, Van Hecke AV, Mundy PC (2009) Anticipatory smiling: linking early affective communication and social outcome. Infant Behav Dev 32:33–43

Pauen S, Träuble B (2006) Kategorisierung und Konzeptbildung. In: Schneider W, Sodian B (Hrsg) Enzyklopädie der Psychologie. Entwicklungspsychologie Bd 2: Kognitive Entwicklung. Hogrefe, Göttingen, S 377–407

Posner MI, Rothbart MK (2007) Research on attention networks as a model for the integration of psychological science. Annu Rev Psychol 58:1–23

Provasi J, Anderson DI, Barbu-Roth M (2014) Rhythm perception, production, and synchronization during the perinatal period. Front Psychol 5:1048

Santos AJ, Vaughn BE, Peceguina I, Daniel JR, Shin N (2014) Growth of social competence during the preschool years: a 3-year longitudinal study. Child Dev 85:2062–2073

Schwarzer G (2006) Visuelle Wahrnehmung. In: Schneider W, Sodian B (Hrsg) Enzyklopädie der Psychologie Bd 2: Kognitive Entwicklung – Entwicklungspsychologie. Hogrefe, Göttingen, S 109–150

Shanks DR (2010) Learning: from association to cognition. Annu Rev Psychol 61:273–301

Siegler R, Eisenberg N, DeLoache J, Saffran J (2016) Emotionale Entwicklung. In: Pauen S (Hrsg) Entwicklungspsychologie im Kindes- und Jugendalter. Springer, Heidelberg, S 355–396

Sodian B, Thoermer C (2006) Theory of Mind. In: Schneider W, Sodian B (Hrsg) Enzyklopädie der Psychologie. Entwicklungspsychologie Bd 2: Kognitive Entwicklung. Hogrefe, Göttingen, S 495–608

Szagun G (2013) Sprachentwicklung beim Kind. Beltz, Weinheim

Uithol S, Paulus M (2014) What do infants understand of others' action? A theoretical account of early social cognition. Psychol Res 78:609–622

Vouloumanos A, Curtin S (2014) Foundational tuning: how infants' attention to speech predicts language development. Cogn Sci 38:1675–1686

Waismeyer A, Meltzoff AN, Gopnik A (2015) Causal learning from probabilistic events in 24-month-olds: an action measure. Dev Sci 18:175–182

Weinert S (2006) Sprachentwicklung. In: Schneider W, Sodian B (Hrsg) Enzyklopädie der Psychologie. Entwicklungspsychologie Bd 2: Kognitive Entwicklung. Hogrefe, Göttingen, S 613–719

White EJ, Hutka SA, Williams LJ, Moreno S (2013) Learning, neural plasticity and sensitive periods: implications for language acquisition, music training and transfer across the lifespan. Front Syst Neurosci 7:90

Williams E (2003) A comparative review of early forms of object-directed play and parent-infant play in typical infants and young children with autism. Autism 7:361–377

Wu Z, Su Y (2014) How do preschoolers' sharing behaviors relate to their theory of mind understanding? J Exp Child Psychol 120:73–86

Autismusspezifische Besonderheiten der Entwicklung im Vorschulalter

Christine M. Freitag

K. Teufel et al., *A-FFIP – Autismusspezifische Therapie im Vorschulalter*,
DOI 10.1007/978-3-662-50500-7_3, © Springer-Verlag GmbH Deutschland 2017

3

3.1   Einführung

Basierend auf dem vorangegangenen ▶ Kap. 2, das zahlreiche Aspekte der typischen Entwicklung im Kleinkind- und Vorschulalter darstellt, werden in diesem Kapitel die typischen Einschränkungen und Besonderheiten von Klein- und Vorschulkindern mit Autismus-Spektrum-Störung in den o. g. Bereichen beschrieben, die wesentlich für die Förderung im Vorschulalter sind.

Einleitend sollen noch zwei häufig diskutierte Aspekte von Entwicklung dargestellt werden, die auch in Bezug auf Förderung relevant sind:

- Anlage versus Umwelt und
- bereichsübergreifende versus bereichsspezifische Entwicklung.

■ Anlage versus Umwelt

Zu dieser Frage hat sich in vielen Studien gezeigt, dass zahlreiche Entwicklungsbereiche biologisch (genetisch oder epigenetisch) vorgebahnt sind. Das heißt, die Anlage spielt eine große Rolle bezüglich aller Entwicklungsbereiche und beeinflusst auch wesentlich den maximal erreichbaren individuellen Erfolg einer optimal durchgeführten Therapie. Bei frühen entwicklungspsychiatrischen Erkrankungen wie ASS ist das besonders deutlich (Johnson et al. 2015). Selbstverständlich findet Entwicklung immer in Auseinandersetzung mit der Umwelt statt, und Umweltbedingungen beeinflussen die langfristige Entwicklung eines Kindes deutlich (Johnson et al. 2016). Dies ist auch die Grundlage jeglicher therapeutischer Intervention. Deshalb ist von einer Interaktion von Anlage und Umweltfaktoren auszugehen, was für die Förderung auch bedeutet, dass für spezifische angeborene Voraussetzungen teilweise auch spezifische Umweltfaktoren notwendig sind, damit sich ein Kind gut entwickelt. Über Tiermodelle und Langzeitstudien bei Menschen konnte gezeigt werden, dass eine sog. »Anreicherung« der direkten Lebensumgebung (»environmental enrichment«) die kognitive und soziale Entwicklung in vielen Bereichen beschleunigt und verbessert (Hackman et al. 2010; Larson et al. 2015). Damit ist eine stabile soziale Umgebung gemeint, die zahlreiche unterschiedliche sensorische Stimuli sowie die Möglichkeit zur Eigenaktivität und differenzierte Lernmöglichkeiten bietet. Für die autismusspezifische Förderung ist zudem zentral, dass die sog. neuronale Plastizität, d. h. die Veränderungsmöglichkeiten, die Nervenzellen bezüglich ihres Wachstums und ihrer synaptischen Verknüpfungen aufweisen, in den ersten Lebensjahren besonders hoch ist. Deshalb wird angenommen, dass eine frühzeitige Förderung die besten Effekte erzielen kann, weil hierdurch die Basis für eine schnellere und möglicherweise auch qualitativ andere Entwicklung gelegt werden kann. Im Detail ist das allerdings noch nicht belegt; hierzu müssen noch aussagekräftige Langzeitstudien durchgeführt werden.

■ Bereichsübergreifende versus bereichsspezifische Entwicklung

Dieser Aspekt ist ebenfalls sehr komplex, für die entwicklungsorientierte Förderung allerdings wesentlich. Hier sind zahlreiche Fragen ebenfalls noch nicht aufgeklärt. Deutlich ist allerdings, dass es sowohl bereichsspezifische Entwicklung gibt, wie z. B. verschiedene Stadien der visuellen oder auditorischen Wahrnehmung oder auch die Entwicklung sozial-kognitiver Fertigkeiten, als auch bereichsübergreifende, wie z. B. allgemeine Lern- und Gedächtnisprozesse oder die Fähigkeit zum deduktiven Schlussfolgern (Goswami 2001). Allerdings entwickeln sich bereichsübergreifende Fertigkeiten häufig in Bezug auf verschiedene Phänomene ebenfalls bereichsspezifisch, sodass im Allgemeinen von einer Verflechtung von bereichsspezifischer und bereichsübergreifender Entwicklung ausgegangen werden muss. Zudem besteht eine zunehmende Integration von bereichsspezifischen Fertigkeiten in sich später entwickelnde, oft umfassende höhere kognitive Funktionen, wie z. B. der visuellen oder auditorischen Wahrnehmung in exekutive oder sprachliche Fertigkeiten, sodass es weder praktisch möglich noch sinnvoll ist, einzelne Entwicklungsbereiche ohne Einbezug anderer damit verflochtener Bereiche zu fördern. Aus der entwicklungsneurobiologischen und -psychologischen Forschung ist zudem deutlich geworden, dass sehr unterschiedliche Entwicklungsprozesse parallel und nicht hierarchisch verlaufen. Die in der Frühförderung und Ergotherapie weit verbreitete, mehr als 40 Jahre alte Theorie der sensorischen Integration nach Jean Ayres postuliert, dass es eine hierarchische Abfolge von Entwicklung gibt, in der die sog. basale, propriozeptiv-taktil-vestibuläre Wahrnehmung primär trainiert werden muss, bevor andere Entwicklungsschritte folgen können. Diese Modell ist veraltet und muss als falsch abgelehnt werden (siehe z. B. auch: http://www.neuropaediatrie.com/uploads/media/Sensorische_Integrations_lang_01.pdf).

Im Folgenden wird auf Kinder mit ASS ohne sensorische (Seh- oder Hörminderung, Blindheit, Taubheit) oder fokale neurologische bzw. starke motorische Einschränkungen, wie z. B. bei der infantilen Zerebralparese, eingegangen. Aus ▶ Kap. 2 ergibt sich unmittelbar, dass Kinder mit sensorischen, fokal-neurologischen und starken motorischen Einschränkungen in den speziell betroffenen Bereichen des Sehens, Hörens sowie der betroffenen motorischen Fertigkeiten spezifische Einschränkungen aufweisen, die nicht bei allen Kindern mit ASS gegeben sind, sondern deutlich darüber hinausgehen. Die Förderung dieser Kinder ist in A-FFIP nicht spezifisch angesprochen, sondern bedarf zusätzlicher spezieller Fertigkeiten und

Kenntnisse. Visuo- und feinmotorische Aspekte, die wichtig für die Spiel-, kognitive und Sprachenwicklung sind und bei vielen Kindern mit ASS eingeschränkt sind (Freitag et al. 2007), werden selbstverständlich unten genannt und auch in A-FFIP aufgegriffen.

Studien zur frühen Entwicklung sowie zu Hinweisen auf eine spätere Diagnose einer ASS werden häufig mit jüngeren Geschwistern von Kindern mit einer ASS-Diagnose durchgeführt. Da ASS überwiegend genetisch bedingte Erkrankungen sind, haben diese Geschwister auch ein erhöhtes Risiko, an ASS zu erkranken. In Longitudinalstudien können dann die frühen Entwicklungsverläufe von Geschwisterkindern, die später eine ASS-Diagnose erhalten, mit denen verglichen werden, die diese Diagnose später nicht erhalten. Des Weiteren werden auch Quer- und Längsschnittstudien im Vergleich mit gesunden Kindern durchgeführt, um spezielle Entwicklungsverläufe von Kindern mit ASS zu beschreiben. Aus diesen Studien ergibt sich aktuell das folgende Bild zur autismusspezifischen Entwicklung im Säuglings-, Kleinkind- und Vorschulalter.

3.2   Visuelle und auditorische Wahrnehmung

Bei Säuglingen und Kleinkindern, die im Verlauf eine ASS-Diagnose erhalten, sind frühe Besonderheiten sowohl der auditorischen als auch der visuellen Wahrnehmung beschrieben worden, die teilweise auch mit Aufmerksamkeitsbesonderheiten einhergehen.

Trotz des in der Regel intakten peripheren Hörvermögens von Tonhöhen und Lautstärke (das im Säuglings- und Kleinkindalter bei Verdacht auf Hörstörung meist objektiv über die Hirnstammaudiometrie [»brainstem evoked response audiometry«; BERA] gemessen wird) zeigten Säuglinge und Kleinkinder, die im Verlauf eine ASS-Diagnose erhielten, in einzelnen Studien folgende Besonderheiten der zentralen auditorischen Wahrnehmung und Sprachverarbeitung: Im Alter von 5 Monaten nahmen sie unterschiedliche Betonungen von Wörtern weniger differenziert als gesunde Kinder wahr (Ference und Curtin 2013). Im Alter von 9 Monaten zeigten sie keine Reduktion der Aufmerksamkeit (Habituation) bei Wiederholung desselben auditorischen Stimulus und keine Steigerung der Aufmerksamkeit als Reaktion auf einen neuen Stimulus (Guiraud et al. 2011). Dies lässt darauf schließen, dass die auditorische Wahrnehmung bei ASS schon sehr früh eingeschränkt ist, was sowohl auf der perzeptiven als auch auf der Verhaltensebene zu beobachten ist (Germani et al. 2014). Auch die visuell-auditorische Integration sensorischer Stimuli, die durch eine Person oder ein Objekt gemeinsam ausgesendet werden, war Kindern mit späterer ASS-Diagnose im Alter von 9 Monaten nicht möglich

(Guiraud et al. 2012). Hier bestehen zudem bis in das Grundschulalter Geschlechtsunterschiede, d. h., diese visuell-auditorische Integration ist Jungen weniger leicht möglich, sowohl gesunden Kindern als auch Kindern mit ASS (Ross et al. 2015). Kinder mit ASS im Alter von 6–12 Jahren konnten weiterhin den Sprachrhythmus einer Fremdsprache nicht differenzieren, was sich auf das Lernen von Sprache und Lesen auswirkt (Kovelman et al. 2015). Auch sprachliche Prosodie sowie andere komplexe sprachliche Information wird von Vor- und Grundschulkindern mit ASS weniger gut wahrgenommen, während Tonhöhe oder Lautstärke oft sehr gut differenziert wird (O'Connor 2012).

Bezüglich der visuellen Wahrnehmung zeigt sich ein ähnliches Bild: Die Verarbeitung von statischer Information, wie Form und Farbe, ist bei ASS nicht eingeschränkt, jedoch finden sich frühe und dauerhafte Auffälligkeiten in der Verarbeitung von räumlicher und bewegter visueller Information (Kaiser und Pelphrey 2012; Kumar 2013). Auch die Integration der einzelnen Informationen in ein Gesamtbild ist schon früh auffällig, wie das zahlreiche Studien ergaben, die eine reduzierte Fokussierung auf die Blickbewegung oder das Gesicht des Gegenübers sowie eine stärkere Fokussierung auf andere Bereiche des Körpers des Gegenübers oder auch auf unbelebte Objekte schon bei Säuglingen und Kleinkindern mit ASS zeigten. Hierbei scheint neben den Auffälligkeiten der visuellen Wahrnehmung auch die reduzierte Fokussierung auf soziale Stimuli eine Rolle zu spielen. Des Weiteren zeigten Säuglinge, die später eine ASS entwickelten, eine reduzierte Fähigkeit, ihre Aufmerksamkeit von einmal betrachteten Stimuli abzuwenden und diese auf neue visuelle Reize zu richten (Jones et al. 2016; Szatmari et al. 2016). Diese frühen visuellen Auffälligkeiten sowohl der sozialen als auch der nichtsozialen visuellen Aufmerksamkeit im Alter von 13 Monaten sagten prospektiv den Schweregrad der autismusspezifischen Symptomatik im Alter von 3 Jahren voraus (Bedford et al. 2014). Im späten Vor- und im Grundschulalter zeigen sich dann auch Schwierigkeiten der visuellen Perspektivübernahme, die hoch mit anderen Aspekten der sozialen Kognition korrelieren (Hamilton et al. 2009).

3.3   Motorik, Explorationsverhalten und Performanz

Schwierigkeiten der Fein- und Grobmotorik sind, trotz in der Regel unauffälligem Erreichen von motorischen Meilensteinen wie freiem Laufen, schon bei Säuglingen und Kleinkindern mit ASS zu finden. Diese Schwierigkeiten kommen nicht bei allen Kindern vor, aber eine Subgruppe der Kinder mit ASS zeigt bleibende fein- und grobmotorische Schwierigkeiten oft bis in das Erwachsenenalter. Die motorische Planung sowie das Erreichen und Greifen von Gegenständen sind schon im ersten Lebensjahr eingeschränkt (Braddick und Atkinson 2013; Sacrey et al. 2014). Damit einher geht eine reduzierte orale und manuelle Exploration von Gegenständen. In einer Studie zeigten Kinder mit ASS mit ausgeprägten Schwierigkeiten in diesem Bereich später auch eine deutlich eingeschränkte Wortflüssigkeiten (Gernsbacher et al. 2008). Eingeschränkte, aber innerhalb der Gruppe sehr variable, feinmotorische Fertigkeiten im Alter von 12 Monaten sowie die positive Assoziation von frühen oralen und manuellen feinmotorischen und späteren sprachlichen Fertigkeiten wurden auch in einer prospektiven Studie bei Geschwisterkindern von Kindern mit ASS gezeigt, die später ebenfalls die Diagnose erhielten (LeBarton und Iverson 2013). In weiteren Studien wurde ein prospektiver, positiver Zusammenhang der feinmotorischen Fertigkeiten im 2. Lebensjahr mit der funktionellen Exploration von Objekten, visuell-räumlicher Wahrnehmung, sozialer Orientierung, reduzierter Gesichtserkennung, rezeptiver und expressiver Sprachfertigkeiten sowie dem ASS-Schweregrad im späten Vorschul- bzw. Grundschulalter beschrieben (Hellendoorn et al. 2015; Leonard et al. 2014). Studien bei Kindern mit ASS im Grundschulalter weisen auf einen Zusammenhang von visuomotorischen Schwierigkeiten, reduzierten Imitationsfertigkeiten und Schwergrad der ASS-Symptomatik hin (Nebel et al. 2016). Zusätzlich fand sich bei vielen Kindern mit späterer ASS-Diagnose schon am Ende des ersten Lebensjahres ein deutlich ausgeprägtes stereotypes Spielverhalten mit reduzierter funktioneller Exploration von Objekten (Wolff et al. 2014).

Interessanterweise ist bei älteren Kindern und Erwachsenen mit ASS das implizite motorische Lernen nicht eingeschränkt (Izadi-Najafabadi et al. 2015), sondern offenbar v. a. das Lernen durch visuelle Rückmeldung, das gezielte Durchführen einer Bewegung sowie die flexible Anpassung der gelernten motorischen Bewegung an die beobachtete Umgebung (Sharer et al. 2015). Studien zu Klein- und Vorschulkindern mit ASS liegen hierzu nicht vor, aber es ist anzunehmen, dass die Ergebnisse von den älteren auf die jüngeren Kinder übertragen werden können. Den fein- und grobmotorischen Schwierigkeiten der Kinder mit ASS liegen deshalb vermutlich v. a. visuomotorische Probleme zugrunde.

3.4 Aufmerksamkeitsfunktionen und gemeinsame Aufmerksamkeit

Oben wurde schon gezeigt, dass bei Säuglingen, die später eine ASS-Diagnose erhalten, visuelle und auditorische Aufmerksamkeitsprozesse früh verändert sind. Insbesondere die visuelle Orientierung sowie der flexible Aufmerksamkeitswechsel scheinen früh und bleibend eingeschränkt zu sein, wobei es hier teilweise widersprüchliche Studienergebnisse gibt (Brian et al. 2015; Fischer et al. 2015; Landry und Parker 2013; Sacrey et al. 2013). In einer Studie mit 13 Monate alten Kindern sagte die Kombination von frühen Einschränkungen sowohl der sozialen (Verfolgen der Blicke eines Gegenübers) als auch der nichtsozialen visuellen Aufmerksamkeit (flexible Aufmerksamkeitslenkung) prospektiv eine ASS bei Geschwisterkindern voraus (Bedford et al. 2014). Einschränkungen der initiativen und responsiven gemeinsamen Aufmerksamkeit (»joint attention«) sowie ihrer Vorläuferfunktionen (▶ Abschn. 2.4) finden sich ab dem 2. Lebensjahr bei ASS und sind stabil bis in das Erwachsenenalter zu finden. Eine kürzlich durchgeführte Metaanalyse zeigte insbesondere einen Zusammenhang der responsiven gemeinsamen Aufmerksamkeit mit expressiven Sprachfertigkeiten und betonte den besonderen Zusammenhang von Fertigkeiten der gemeinsamen Aufmerksamkeit mit sprachlichen Fertigkeiten bei Kindern mit ASS (Bottema-Beutel 2016). Zudem besteht ein enger Zusammenhang mit der Entwicklung von sozialer Kognition. Aus diesem Grund wird die responsive sowie initiative gemeinsame Aufmerksamkeit in vielen autismusspezifischen Frühinterventionen gezielt und erfolgreich gefördert (Murza et al. 2016). In einer Langzeitstudie zeigte sich in der Entwicklung nach einer Frühintervention im Alter von 2–5 Jahren ein positiver Zusammenhang von früh auftretendem Deuten (als Vorläuferfunktion der gemeinsamen Aufmerksamkeit neben dem gemeinsamen, koordinierten Blickverhalten sowie dem Zeigen) und der Sprachentwicklung im Alter von 8–10 Jahren (Gulsrud et al. 2014).

3.5 Gedächtnisprozesse

Gedächtnisprozesse sind bei Klein- und Vorschulkindern mit ASS praktisch nicht untersucht worden. Aus Studien bei älteren Kindern ist aber zu vermuten, dass v. a. das visuell-räumliche Arbeitsgedächtnis früh eingeschränkt ist. Studien zu impliziten Lernprozessen, die ebenfalls intakte Gedächtnisfunktionen voraussetzen, fanden keine Unterschiede bei älteren Kindern mit ASS zu gesunden Kontrollen (Nemeth et al. 2010). Ein Überblicksartikel zu Gedächtnisfunktionen bei ASS über alle Altersspannen zeigte, dass v. a. deklarative Gedächtnisprozesse bzgl. emotions- oder personenbezogener Information und komplexer Bedeutungszusammenhänge sowie das episodische Gedächtnis eingeschränkt waren. Bei Personen mit ASS und intellektueller Behinderung waren diese Einschränkungen am deutlichsten. Assoziative und implizite Lern- und Gedächtnisprozesse hingegen waren nicht eingeschränkt, ebenfalls nicht das Erkennen und Wiedergeben von Einzelinformation (Boucher et al. 2012).

3.6 Lernen durch Assoziation, Imitation und Analogie, soziales Lernen

Lernen durch Assoziation und Analogie ist bei ASS nicht eingeschränkt (s. o., ▶ Abschn. 2.6) und kann so gut als Ressource im Rahmen von Intervention genutzt werden. Hingegen ist die Imitationsfähigkeit bezüglich Korrektheit und spontan gezeigter Frequenz deutlich eingeschränkt, was zahlreiche Studien für die unterschiedlichsten Arten von Imitation schon im Kleinkindalter belegen konnten (Young et al. 2011). In diesen Studien wurde allerdings ein Zuwachs von Imitationsfertigkeiten über die Zeit berichtet, sodass ein relatives, aber kein absolutes Imitationsdefizit bei ASS zu finden ist. Dies scheint zudem nicht spezifisch für ASS zu sein, sondern kommt auch bei Kindern mit anderen Arten von Entwicklungsverzögerung vor. Imitationsfertigkeiten korrelierten positiv im Quer- und Längsschnitt mit sprachlichen Fertigkeiten, gemeinsamer Aufmerksamkeit und Spielverhalten bei Kindern mit ASS und anderen Entwicklungsauffälligkeiten. Reduzierte Imitationsfertigkeiten bei ASS gehen wahrscheinlich auf basale Einschränkungen hinsichtlich der auditorischen und visuellen Aufmerksamkeit, der visuomotorischen Fertigkeiten (Nebel et al. 2016; Vivanti et al. 2014) und der Differenzierung eigener und fremder Bewegungen zurück (de Guzman et al. 2016; Stewart et al. 2013). Da Lernen durch Imitation ein zentraler (sozialer) Lernprozess von Kindern ist, ist das Training von unterschiedlichen Imitationsfertigkeiten in zahlreichen Frühinterventionsprogrammen enthalten. Eine spezielle Kurzintervention zeigte einen positiven Effekt eines kurzen Imitationstrainings über 10 Wochen auf die gemeinsame Aufmerksamkeit sowie sozial-emotionale Fertigkeiten im Elternurteil bei Kleinkindern mit ASS (Ingersoll 2012).

3.7 Spielentwicklung

Auch die Spielentwicklung ist früh bei vielen Säuglingen und Kleinkindern, die später eine ASS entwickeln, eingeschränkt. Das beginnt mit einer höheren Rate von stereotypem Spielverhalten und deutlich reduzierter Exploration (sensomotorisches Spiel) sowie kombinatorischem Spiel schon im Säuglingsalter und setzt sich in reduziertem symbolischen Spiel fort (Chawarska et al. 2014). Zugrunde liegen hier die oben beschriebenen visuomotorischen und feinmotorischen Schwierigkeiten, die auch die Spielentwicklung beeinflussen (Sacrey et al. 2013). Zudem wurde gezeigt, dass die Art des Spiels bei Kindern mit ASS ohne

Anleitung oft wenig strukturiert verlief; die Kindern brachen oft ab, wechselten die Spielhandlungen etc., wobei unter Anleitung das Spiel deutlich strukturierter möglich war (Blanc et al. 2005). Hier spielen die bei diesen Kindern eingeschränkten exekutiven Funktionen (EF) (▶ Abschn. 3.12) eine wichtige Rolle. Longitudinal bestand in zahlreichen Studien ein Zusammenhang von spontan gezeigten kombinatorischen Spielfertigkeiten im Alter von 3–4 Jahren und aktiv gesprochener, funktioneller Sprache und dem Sprachverständnis im Alter von 8–9 Jahren (Bopp und Mirenda 2011). Bessere funktionelle Spielfertigkeiten im Alter von 3–4 Jahren sagten einen höheren IQ 5 Jahre später voraus (Kasari et al. 2012). Bei Kindern mit ASS und funktioneller Sprache bestand zusätzlich ein positiver Zusammenhang von Inhibitionsfertigkeiten und visuellräumlichen Arbeitsgedächtnisleistungen im Alter von 34–52 Monaten mit dem Symbolspiel im Alter von 68–82 Monaten (Faja et al. 2016). Fertigkeiten im Symbolspiel korrelierten hoch mit sozialer Interaktion und Kommunikation in Querschnittstudien bei Vor- und Grundschulkindern mit ASS (Hobson et al. 2013). Da grundsätzlich alle Kinder durch Spielen zahlreiche praktische, kognitive, sprachliche und interaktive Fertigkeiten lernen und interaktives Spiel mit Kindern und Erwachsenen sowohl die soziale Interaktion als auch die Kommunikation verbessert, sind die unterschiedlichsten Arten von Spiel in zahlreichen Frühinterventionen enthalten. Insbesondere die Kurzintervention »JASPER« hat zum Ziel, neben gemeinsamer Aufmerksamkeit auch symbolisches Spiel zu üben. In mehreren randomisiert-kontrollierten Studien konnte gezeigt werden, dass das Training durch Therapeuten, Eltern oder auch speziell ausgebildete Sonderpädagogen im Kindergarten ähnlich gute Effekte auf verbesserte Spielfertigkeiten zeigte und hier besser als reine Psychoedukation oder eine Warstelisten-Kontrollgruppe abschnitt (Gulsrud et al. 2015). Spielbasierte Förderung durch Therapeuten oder Eltern ist auch in zahlreichen anderen, umfassenderen Programmen enthalten (Rogers und Dawson 2014). Hierbei ist es v. a. notwendig, entwicklungs- und kindgerechte, nondirektive, responsive Strategien einzusetzen, damit das Kind lernt, spontan entwicklungsangemessenes Spielverhalten zu zeigen. Zudem sollte im Spiel viel gemeinsame Interaktion mit dem Spielpartner stattfinden, wobei diese möglichst häufig durch das Kind selbst initiiert werden sollte.

3.8 Wissensrepräsentation, Kategorisierung und Konzeptbildung

Zu diesen Aspekten gibt es aus dem Vorschulalter fast keine Studien. Eine Fall-Kontroll-Studie bei Vorschulkindern mit ASS im Alter von 3,5–5,5 Jahren fand bezüglich der nonverbalen kognitiven Fertigkeiten eine relative Stärke der Figur-Grund-Wahrnehmung sowie der Zuordnung von Formen bei einer gleichzeitigen relativen Schwäche bezüglich Abstraktionsfähigkeiten sowie Konzeptbildung, die so nicht bei typisch entwickelten oder entwicklungsverzögerten Kindern ohne Autismus zu sehen war (Kuschner et al. 2007). Eine weitere Studie bei 6 Jahre alten Kindern mit ASS konnte zeigen, dass regelbasiertes Lernen, das Konzeptbildung voraussetzt, für diese Kinder deutlich schwerer war als für Kinder mit anderen Entwicklungsstörungen. Die Leistung in dem entsprechenden Test konnten die Kinder mit ASS gut durch soziale Verstärkung (Lob), verbunden mit einer klaren Rückmeldung, verbessern (Jones et al. 2013).

3.9 Denkprozesse: begriffliches Denken, kausales Denken, logisches Denken

Zu diesen Entwicklungsbereichen liegen keine Studien bei Vorschulkindern mit ASS vor. Aus einer Studie bei älteren Kindern mit ASS lässt sich schließen, dass das Herstellen von kausalen Relationen aus zeitlichen Zusammenhängen des Auftretens von Objekten, Personen und Ereignissen sehr wahrscheinlich auch bei Vorschulkindern mit ASS eingeschränkt ist, was sich auch bezüglich nichtsozialer kausaler Relationen, basierend auf zeitlichen Zusammenhängen, in der entsprechenden Studie zeigte (Ames und Jarrold 2009).

3.10 Soziale Perzeption, soziale Motivation und soziale Kognition

Einschränkungen der sozialen Perzeption, Motivation und Kognition sind bei Säuglingen, Kleinkindern und Vorschulkindern mit ASS in zahlreichen Studien beschrieben worden. Manche Forscher sehen die Einschränkungen der sozialen Motivation im Zentrum der Entwicklung bei ASS, während aktuell v. a. aufgrund der Studien zur frühen Entwicklung bei Geschwisterkindern (angeborene) nichtsoziale sowie soziale perzeptive Einschränkungen ebenfalls als relevant für die Entwicklung der eingeschränkten sozialen Kognition sowie der sozialen Interaktionsprobleme bei ASS gesehen werden (▶ Abschn. 2.10).

Bezüglich der frühen sozialen Perzeption war in einer kürzlich durchgeführten Längsschnittstudie die visuelle Präferenz für biologische Bewegung, Blickrichtung und Gesichter, die bei gesunden Säuglingen nachweisbar ist (Happe und Frith 2014), bei 2 Jahre alten Kindern mit ASS eingeschränkt. Die visuelle Präferenz für die Blickrichtung des Gegenübers war zunächst im Säuglingsalter bei diesen Kindern unauffällig, nahm dann aber kontinuierlich bis zum Alter von 2 Jahren ab (Klin et al. 2015). In einer weiteren Studie war bei Säuglingen, die später eine ASS entwickelten, die visuelle Präferenz für Gesichter insbesondere dann herabgesetzt, wenn das präsentierte Gesicht sprachliche Laute von sich gab (Shic et al. 2014). Zudem zeigte eine Querschnittstudie bei 2 Jahre alten Kindern mit ASS, dass die reduzierte spontane Aufmerksamkeitszuwendung auf bewegte soziale Szenen durch verschiedene Faktoren beeinflusst war. Einmal zeigten die Kinder eine reduzierte Orientierung, verbunden mit reduzierter Daueraufmerksamkeit für diese Stimuli, zum anderen aber auch eine reduzierte Fähigkeit, kontextrelevante, soziale Information zu beachten, insbesondere, wenn dabei das Gegenüber selbst wenig aktive Interaktion mit dem Kind zeigte (Chawarska et al. 2016). Die frühe Aufmerksamkeitszuwendung zu sozialen Szenen bei 2 Jahre alten Kleinkindern mit ASS war positiv korreliert mit besseren Fertigkeiten bezüglich Sprache, IQ und sozialer Interaktion 2 Jahre später (Campbell et al. 2014).

Querschnitt- oder longitudinale Studien zur sozialen Motivation bei Kleinkindern mit ASS liegen kaum vor. Zahlreiche Studien ab dem Grundschulalter zeigen eine veränderte Belohnungssensitivität für soziale, aber auch für nichtsoziale positive Verstärkung bei Kindern mit ASS, wobei in einer Studie Vorschulkinder mit ASS, die über Belohnung gut lernten, auch eine stärkere Verbesserung der sozialen Interaktion und Kommunikation im Grundschulalter zeigten (Munson et al. 2008), was die Rolle des Belohnungssystems in der Entwicklung dieser Fertigkeiten unterstreicht. In Studien bei älteren Kindern und Jugendlichen mit ASS zeigte sich, dass die Beobachtung fröhlicher Gesichter oder das Hören menschlicher Stimmen in Bildgebungsstudien anders als bei Gesunden nicht zu einer Aktivierung des Belohnungssystems führte (Abrams et al. 2013; Stavropoulos und Carver 2014).

Frühe sozial-kognitive Prozesse sind bei Kleinkindern mit ASS gut untersucht. Das Verständnis von ziel- und objektorientierter Intention des Gegenübers war bei 2–4 jährigen Kindern mit ASS nicht eingeschränkt, wobei sie zunächst keine Verbesserung des Intentionsverständnisses durch soziale Hinweisreize zeigten. Bei gezielter Lenkung der Aufmerksamkeit zu sozialen Hinweisreizen gelang ihnen jedoch das Nutzen von sozialen Hinweisreizen zum Verständnis von Intention (Berger und Ingersoll 2014; Broekhof et al. 2015). Die darauf folgenden sozial-kognitiven Entwicklungsschritte sind bei ASS deutlich beeinträchtigt. Das betrifft das Verständnis von Zeigegesten, sowohl imperativer als auch erklärender (deklarativer) Art. Ebenso verstanden sie Wünsche und Annahmen anderer nicht, wenn sich diese von ihren eigenen unterschieden (Broekhof et al. 2015). Dies geht über in die von zahlreichen Studien gezeigte eingeschränkte gemeinsame Aufmerksamkeit und die bleibenden reduzierten Mentalisierungsfähigkeiten bei Vorschul- und älteren Kindern und Jugendlichen mit ASS. Hierbei finden sich Schwierigkeiten sowohl bezüglich des Gegenübers als auch bezüglich der eigenen Person, die aktuellen Gedanken, Gefühle oder Pläne zu beschreiben. Zusätzlich wurde gezeigt, dass Wahrnehmung und Differenzierung des eigenen Selbst im Vergleich zu anderen Personen, sowohl auf der perzeptiven als auch auf der kognitiven Ebene, früh und bleibend bei ASS eingeschränkt sind und neben der eingeschränkten visuellen Perspektivübernahme die Entwicklung der sozialen Kognition bei ASS deutlich beeinflussen (Happe und Frith 2014).

3.11 Kommunikation und Sprache

Einschränkungen von Kommunikation und Sprache gehören zu den Kernsymptomen von ASS. Hierbei ist wesentlich, dass frühe nonverbale Kommunikationseinschränkungen sowie frühe sozial-interaktive und Spielfertigkeiten die Entwicklung von verbaler Kommunikation und Sprache bei ASS wesentlich beeinflussen. Insgesamt ist zu beachten, dass es starke Unterschiede in der sprachlichen Entwicklung von Kindern mit ASS gibt, wobei einige Kinder deutliche sprachliche Einschränkungen zeigen, andere Kinder, v. a. diejenigen mit Asperger-Syndrom, jedoch frühzeitig eine sehr elaborierte expressive Sprache entwickeln, obwohl sie ebenfalls deutliche Einschränkungen der sozialen Perzeption, Motivation, Kognition und ihrer semantischen und pragmatischen Sprachfertigkeiten zeigen (s. u.). Die genauen Ursachen von Sprachentwicklungsstörungen bei ASS sind bisher nicht vollständig aufgeklärt, es ist aber anzunehmen, dass sowohl genetische als auch Umweltfaktoren, die frühe auditorische und visuelle Wahrnehmung sowie die Ausprägung der u. g. Vorläuferfertigkeiten der Sprache differenziell relevant sind. Interessanterweise zeigten in einer Studie stereotype Verhaltensweisen keinerlei Einfluss auf die Sprachentwicklung bei 2-jährigen Kindern mit ASS (Bopp et al. 2009). Außerdem haben natürlich auch nonverbale kognitive Fertigkeiten des Kindes einen deutlichen Einfluss auf die Sprachentwicklung (Wodka et al. 2013), weshalb in Studien immer Kinder mit demselben nonverbalen Entwicklungsalter oder IQ als Vergleichsgruppe herangezogen werden. Wie teilweise auch schon im vorangehenden Text beschrieben, zeigen Langzeitstudien bei Kindern mit ASS folgende Zusammenhänge zwischen frühen nonverbalen Kommunikations-, Interaktions- und Spielfertigkeiten:

Die frühe Koordination von Gesten und Lauten war bei Kindern, die später eine ASS entwickelten, eingeschränkt (Parlade und Iverson 2015). Frühe Gesten, Zeigen, Deuten und responsive gemeinsame Aufmerksamkeit beeinflussten expressive Sprachfertigkeiten bei Kleinkin-

dern mit ASS positiv, wobei Imitationsfertigkeiten der responsiven gemeinsamen Aufmerksamkeit vorangingen und diese ebenfalls positiv beeinflussten (Bopp und Mirenda 2011; Edmunds et al. 2016).

Imitation, kombinatorisches und Symbolspiel, gemeinsames Spiel, Routinen und Interesse an Objekten (»joint engagement« als Vorläuferfunktion der »joint attention«) standen in engem positivem Zusammenhang mit dem Sprachverständnis und den expressiven sowie den pragmatischen sprachlichen Fertigkeiten bei Kleinkindern mit ASS (Bopp und Mirenda 2011; Miniscalco et al. 2014).

Expressive und rezeptive sprachliche Fertigkeiten müssen bei Kindern mit ASS deshalb immer im Kontext von sozialer Interaktion und basierend auf den o. g. Vorläuferfunktionen geübt werden. Dies betont eine kürzlich veröffentlichte Studie zur Förderung der Sprachentwicklung bei Kindern mit ASS, die im Alter von 5 oder mehr Jahren kaum sprachen, keine funktionelle Sprache einsetzten und eine deutliche kognitive Beeinträchtigung aufwiesen (Distefano et al. 2016). Nur bei diesen Kindern zeigte auch der zusätzlich zum Training von gemeinsamer Aufmerksamkeit, Spielfertigkeiten und responsiver sozialer Interaktion sehr kontrolliert eingesetzte und wieder ausgeschlichene Sprachcomputer einen Effekt (Kasari et al. 2014). Bei allen jüngeren Kindern mit ASS erfolgt der Sprachaufbau über das Training der o. g. Vorläuferfunktionen sowie über die zusätzliche Förderung der auditorischen Wahrnehmung und Aufmerksamkeit einschließlich der Koordination von Gesten und Lauten, z. B. über Klatschspiele und Singen, sowie über Konzeptbildung, das Herstellen kausaler Relationen und das Üben von Wortbedeutungen in entsprechend angepassten Spielinteraktionen. Diese beinhalten aufeinander aufbauend sowohl funktionelles, kombinatorisches Spiel als auch Symbolspiel gemäß den gezeigten Fertigkeiten des Kindes. Hierbei muss immer ein Fokus auf die positive Verstärkung des vom Kind spontan gezeigten Sprechverhaltens sowie der spontan gezeigten Vorläuferfunktionen gelegt werden, damit das Kind die Erfahrung macht, dass die selbstgenerierte Sprache im Rahmen von Kommunikation eine positive Wirkung auf das Gegenüber sowie die Erfüllung eigener Bedürfnisse hat.

Basierend auf den frühen Einschränkungen der auditorischen Wahrnehmung, der nonverbalen Kommunikation sowie der sozialen Perzeption bei ASS zeigen sich bezüglich der Entwicklung einzelner Sprachkomponenten insbesondere Einschränkungen im Bereich der rhythmisch-prosodischen, der syntaktischen, semantischen und pragmatischen Sprachkomponente bei ASS. Diese Einschränkungen sind in ◘ Tab. 3.1 mit den zugrunde liegenden Vorläuferfunktionen dargestellt. Interessanterweise zeigte sich keine Einschränkung des Lexikons bei Kleinkindern mit ASS, wenn die Vergleichsgruppe dasselbe

3

☐ Tab. 3.1 Sprachkomponenten, Vorläuferfunktionen und Einschränkungen bei ASS

Sprachkomponente (Weinert 2006)	Vorläuferfunktionen	ASS-spezifische Auffälligkeiten bezüglich Sprachkomponente und Vorläuferfunktion
Rhythmisch-prosodische Komponente	Auditorische Wahrnehmung und Aufmerksamkeit	Wahrnehmung von Rhythmus, Betonung, Detektion von neuen Lauten, Gliederung, Prosodie (Intonation) bei ASS eingeschränkt
Phonologische Komponente	Auditorische Wahrnehmung und Aufmerksamkeit	Bisher bei ASS keine Einschränkungen beschrieben; bei Kindern mit späterer Lese-Rechtschreibstörung im Vorschulalter stark eingeschränkt (Boets et al. 2011; Loucas et al. 2016)
Morphologische Komponente	Prosodie, Phonologie, Konzeptbildung	Bisher bei ASS keine Einschränkungen beschrieben (Park et al. 2012)
Syntaktische Komponente	Prosodie, Phonologie, Gedächtnis; Wissensrepräsentation, Kategorisierung, Konzeptbildung, Lern- und Denkprozesse, soziale Interaktion	Einschränkungen v. a. bezüglich komplexer Syntax (Durrleman et al. 2015; Park et al. 2012) Dazu: Konzeptbildung, Herstellung kausaler Relationen sowie nonverbale Vorläuferfunktionen von sozialer Interaktion und Kommunikation im Vorschulalter bei ASS deutlich eingeschränkt
Lexikalisch-Semantische Komponente	Prosodie, Phonologie, Gedächtnis; Wissensrepräsentation, Kategorisierung, Konzeptbildung, Lern- und Denkprozesse, soziale Interaktion	Deutliche Einschränkungen der Semantik ab dem Vorschulalter bei ASS beschrieben (Boucher 2012); keine Einschränkungen des Lexikons Vorläuferfunktionen: prosodische und syntaktische Komponente
Pragmatische Komponente	Syntax, Semantik, nonverbale Kommunikation, soziale Perzeption, soziale Motivation und soziale Kognition	Pragmatische Fertigkeiten bei ASS bleibend eingeschränkt (Bauminger-Zviely et al. 2014; Boucher 2012; Whyte und Nelson 2015). Zahlreiche kommunikative und sozial-interaktive sowie sprachliche (Syntax, Semantik) Vorläuferfunktionen bei ASS eingeschränkt

expressive Sprachniveau wie die Kinder mit ASS aufwies (Rescorla und Safyer 2013).

Zahlreiche Kinder mit ASS zeigen zudem im Laufe der Sprachentwicklung Phasen von stereotypem Sprechen, das auch als diagnostisches Kriterium eingesetzt wird. Aktuell wird stereotype Sprache als Ausdruck allgemeinen stereotypen Verhaltens gesehen, das nicht »abtrainiert« werden soll. Vielmehr sollte stereotype Sprache als eine Form der Kommunikation ernst genommen werden, die abnimmt, je mehr funktionell-kommunikative Sprache von einem Kind mit ASS beherrscht wird. In einer Studie bei Grundschulkindern zeigte sich zudem eine hohe Korrelation von Angstsymptomen mit stereotyper Sprache bei ASS, sodass die Häufigkeit stereotypen Sprechens möglicherweise ein Indikator für Ängste bei diesen Kindern sein kann (Magiati et al. 2016).

3.12 Emotionsregulation und exekutive Funktionen

Bei hochfunktionalen Kleinkindern mit ASS sind zahlreiche Einschränkungen der EF, wie z. B. Arbeitsgedächtnis, Inhibition, Flexibilität, Handlungsplanung sowie Selbstbeobachtung und Selbstkontrolle, beschrieben worden, die longitudinal deutlich mit dem adaptiven Verhalten der

Kinder und Jugendlichen korrelierten (Pugliese et al. 2015). Insbesondere bei verbalen Kindern mit ASS im Alter von 34–52 Monaten korrelierten frühe EF, nämlich das visuell-räumliche Arbeitsgedächtnis sowie Inhibitionsfertigkeiten, mit der Entwicklung von symbolischem Spiel (Faja et al. 2016). Diese Korrelation zeigte sich bei sprachentwicklungsgestörten Kindern mit ASS nicht. In einer anderen Studie korrelierten eingeschränkte Handlungsplanung und kognitive Flexibilität mit den Mentalisierungsfähigkeiten bei hochfunktionalen Vorschulkindern mit ASS (Kimhi et al. 2014). Eltern schätzen ihre Kinder anhand des BRIEF-P (Fragebogen zur Erfassung von EF) so ein, dass Inhibition, Flexibilität, Emotionskontrolle, Arbeitsgedächtnis und Planung/Organisation bei Vorschulkindern mit ASS deutlich eingeschränkter als bei gleichaltrigen Kontrollen ausfielen, jedoch mit einer hohen Variabilität in der Ausprägung (Smithson et al. 2013). Studien aus jüngerer Zeit bestätigen deutliche Auffälligkeiten der Emotionsregulation bei Vorschulkindern mit ASS, die nicht im Zusammenhang mit elterlichen Erziehungsfähigkeiten, sondern vielmehr in Zusammenhang mit dem reduzierten Aufmerksamkeitsfokus, reduzierter positiver Emotionalität und Kooperativität sowie erhöhtem sozialem Rückzug und Temperamentsfaktoren der Kinder standen (Hirschler-Guttenberg et al. 2015; Ostfeld-Etzion et al. 2015). Insbesondere mit enttäuschenden Situationen konnten Vorschulkinder mit ASS nicht gut umgehen und vermieden diese Situationen (Jahromi et al. 2012). Im Alter von 6–7 Jahren zeigten Kinder mit ASS reduzierte Fertigkeiten, Belohnung aufzuschieben, und weniger Anstrengungsbereitschaft, schwierige Situationen zu lösen, als gleichaltrige Kinder (Faja und Dawson 2015). Wenn hochfunktionalen Kindern mit ASS im Alter von 5–7 Jahren und ihren Eltern gezielt Emotionsregulationsstrategien beigebracht wurden, konnten sie Angst und Wut deutlich besser bewältigen als vorher (Scarpa und Reyes 2011).

3.13 Zusammenfassung

Bei Kindern mit ASS zeigen sich ab dem Ende des ersten Lebensjahres, jedoch individuell sehr variabel, deutliche Einschränkungen der auditorischen und visuellen Wahrnehmung, der visuellen Orientierung, der Visuomotorik, im visuell-räumlichen Arbeits- und prozeduralen Gedächtnis, bezüglich des Lernens durch Imitation, in der Spielentwicklung, Konzeptbildung, beim Herstellen kausaler Zusammenhänge, dem regelbasierten Lernen, der Handlungsplanung, Inhibition und Emotionsregulation, der gemeinsamen Aufmerksamkeit und ihren Vorläuferfunktionen Deuten, Zeigen sowie der gemeinsamen Aufmerksamkeitsausrichtung, der sozialen Perzeption, Motivation und Kognition und der (pragmatischen) Sprachentwicklung. Dies macht deutlich, dass Kleinkinder mit ASS im Rahmen einer effektiven Förderung in allen diesen Bereichen zunächst bezüglich ihrer Entwicklung eingeschätzt werden müssen. Darauf aufbauend müssen die aufeinander aufbauenden Fertigkeiten individuell und aufeinander folgend geübt werden, wobei das Medium so früh wie möglich das gemeinsame, sprachbegleitete Spiel mit Erwachsenen und im weiteren Verlauf auch mit gleichaltrigen Kindern darstellen sollte. Hierbei ist es zentral, die Interessen des Kindes flexibel aufzunehmen und bezüglich der zu übenden Fertigkeiten zu erweitern.

Literatur

Abrams DA, Lynch CJ, Cheng KM, Phillips J, Supekar K, Ryali S, Uddin LQ, Menon V (2013) Underconnectivity between voice-selective cortex and reward circuitry in children with autism. Proc Natl Acad Sci U S A 110:12060–12065

Ames CS, Jarrold C (2009) Identifying symbolic relationships in autism spectrum disorders: a deficit in the identification of temporal co-occurrence? J Autism Dev Disord 39:1723–1734

Bauminger-Zviely N, Karin E, Kimhi Y, Agam-Ben-Artzi G (2014) Spontaneous peer conversation in preschoolers with high-functioning autism spectrum disorder versus typical development. J Child Psychol Psychiatry 55:363–373

Bedford R, Pickles A, Gliga T, Elsabbagh M, Charman T, Johnson MH (2014) Additive effects of social and non-social attention during

infancy relate to later autism spectrum disorder. Dev Sci 17:612–620

Berger NI, Ingersoll B (2014) A further investigation of goal-directed intention understanding in young children with autism spectrum disorders. J Autism Dev Disord 44:3204–3214

Blanc R, Adrien JL, Roux S, Barthelemy C (2005) Dysregulation of pretend play and communication development in children with autism. Autism 9:229–245

Boets B, Vandermosten M, Poelmans H, Luts H, Wouters J, Ghesquiere P (2011) Preschool impairments in auditory processing and speech perception uniquely predict future reading problems. Res Dev Disabil 32:560–570

Bopp KD, Mirenda P (2011) Prelinguistic predictors of language development in children with autism spectrum disorders over four-five years. J Child Lang 38:485–503

Bopp KD, Mirenda P, Zumbo BD (2009) Behavior predictors of language development over 2 years in children with autism spectrum disorders. J Speech Lang Hear Res 52:1106–1120

Bottema-Beutel K (2016) Associations between joint attention and language in autism spectrum disorder and typical development: A systematic review and meta-regression analysis. Autism Res

Boucher J (2012) Research review: structural language in autistic spectrum disorder – characteristics and causes. J Child Psychol Psychiatry 53:219–233

Boucher J, Mayes A, Bigham S (2012) Memory in autistic spectrum disorder. Psychol Bull 138:458–496

Braddick O, Atkinson J (2013) Visual control of manual actions: brain mechanisms in typical development and developmental disorders. Dev Med Child Neurol 55 Suppl 4:13–18

Brian JA, Bryson SE, Zwaigenbaum L (2015) Autism spectrum disorder in infancy: developmental considerations in treatment targets. Curr Opin Neurol 28:117–123

Broekhof E, Ketelaar L, Stockmann L, van Zijp A, Bos MG, Rieffe C (2015) The understanding of intentions, desires and beliefs in young children with autism spectrum disorder. J Autism Dev Disord 45:2035–2045

Campbell DJ, Shic F, Macari S, Chawarska K (2014) Gaze response to dyadic bids at 2 years related to outcomes at 3 years in autism spectrum disorders: a subtyping analysis. J Autism Dev Disord 44:431–442

Chawarska K, Shic F, Macari S, Campbell DJ, Brian J, Landa R, Hutman T, Nelson CA, Ozonoff S, Tager-Flusberg H, Young GS, Zwaigenbaum L, Cohen IL, Charman T, Messinger DS, Klin A, Johnson S, Bryson S (2014) 18-month predictors of later outcomes in younger siblings of children with autism spectrum disorder: a baby siblings research consortium study. J Am Acad Child Adolesc Psychiatry 53:1317–1327

Chawarska K, Ye S, Shic F, Chen L (2016) Multilevel differences in spontaneous social attention in toddlers with autism spectrum disorder. Child Dev 87:543–557

de Guzman M, Bird G, Banissy MJ, Catmur C (2016) Self-other control processes in social cognition: from imitation to empathy. Philos Trans R Soc Lond B Biol Sci 371:20150079

Distefano C, Shih W, Kaiser A, Landa R, Kasari C (2016) Communication growth in minimally verbal children with ASD: The importance of interaction. Autism Res

Durrleman S, Hippolyte L, Zufferey S, Iglesias K, Hadjikhani N (2015) Complex syntax in autism spectrum disorders: a study of relative clauses. Int J Lang Commun Disord 50:260–267

Edmunds SR, Ibanez LV, Warren Z, Messinger DS, Stone WL (2016) Longitudinal prediction of language emergence in infants at high and low risk for autism spectrum disorder. Dev Psychopathol: 1–11 (epub ahead of print)

Faja S, Dawson G (2015) Reduced delay of gratification and effortful control among young children with autism spectrum disorders. Autism 19:91–101

Faja S, Dawson G, Sullivan K, Meltzoff AN, Estes A, Bernier R (2016) Executive function predicts the development of play skills for verbal preschoolers with autism spectrum disorders. Autism Res

Ference J, Curtin S (2013) Attention to lexical stress and early vocabulary growth in 5-month-olds at risk for autism spectrum disorder. J Exp Child Psychol 116:891–903

Fischer J, Smith H, Martinez-Pedraza F, Carter AS, Kanwisher N, Kaldy Z (2015) Unimpaired attentional disengagement in toddlers with autism spectrum disorder. Dev Sci

Freitag CM, Kleser C, Schneider M, von Gontard A (2007) Quantitative assessment of neuromotor function in adolescents with high functioning autism and Asperger Syndrome. J Autism Dev Disord 37:948–959

Germani T, Zwaigenbaum L, Bryson S, Brian J, Smith I, Roberts W, Szatmari P, Roncadin C, Sacrey LA, Garon N, Vaillancourt T (2014) Brief report: assessment of early sensory processing in infants at high-risk of autism spectrum disorder. J Autism Dev Disord 44:3264–3270

Gernsbacher MA, Sauer EA, Geye HM, Schweigert EK, Hill GH (2008) Infant and toddler oral- and manual–motor skills predict later speech fluency in autism. J Child Psychol Psychiatry 49:43–50

Goswami U (2001) So denken Kinder. Einführung in die Psychologie der kognitiven Entwicklung. Huber, Bern CHE

Guiraud JA, Kushnerenko E, Tomalski P, Davies K, Ribeiro H, Johnson MH (2011) Differential habituation to repeated sounds in infants at high risk for autism. Neuroreport 22:845–849

Guiraud JA, Tomalski P, Kushnerenko E, Ribeiro H, Davies K, Charman T, Elsabbagh M, Johnson MH (2012) Atypical audiovisual speech integration in infants at risk for autism. PLoS ONE 7:e36428

Gulsrud AC, Hellemann GS, Freeman SF, Kasari C (2014) Two to ten years: developmental trajectories of joint attention in children with ASD who received targeted social communication interventions. Autism Res 7:207–215

Gulsrud AC, Hellemann G, Shire S, Kasari C (2015) Isolating active ingredients in a parent-mediated social communication intervention for toddlers with autism spectrum disorder. J Child Psychol Psychiatry

Hackman DA, Farah MJ, Meaney MJ (2010) Socioeconomic status and the brain: mechanistic insights from human and animal research. Nat Rev Neurosci 11:651–659

Hamilton AF, Brindley R, Frith U (2009) Visual perspective taking impairment in children with autistic spectrum disorder. Cognition 113:37–44

Happe F, Frith U (2014) Annual research review: Towards a developmental neuroscience of atypical social cognition. J Child Psychol Psychiatry 55:553–557

Hellendoorn A, Wijnroks L, van DE, Dietz C, Buitelaar JK, Leseman P (2015) Motor functioning, exploration, visuospatial cognition and language development in preschool children with autism. Res Dev Disabil 39:32–42

Hirschler-Guttenberg Y, Golan O, Ostfeld-Etzion S, Feldman R (2015) Mothering, fathering, and the regulation of negative and positive emotions in high-functioning preschoolers with autism spectrum disorder. J Child Psychol Psychiatry 56:530–539

Hobson JA, Hobson RP, Malik S, Bargiota K, Calo S (2013) The relation between social engagement and pretend play in autism. Br J Dev Psychol 31:114–127

Ingersoll B (2012) Brief report: effect of a focused imitation intervention on social functioning in children with autism. J Autism Dev Disord 42:1768–1773

Izadi-Najafabadi S, Mirzakhani-Araghi N, Miri-Lavasani N, Nejati V, Pashazadeh-Azari Z (2015) Implicit and explicit motor learning: Application to children with Autism Spectrum Disorder (ASD). Res Dev Disabil 47:284–296

Jahromi LB, Meek SE, Ober-Reynolds S (2012) Emotion regulation in the context of frustration in children with high functioning autism and their typical peers. J Child Psychol Psychiatry 53:1250–1258

Johnson MH, Gliga T, Jones E, Charman T (2015) Annual research review: Infant development, autism, and ADHD – early pathways to emerging disorders. J Child Psychol Psychiatry 56:228–247

Johnson SB, Riis JL, Noble KG (2016) State of the art review: poverty and the developing brain. Pediatrics

Jones EJ, Webb SJ, Estes A, Dawson G (2013) Rule learning in autism: the role of reward type and social context. Dev Neuropsychol 38:58–77

Jones EJ, Venema K, Earl R, Lowy R, Barnes K, Estes A, Dawson G, Webb SJ (2016) Reduced engagement with social stimuli in 6-month-old infants with later autism spectrum disorder: a longitudinal prospective study of infants at high familial risk. J Neurodev Disord 8:7

Kaiser MD, Pelphrey KA (2012) Disrupted action perception in autism: behavioral evidence, neuroendophenotypes, and diagnostic utility. Dev Cogn Neurosci 2:25–35

Kasari C, Gulsrud A, Freeman S, Paparella T, Hellemann G (2012) Longitudinal follow-up of children with autism receiving targeted interventions on joint attention and play. J Am Acad Child Adolesc Psychiatry 51:487–495

Kasari C, Kaiser A, Goods K, Nietfeld J, Mathy P, Landa R, Murphy S, Almirall D (2014) Communication interventions for minimally verbal children with autism: a sequential multiple assignment randomized trial. J Am Acad Child Adolesc Psychiatry 53:635–646

Kimhi Y, Shoam-Kugelmas D, Agam Ben-Artzi G, Ben-Moshe I, Bauminger-Zviely N (2014) Theory of mind and executive function in preschoolers with typical development versus intellectually able preschoolers with autism spectrum disorder. J Autism Dev Disord 44:2341–2354

Klin A, Shultz S, Jones W (2015) Social visual engagement in infants and toddlers with autism: early developmental transitions and a model of pathogenesis. Neurosci Biobehav Rev 50:189–203

Kovelman I, Wagley N, Hay JS, Ugolini M, Bowyer SM, Lajiness-O'Neill R, Brennan J (2015) Multimodal imaging of temporal processing in typical and atypical language development. Ann N Y Acad Sci 1337:7–15

Kumar SL (2013) Examining the characteristics of visuospatial information processing in individuals with high-functioning autism. Yale J Biol Med 86:147–156

Kuschner ES, Bennetto L, Yost K (2007) Patterns of nonverbal cognitive functioning in young children with autism spectrum disorders. J Autism Dev Disord 37:795–807

Landry O, Parker A (2013) A meta-analysis of visual orienting in autism. Front Hum Neurosci 7:833

Larson K, Russ SA, Nelson BB, Olson LM, Halfon N (2015) Cognitive ability at kindergarten entry and socioeconomic status. Pediatrics 135:e440–e448

LeBarton ES, Iverson JM (2013) Fine motor skill predicts expressive language in infant siblings of children with autism. Dev Sci 16:815–827

Leonard HC, Bedford R, Charman T, Elsabbagh M, Johnson MH, Hill EL (2014) Motor development in children at risk of autism: a follow-up study of infant siblings. Autism 18:281–291

Loucas T, Baird G, Simonoff E, Slonims V (2016) Phonological processing in children with specific language impairment with and without reading difficulties. Int J Lang Commun Disord

Magiati I, Ong C, Lim XY, Tan JW, Ong AY, Patrycia F, Fung DS, Sung M, Poon KK, Howlin P (2016) Anxiety symptoms in young people with autism spectrum disorder attending special schools: Associations with gender, adaptive functioning and autism symptomatology. Autism 20:306–320

Miniscalco C, Rudling M, Rastam M, Gillberg C, Johnels JA (2014) Imitation (rather than core language) predicts pragmatic development in young children with ASD: a preliminary longitudinal study using CDI parental reports. Int J Lang Commun Disord 49:369–375

Munson J, Faja S, Meltzoff A, Abbott R, Dawson G (2008) Neurocognitive predictors of social and communicative developmental trajectories in preschoolers with autism spectrum disorders. J Int Neuropsych Soc 14:956–966

Murza KA, Schwartz JB, Hahs-Vaughn DL, Nye C (2016) Joint attention interventions for children with autism spectrum disorder: a systematic review and meta-analysis. Int J Lang Commun Disord

Nebel MB, Eloyan A, Nettles CA, Sweeney KL, Ament K, Ward RE, Choe AS, Barber AD, Pekar JJ, Mostofsky SH (2016) Intrinsic visual-motor synchrony correlates with social deficits in autism. Biol Psychiatry 79:633–641

Nemeth D, Janacsek K, Balogh V, Londe Z, Mingesz R, Fazekas M, Jambori S, Danyi I, Vetro A (2010) Learning in autism: implicitly superb. PLoS ONE 5:e11731

O'Connor K (2012) Auditory processing in autism spectrum disorder: a review. Neurosci Biobehav Rev 36:836–854

Ostfeld-Etzion S, Feldman R, Hirschler-Guttenberg Y, Laor N, Golan O (2015) Self-regulated compliance in preschoolers with autism spectrum disorder: The role of temperament and parental disciplinary style. Autism

Park CJ, Yelland GW, Taffe JR, Gray KM (2012) Morphological and syntactic skills in language samples of pre school aged children with autism: atypical development? Int J Speech Lang Pathol 14:95–108

Parlade MV, Iverson JM (2015) The development of coordinated communication in infants at heightened risk for autism spectrum disorder. J Autism Dev Disord 45:2218–2234

Pugliese CE, Anthony LG, Strang JF, Dudley K, Wallace GL, Naiman DQ, Kenworthy L (2015) Longitudinal examination of adaptive behavior in autism spectrum disorders: influence of executive function. J Autism Dev Disord

Rescorla L, Safyer P (2013) Lexical composition in children with autism spectrum disorder (ASD). J Child Lang 40:47–68

Rogers S, Dawson G (2014) Frühintervention für Kinder mit Autismus: Das Early-Start-Denver-Modell. Huber, Bern CHE

Ross LA, Del Bene VA, Molholm S, Frey HP, Foxe JJ (2015) Sex differences in multisensory speech processing in both typically developing children and those on the autism spectrum. Front Neurosci 9:185

Sacrey LA, Bryson SE, Zwaigenbaum L (2013) Prospective examination of visual attention during play in infants at high-risk for autism spectrum disorder: a longitudinal study from 6 to 36 months of age. Behav Brain Res 256:441–450

Sacrey LA, Germani T, Bryson SE, Zwaigenbaum L (2014) Reaching and grasping in autism spectrum disorder: a review of recent literature. Front Neurol 5:6

Scarpa A, Reyes NM (2011) Improving emotion regulation with CBT in young children with high functioning autism spectrum disorders: a pilot study. Behav Cogn Psychother 39:495–500

Sharer EA, Mostofsky SH, Pascual-Leone A, Oberman LM (2015) Isolating visual and proprioceptive components of motor sequence learning in ASD. Autism Res

Shic F, Macari S, Chawarska K (2014) Speech disturbs face scanning in 6-month-old infants who develop autism spectrum disorder. Biol Psychiatry 75:231–237

Smithson PE, Kenworthy L, Wills MC, Jarrett M, Atmore K, Yerys BE (2013) Real world executive control impairments in preschoolers with autism spectrum disorders. J Autism Dev Disord 43:1967–1975

Stavropoulos KK, Carver LJ (2014) Reward anticipation and processing of social versus nonsocial stimuli in children with and without autism spectrum disorders. J Child Psychol Psychiatry 55:1398–1408

Stewart HJ, McIntosh RD, Williams JH (2013) A specific deficit of imitation in autism spectrum disorder. Autism Res 6:522–530

Szatmari P, Chawarska K, Dawson G, Georgiades S, Landa R, Lord C, Messinger DS, Thurm A, Halladay A (2016) Prospective longitudinal studies of infant siblings of children with autism: lessons learned and future directions. J Am Acad Child Adolesc Psychiatry 55:179–187

Vivanti G, Trembath D, Dissanayake C (2014) Mechanisms of imitation impairment in autism spectrum disorder. J Abnorm Child Psychol 42:1395–1405

Weinert S (2006) Sprachentwicklung. In: Schneider W, Sodian B (Hrsg) Enzyklopädie der Psychologie. Entwicklungspsychologie Bd 2: Kognitive Entwicklung. Hogrefe, Göttingen, S 613–719

Whyte EM, Nelson KE (2015) Trajectories of pragmatic and nonliteral language development in children with autism spectrum disorders. J Commun Disord 54:2–14

Wodka EL, Mathy P, Kalb L (2013) Predictors of phrase and fluent speech in children with autism and severe language delay. Pediatrics 131:e1128–e1134

Wolff JJ, Botteron KN, Dager SR, Elison JT, Estes AM, Gu H, Hazlett HC, Pandey J, Paterson SJ, Schultz RT, Zwaigenbaum L, Piven J (2014) Longitudinal patterns of repetitive behavior in toddlers with autism. J Child Psychol Psychiatry 55:945–953

Young GS, Rogers SJ, Hutman T, Rozga A, Sigman M, Ozonoff S (2011) Imitation from 12 to 24 months in autism and typical development: a longitudinal Rasch analysis. Dev Psychol 47:1565–1578

Autismusspezifische Intervention im Kleinkind- und Vorschulalter

Christine M. Freitag

K. Teufel et al., *A-FFIP – Autismusspezifische Therapie im Vorschulalter*,
DOI 10.1007/978-3-662-50500-7_4, © Springer-Verlag GmbH Deutschland 2017

In Deutschland gibt es bisher keinerlei randomisiert-kontrollierte Studien zur Frühintervention bei Autismus-Spektrum-Störung. Dies hat ein HTA-Bericht schon im Jahr 2009 festgestellt (Weinmann et al. 2009); seither hat sich die Situation nicht wesentlich geändert. Zum A-FFIP liegen bisher Prä-Post-Evaluationsstudien nach einem und zwei Jahren vor (Freitag et al. 2012; Kitzerow et al. 2014). Aktuell wird eine nicht-randomisierte, aber zum Zeitpunkt des Beginns der Intervention bezüglich Entwicklungsalter und autistischer Symptomatik gemachte Kontrollgruppenstudie durchgeführt, bei der ein mittlerer Effekt von A-FIPP nach einem Jahr auf die autismusspezifische Symptomatik, gemessen anhand des Schweregradscores des ADOS-2, im Vergleich zu unspezifischer Förderung gefunden wurde (bisher unveröffentlichte Daten).

4.1 Wissenschaftlich begründete Evidenz von Behandlungsverfahren

Für die Bewertung der Wirksamkeit von Therapien bei vorliegenden Störungen oder Erkrankungen hat sich zuerst im Bereich der somatischen Medizin, aber mittlerweile auch im Bereich psychischer Störungen durchgesetzt, dass Therapien evidenzbasiert sein sollen. Evidenzbasiert bedeutet, dass eine Therapie in ihrer Wirksamkeit wissenschaftlich belegt ist. Im Bereich der Therapie bei Klein- und Vorschulkindern ist es v. a. in Deutschland bisher nur selten der Fall, dass Therapien anhand anerkannter wissenschaftlicher Methoden auf ihre Wirksamkeit untersucht werden. Es wäre sehr wünschenswert, wenn sich ein evidenzbasiertes Vorgehen im Bereich der Frühintervention ebenso wie im Bereich der Medizin durchsetzen würde. Das bedeutet, dass sämtliche Therapien oder Interventionen im Bereich der Frühintervention auch empirisch untersucht werden müssen, um in der Folge die am besten wirksamen Therapien mit Patienten durchzuführen. Ebenso sollten empirisch gesicherte unwirksame Therapien nicht mehr eingesetzt werden. Dies ist sowohl aus ethischer als auch aus ökonomischer Sicht gut begründet.

Es gibt verschiedene Stufen von Evidenz, die aussagen, wie gut die Wirksamkeit einer bestimmten Therapie ist. Eine Zusammenstellung von Kriterien für Evidenz findet sich z. B. unter http://www.cebm.net/ocebm-levels-of-evidence/. Diese Kriterien werden auch in den AWMF-S3-Leitlinien zu Autismus-Spektrum-Störungen beachtet, die aktuell in Bearbeitung sind (http://www.awmf.org/Leitlinien.html). Es gibt demnach 5 Stufen von Evidenz, wobei Stufe 1 bedeutet, dass eine Therapie zweifelsfrei als wirksam nachgewiesen ist, Stufe 5 besagt, dass es gut begründete theoretische Gründe gibt anzunehmen, dass eine Therapie vielleicht wirken könnte, jedoch keine empiri-

schen Daten dazu vorliegen. Generell wird für Leitlinien und für den klinischen Alltag empfohlen, Therapien mit Evidenzgrad 1 oder 2 einzusetzen. Das bedeutet, dass mindestens eine randomisiert-klinische Studie zu der entsprechenden Therapie vorliegen muss. Evidenzgrad 3 wird vergeben, wenn eine methodisch gute, nicht-randomisierte, kontrollierte Studie vorliegt, und Evidenzgrad 4 trifft zu, wenn Fallserien (z. B. Prä-Post-Untersuchungen) durchgeführt worden sind. Wenn anhand dieser Kriterien der Evidenzgrad für eine bestimmte Therapie in Stufe 3 oder 4 eingeordnet wird, dann bedeutet es, dass es deutliche Hinweise für eine mögliche Wirksamkeit gibt, dass aber noch stärkere Belege gefunden werden sollten. Dies kann dann anhand einer Replikation in anderen Populationen sowie insbesondere durch große, randomisiert-kontrollierte Studien erfolgen.

Im Bereich autismusspezifischer Intervention im Kleinkind- und Vorschulalter gibt es aus den USA und aus Großbritannien mittlerweile einige randomisiert-kontrollierte Studien, in Deutschland ist bisher noch keine solche Studie durchgeführt worden. Seit der Entwicklung von A-FFIP ist das Programm kontinuierlich zunächst in einer Prä-Post-Studie, aktuell in einer nicht-randomisierten kontrollierten Studie überprüft worden. Aus den Ergebnissen zeigt sich, dass das Programm im Ein- und Zwei-Jahresverlauf mittlere Effekte auf die Verbesserung von autismusspezifischen Verhaltensweisen im Bereich der sozialen Interaktion und Kommunikation hatte und auch die sprachlichen, kognitiven und adaptiven Fertigkeiten deutlich verbesserte. Die entsprechend durchgeführten Studien, von denen bisher die Prä-Post-Daten publiziert sind (Freitag et al. 2012; Kitzerow et al. 2014; Kitzerow et al. 2015), und die nicht-randomisierten, kontrollierten Daten in Vorbereitung zur Veröffentlichung zeigen bisher also einen Evidenzgrad 3. Eine große multizentrische randomisiert-kontrollierte Studie ist in Planung und wird durchgeführt werden können, wenn eine entsprechende Finanzierung zur Verfügung steht.

Die unten summarisch dargestellten internationalen Studienergebnisse können nur teilweise auf die Situation in Deutschland übertragen werden, da in Deutschland die Frühförderung sowie weitere Therapieangebote anders organisiert sind als in den USA, Großbritannien oder anderen vergleichbar entwickelten Ländern. Daneben unterscheiden sich auch die Ausbildungsstrukturen für die Therapeuten. Trotz der deutlich besseren internationalen Studienlage gibt es auch international nicht »die eine« autismusspezifische Intervention im Kleinkind- und Vorschulalter, sondern es werden sehr unterschiedliche Arten von Intervention angeboten. Im Folgenden wird ein kurzer Überblick über wesentliche Grundzüge und Unterschiede verschiedener empirisch untersuchter Interventionsprogramme gegeben. Zur weiteren Lektüre wird auf ein kürzlich veröffentlichtes systematisches Review und die NICE Leitlinie aus Großbritannien verwiesen (NCCMH 2013; Weitlauf et al. 2014). Zudem ist zu erwarten, dass die deutsche »S3-Leitlinie der AWMF e. V. zu Autismus-Spektrum-Störungen, Teil 2: Therapie« mit detaillierter Aufführung der Evidenz für einzelne Therapieansätze im Jahr 2018 erscheinen wird.

4.2   Ziele der Förderung

Da zahlreiche Kinder mit Autismus-Spektrum-Störung auch eine IQ-Minderung aufweisen und v. a. in den 70er- und 80er-Jahren des letzten Jahrhunderts Kinder mit leichter ausgeprägten Autismus-Spektrum-Störungen selten eine Diagnose erhielten, lag zu Beginn der Entwicklung der Interventionen der Schwerpunkt bei der Verbesserung kognitiver Fertigkeiten (Freitag 2008; Freitag 2010; Poustka et al. 2012). Die Verbesserung der kognitiven Fertigkeiten v. a. bei Kindern mit Intelligenzminderung ist auch weiterhin ein Ziel der Intervention im Kleinkind- und Vorschulalter, allerdings hat sich v. a. in den letzten Jahren der Schwerpunkt auf die Verbesserung der zentralen autistischen Symptomatik gerichtet, also der sozialen Interaktion und Kommunikation, einschließlich der rezeptiven und expressiven Sprachfertigkeiten und des spontan vom Kind initiierten kommunikativen Sprechens, da diese neben den kognitiven Fertigkeiten für die langfristige Prognose der betroffenen Personen ebenfalls sehr relevant sind (Magiati et al. 2014). Auch funktionelles Spiel sowie erhöhte Flexibilität der Interessen und des Verhaltens sowie die Reduktion von aggressiven, hyperaktiven und stereotypen Verhaltensweisen sind häufige Ziele der Frühförderung, da diese Aspekte das eigenständige, aktive Lernen des Kindes deutlich unterstützen. Interessanterweise differierten die formulierten Therapieziele in einer Studie aus Großbritannien deutlich zwischen Therapeuten, die eher die zentrale autistische Symptomatik verbessern wollten, und Eltern, für die das allgemeine Wohlbefinden sowie die Ängste der Kinder und störendes, v. a. aggressives Verhalten mehr im Vordergrund standen (McConachie et al. 2015).

4.3   Rahmenbedingungen

Grundsätzlich lässt sich Frühförderung nach dem Ort und den Personen unterscheiden, wo und durch wen sie durchgeführt wird. Hier ist einerseits eine Therapieeinrichtung/ Klinik als Förderort möglich, aber auch der Kindergarten oder die elterliche Wohnung/Haus. Des Weiteren wird unterschieden, ob die Förderung durch ausgebildete Therapeuten (unterschiedliche Ausbildungen), Erzieher oder

Lehrer nach entsprechendem Training durch ausgebildete Therapeuten erfolgt oder durch die Eltern (nach einem entsprechenden Training) selbst. Nachdem zunächst bis in die 90er-Jahre die therapeutenzentrierte, institutionelle Förderung ohne die Eltern stark im Vordergrund stand (Lovaas 1981), sind bis heute zahlreiche Programme für Eltern entwickelt worden (Oono et al. 2013) sowie kombinierte Programme mit Einzelförderung des Kindes in einem spezialisierten Zentrum und daneben zusätzliches Training für die Eltern zur Weiterführung der Intervention zuhause. Die Einzelförderung wird bei manchen Programmen auch direkt im Kindergarten durchgeführt, dann allerdings durch speziell ausgebildete Therapeuten, die in den Kindergarten gehen (Dawson et al. 2010). Gelegentlich erfolgte eine Adaptation in das Kindergarten- oder Vorschulsetting für die Erzieher selbst (Kaale et al. 2012; Lawton und Kasari 2012), wobei dies meist schwer umzusetzen ist und auch eine spezifische Ausbildung der Erzieher erfordert sowie eine höhere Personalausstattung als oft in Deutschland selbst in Integrationskindergärten üblich. Des Weiteren wurden auch »Spielgruppen« gesunder Kinder mit Kindern mit Autismus-Spektrum-Störung untersucht, die aber nicht weiter verfolgt wurden, da sie zu wenig Verbesserung der sozialen Interaktion und Kommunikation v. a. bei Kleinkindern mit Autismus-Spektrum-Störung zeigten (Freitag 2008). Vermutlich sind die Anforderungen im Rahmen der Interaktion mit anderen Kindern für ansonsten nicht geförderte Kinder mit Autismus-Spektrum-Störung zu hoch, sodass sie aus dieser Form von Interaktion zu wenig lernen können.

Aus den bisher durchgeführten Studien ist zu entnehmen, dass eine Kombination von Einzelförderung und Elternanleitung im Kleinkind- und Vorschulalter sinnvoll ist, um das Kind in allen notwendigen Bereichen zu fördern (Wetherby et al. 2014). Elterntrainings alleine führten v. a. zur Verbesserung der Eltern-Kind-Interaktion sowie zu einer leichten Verbesserung des Sprachverständnisses, aber nicht zu einer deutlichen Verbesserung der autistischen Symptomatik des Kindes, der kognitiven oder der expressiven Sprachfertigkeiten, und sie reduzierten auch elterlichen Stress nicht wie erwartet (Oono et al. 2013).

4.4   Therapeutische Methoden und Ansätze

Verhaltenstherapeutische Ansätze wurden zunächst in den 60er-Jahren basierend auf dem damals relativ vorherrschenden Behaviorismus entwickelt, durch dessen Vertreter auch die Prinzipien der klassischen und operanten Konditionierung differenziert untersucht wurden. Aus dieser Zeit stammt der Begriff »angewandte Verhaltensanalyse« (»applied behavior analysis«; ABA). Seit dieser

Zeit hat sich die Verhaltenstherapie selbstverständlich weiterentwickelt und umfasst zahlreiche andere Techniken, wie z. B. kognitive Verfahren oder auch das Modelllernen. Daneben wurden übende Verfahren entwickelt, die weitere lernunterstützende Techniken anwenden, einmal durch häufige Wiederholung kleiner Einheiten, die dann zusammengesetzt werden (diskretes Lernformat), zum anderen durch Aufbau von Motivation und selbstinitiiertem Lernen im Rahmen der Auseinandersetzung mit der Umwelt (natürliches Lernformat) (Schreibman et al. 2015). Deshalb ist es heute zweckmäßig und sinnvoll, von autismusspezifischer, verhaltenstherapeutisch basierter Therapie im Kleinkind- und Vorschulalter zu sprechen, in die alle evidenzbasierten, wirksamen Therapiemethoden aufgenommen werden sollten.

In neueren Therapieansätzen wurden neben den verhaltens- und lerntherapeutischen Methoden auch spezifische Übungen aufgenommen, um spezifische, entwicklungsrelevante Einschränkungen von Kleinkindern mit Autismus-Spektrum-Störung zu verbessern, wie z. B. Training von symbolischem Spiel, gemeinsamer Aufmerksamkeit oder Imitation (Ingersoll 2010; Kasari et al. 2006). Zusätzlich wird von zahlreichen Autoren betont, dass verschiedene therapeutische Methoden individualisiert auf das jeweilige Kind passend, aber dennoch systematisch, eingesetzt werden sollten (NCCMH 2013; Stahmer et al. 2011). Diese Entwicklungen werden auch in A-FFIP aufgenommen.

4.5   Intensität und Dauer der Förderung

Es besteht international wie auch in Deutschland kein Konsens über die optimale Anzahl von Therapiestunden pro Woche sowie bezüglich der Dauer der Intervention. In den USA oder auch in Schweden wurde über Gerichtsprozesse eine Therapieintensität von 20–40 Stunden/Woche eingeklagt, die aber empirisch nicht gut belegt ist und im Rahmen eines individualisierten Therapieansatzes sowie des effektiven Einsatzes begrenzter öffentlicher Ressourcen auch nicht zu rechtfertigen ist. Es gibt zwar den Nachweis der Effektivität (EG 2, eine einzige randomisiert-kontrollierte Studie) v. a. auf kognitive Fertigkeiten (gemessener IQ, mittlerer bis großer Effekt) sowie auf die durch die Eltern beurteilten rezeptiven Sprachfertigkeiten (mittlerer Effekt) durch das diskrete Lernformat mit einer Therapiefrequenz > 25 Stunden/Woche (Reichow et al. 2012). Die autismusspezifische Symptomatik verbessert sich allerdings in den in diese Metaanalyse eingeschlossenen Studien durch die Förderung anhand des diskreten Lernformats nicht. Außerdem war die jeweilige Kontrollbedingung der eingeschlossenen Therapien nur niedrigfrequente, unspezifische Therapie, nicht niedrigfrequente autismusspezifische Therapie mit effektiven Therapiemethoden. Eine schwedische, nicht randomisierte Beobachtungsstudie konnte keinen Unterschied zwischen geringerer und höherer Intensität der Förderung bei vergleichbaren Therapieansätzen finden (Fernell et al. 2011), d. h., die niedrigfrequente autismusspezifische Therapie zeigte hier dieselben Effekte. Es gibt ansonsten keine systematischen, randomisiert-kontrollierten Vergleichsstudien zur optimalen Therapiefrequenz.

Auch die notwendige Dauer der Frühförderung ist nicht empirisch untersucht. Viele umfassende Programme bieten eine Förderung über 2–3 Jahre an (Dawson et al. 2010), andere wiederum propagieren gezielte niederfrequente Kurzinterventionen (Kaale et al. 2012; Kasari et al. 2012). Es sind also im Bereich der Frequenz und Dauer der verhaltenstherapeutisch basierten autismusspezifischen Frühintervention noch zahlreiche Fragen offen, obwohl sich die Studienlage deutlich verbessert hat.

Das hier vorliegende A-FFIP orientiert sich bezüglich Frequenz und Dauer an den finanziellen Voraussetzungen für die gesetzlich gesicherte Frühförderung in Deutschland in seiner konkreten Ausformung in Hessen. Hierbei werden 2 Therapiestunden pro Woche über ca. 3 Jahre in einem spezialisierten Autismus-Therapie-Zentrum angeboten, wobei die Eltern intensiv in die Therapie eingebunden sind und auch eine Kooperation mit Erziehern des jeweiligen Kindergartens sowie weiteren Fachtherapeuten erfolgt (▶ Kap. 6). Das Programm wird wie oben beschrieben fortlaufend evaluiert.

4.6   Zusammenfassung

Insbesondere bezüglich der effektiven eingesetzten Therapiemethoden für Klein- und Vorschulkinder mit Autismus-Spektrum-Störung sind in den letzten Jahren deutliche Fortschritte erzielt worden, wobei v. a. entwicklungspsychologisch basierte, im natürlichen Lernalltag eingesetzte Methoden, die stark auf die soziale Motivation, Interaktion und Kommunikation ausgerichtet sind, die beste Generalisierung sowie den besten Effekt auf die Sprachentwicklung zeigen (Kasari et al. 2014; Schreibman et al. 2015). Die Förderung muss sowohl individuell mit dem Kind als auch unter Einbezug der Eltern und möglichst auch der weiteren Lernumgebung des Kindes, wie z. B. Kinderkrippe oder Kindergarten, erfolgen.

Literatur

Dawson G, Rogers S, Munson J, Smith M, Winter J, Greenson J, Donaldson A, Varley J (2010) Randomized, controlled trial of an intervention for toddlers with autism: the Early Start Denver Model. Pediatrics 125:e17-e23

Fernell E, Hedvall A, Westerlund J, Hoglund CL, Eriksson M, Barnevik OM, Holm A, Norrelgen F, Kjellmer L, Gillberg C (2011) Early intervention in 208 Swedish preschoolers with autism spectrum disorder. A prospective naturalistic study. Res Dev Disabil 32:2092–2101

Freitag CM (2008) Autismus-Spektrum-Störungen. Reinhardt, München

Freitag CM (2010) Empirically based early intervention programs for children with autistic disorders – a selective literature review. Z Kinder Jugendpsychiatr Psychother 38:247–256

Freitag CM, Feineis-Matthews S, Valerian J, Teufel K, Wilker C (2012) The Frankfurt early intervention program FFIP for preschool aged children with autism spectrum disorder: a pilot study. J Neural Transm 119:1011–1021

Ingersoll B (2010) Pilot randomized controlled trial of Reciprocal Imitation Training for teaching elicited and spontaneous imitation to children with autism. J Autism Dev Disord 40:1154–1160

Kaale A, Smith L, Sponheim E (2012) A randomized controlled trial of preschool-based joint attention intervention for children with autism. J Child Psychol Psychiatry 53:97–105

Kasari C, Freeman S, Paparella T (2006) Joint attention and symbolic play in young children with autism: a randomized controlled intervention study. J Child Psychol Psychiatry 47:611–620

Kasari C, Gulsrud A, Freeman S, Paparella T, Hellemann G (2012) Longitudinal follow-up of children with autism receiving targeted interventions on joint attention and play. J Am Acad Child Adolesc Psychiatry 51:487–495

Kasari C, Kaiser A, Goods K, Nietfeld J, Mathy P, Landa R, Murphy S, Almirall D (2014) Communication interventions for minimally verbal children with autism: a sequential multiple assignment randomized trial. J Am Acad Child Adolesc Psychiatry 53: 635–646

Kitzerow J, Wilker C, Teufel K, Soll S, Schneider S, Marinovic V, Westerwald E, Sachse M, Berndt K, Valerian J, Feineis-Matthews S, Freitag CM (2014) Das Frankfurter Frühinterventionsprogramm (FFIP) für Vorschulkinder mit Autismus-Spektrum-Störungen (ASS): Erste Ergebnisse zur Sprachentwicklung. Kindheit und Entwicklung 23:34–41

Kitzerow J, Teufel K, Wilker C, Freitag CM (2015) Using the brief observation of social communication change (BOSCC) to measure autism-specific development. Autism Res. doi:10.1002/aur.1588

Lawton K, Kasari C (2012) Teacher-implemented joint attention intervention: pilot randomized controlled study for preschoolers with autism. J Consult Clin Psychol 80:687–693

Lovaas OI (1981) Teaching developmentally disabled children: the me book. Pro-Ed, Austin TX

Magiati I, Tay XW, Howlin P (2014) Cognitive, language, social and behavioural outcomes in adults with autism spectrum disorders: a systematic review of longitudinal follow-up studies in adulthood. Clin Psychol Rev 34:73–86

McConachie H, Parr JR, Glod M, Hanratty J, Livingstone N, Oono IP, Robalino S, Baird G, Beresford B, Charman T, Garland D, Green J, Gringras P, Jones G, Law J, Le Couteur AS, Macdonald G, McColl FM, Morris C, Rodgers J, Simonoff E, Terwee CB, Williams K (2015) Systematic review of tools to measure outcomes for young children with autism spectrum disorder. Health Technol Assess 19:1–506

NCCMH (National Collaborating Centre for Mental Health, UK) (2013) The management and support of children and young people on the Autism Spectrum. National Clinical Guideline Number 170

Oono IP, Honey EJ, McConachie H (2013) Parent-mediated early intervention for young children with autism spectrum disorders (ASD). Cochrane Database Syst Rev 4:CD009774

Poustka L, Rothermel B, Banaschewski T, Kamp-Becker I (2012) Intensive verhaltenstherapeutische Interventionsprogramme bei Autismus-Spektrum-Störungen. Kindh Entwickl 21:81–89

Reichow B, Barton EE, Boyd BA, Hume K (2012) Early intensive behavioral intervention (EIBI) for young children with autism spectrum disorders (ASD). Cochrane Database Syst Rev 10:CD009260

Schreibman L, Dawson G, Stahmer AC, Landa R, Rogers SJ, McGee GG, Kasari C, Ingersoll B, Kaiser AP, Bruinsma Y, McNerney E, Wetherby A, Halladay A (2015) Naturalistic developmental behavioral interventions: empirically validated treatments for autism spectrum disorder. J Autism Dev Disord 45:2411–2428

Stahmer AC, Schreibman L, Cunningham AB (2011) Toward a technology of treatment individualization for young children with autism spectrum disorders. Brain Res 1380:229–239

Weinmann S, Schwarzbach C, Begemann M, Roll S, Vauth C, Willich SN, Greiner W (2009) Verhaltens- und fertigkeitenbasierte Frühinterventionen bei Kindern mit Autismus. GMS Health Technol Assess. doi:10.3205/hta000072

Weitlauf AS, McPheeters ML, Peters B, Sathe N, Travis R, Aiello R, Williamson E, Veenstra-VanderWeele J, Krishnaswami S, Jerome R, Warren Z (2014) Therapies for children with autism spectrum disorder: behavioral interventions update. AHRQ Comparative Effectiveness Reviews, report No 14-EHC036-EF. https://www.effectivehealthcare.ahrq.gov/ehc/products/544/1945/autism-update-report-140929.pdf. Zugegriffen: 27. Juli 2016

Wetherby AM, Guthrie W, Woods J, Schatschneider C, Holland RD, Morgan L, Lord C (2014) Parent-implemented social intervention for toddlers with autism: an RCT. Pediatrics 134:1084–1093

Frankfurter Frühinterventionsprogramm A-FFIP – Aufbau und Behandlungskonzept

Frankfurter Frühinterventions-
programm (A-FFIP)
– die Grundlagen

Karoline Teufel, Christian Wilker, Jennifer Valerian, Christine M. Freitag

K. Teufel et al., *A-FFIP – Autismusspezifische Therapie im Vorschulalter*,
DOI 10.1007/978-3-662-50500-7_5, © Springer-Verlag GmbH Deutschland 2017

5

5.1   Theoretische Einbettung

Das Frankfurter Frühinterventionsprogramm für Kinder mit Autismus-Spektrum-Störungen (A-FFIP) wurde basierend auf empirisch untersuchten Fördermethoden für Klein- und Vorschulkinder sowie neuesten entwicklungspsychologischen Erkenntnissen entwickelt. Es spiegelt somit den aktuellen Stand der Forschung wider. Das Programm ist darauf ausgelegt, neue Forschungsergebnisse auch in Zukunft aufzugreifen und zu integrieren. Deshalb sind auch regelmäßige Überarbeitungen dieses Manuals avisiert.

Das grundlegende Ziel des A-FFIP ist es, insbesondere Fertigkeiten der sozialen Interaktion und Kommunikation (inklusive Sprachentwicklung) zu fördern sowie störende und das Kind in seiner Entwicklung hemmende Verhaltensweisen zu reduzieren. Da Kinder mit Autismus-Spektrum-Störungen (ASS) Entwicklungsverzögerungen in unterschiedlichen Bereichen aufweisen (▶ Kap. 3), besteht ein weiteres zentrales Ziel des Programms darin, diese unterschiedlichen Fertigkeiten durch selbstmotiviertes und soziales Lernen zu fördern. Das A-FFIP zielt auf die Förderung von spezifischen Grundfertigkeiten (▶ Kap. 9), die kontinuierlich geübt werden müssen, da von der erfolgreichen Bewältigung zahlreiche weitere Entwicklungsschritte abhängen. Des Weiteren werden 6 Entwicklungsbereiche formuliert, die je nach individueller Zielsetzung der Therapie mit dem Kind geübt werden können (▶ Kap. 10).

5.1.1   Evidenzbasierte verhaltens- und lerntherapeutische Methoden

Lernen bedeutet, sich Verhalten, Fertigkeiten, Wissen, Werte oder Vorlieben neu anzueignen, zu verändern und zu verbessern. Theoretisch und empirisch überprüfte Lernprinzipien beinhalten sowohl verhaltensbasierte als auch (sozial-)kognitive und konstruktivistische Ansätze (Ormrod 2016). Für Kleinkinder mit ASS sind dabei wesentlich auch sozial-motivationale Aspekte zu beachten (Sullivan et al. 2014). Aus diesem Grund werden im A-FFIP verhaltens- und lerntherapeutische Methoden eingesetzt, die die soziale Motivation, die Selbstregulation und die Eigeninitiative des Kindes fördern (Schreibman et al. 2015). Dies geschieht v. a. durch ein förderndes, positives und wertschätzendes Lernumfeld, vorwiegend im natürlichen Setting unter gezieltem Einsatz von Verstärkern, einer großen Übersichtlichkeit und deutlichen Strukturierung von Abläufen.

Zur Umsetzung dieser Prinzipien kommen folgende empirisch überprüfte verhaltenstherapeutische Verfahren zum Einsatz, die als notwendiges Grundwerkzeug von allen Therapeuten im Rahmen einer autismusspezifischen

Therapie gut beherrscht werden sollten (zur Anwendung dieser Prinzipien ▶ Kap. 8):

- Verhaltensanalyse basierend auf dem SORKC-Modell,
- klassische Konditionierung,
- operante Konditionierung (mit Schwerpunkt auf natürlicher, individuell angepasster, sozialer positiver Verstärkung),
- diskretes und natürliches Lernformat (mit Schwerpunkt auf dem natürlichen Lernformat und der Generalisierung des Gelernten),
- soziales Lernen/Lernen am Modell.

Diese verhaltenstherapeutischen Methoden müssen flexibel und entwicklungsaltersgemäß eingesetzt werden und die individuelle Symptomatik des Kindes berücksichtigen. Die Anwendung dieser Methoden ist dabei immer autismusspezifisch. Das bedeutet z. B., dass bei Verhaltensanalysen die Organismusvariable (»O«) des SORKC-Modells besondere Beachtung findet, da sie dazu führt, dass auslösende Reize (»S« = Stimulus) durch die betroffenen Kinder häufig anders wahrgenommen und verarbeitet werden als bei Kindern ohne ASS. Des Weiteren sind die Reaktionen (»R«) von Kindern mit ASS auch teilweise anders als bei nichtbetroffenen Kindern. Das liegt v. a. an ihrer Neigung zu stereotypen und repetitiven Verhaltensweisen, die auch Aspekte wie Abwenden oder Weglaufen beinhalten. Viele Reaktionen sind jedoch entsprechend gesunder Klein- und Vorschulkinder ausgeprägt, insbesondere Anspannung, Wut, Angst, Traurigkeit oder Desinteresse, aber auch Freude, Motivation und Spaß am Lernen, wenn diese einmal geweckt sind. Einen konkreten Ansatzpunkt für die therapeutischen Maßnahmen bilden die Konsequenzen, die auf das gezeigte Verhalten folgen, da diese für die Aufrechterhaltung von Verhaltensweisen maßgeblich sind. Auch an den Auslösern einer Situation kann angesetzt werden, z. B. durch Stimuluskontrolle oder Strukturierungshilfen.

Transferleistungen von bereits erlerntem Verhalten, Fertigkeiten oder Wissen auf andere Situationen, die sog. Generalisierung, wird im Rahmen von A-FFIP besonders gefördert, um eine Übertragung des Gelernten in alltägliche Lebenssituationen des Kindes zu gewährleisten. Aus diesem Grunde werden Anforderungen, die sich auf die zu übertragende Fertigkeit beziehen, variiert. Dies wird erreicht, indem das Material, die Situation, die Person und auch die zugehörigen verbalen Aufforderungen (Stimulus/Prompt) verändert werden. So wird dem Kind eine flexible Anwendung der Kompetenz in unterschiedlichen Situationen ermöglicht. Hierbei finden hauptsächlich Methoden des natürlichen Lernformats Anwendung, was bedeutet, dass die neu geübten Verhaltensweisen, die in natürlich auftretenden Situationen passend sind, in einem neuen, natürlich sich ereignenden Kontext angewendet werden sollen. Das diskrete Lernformat wird in der Regel nur bei entsprechender Notwendigkeit zum Erreichen spezifischer Therapieziele, insbesondere bei gänzlich neu zu erlernenden komplexen Fertigkeiten, im Rahmen der Therapiestunden mit dem Kind eingesetzt.

Einen weiteren wesentlichen Bestandteil autismusspezifischer therapeutischer Verfahren stellt eine differenzierte, zuverlässige, zunächst regelmäßige, dann intermittierende positive Verstärkung dar (Kontingenz »K« und Konsequenz »C«). Dadurch wird die Wahrscheinlichkeit, dass ein Zielverhalten erneut gezeigt wird, gesteigert. Zudem werden die kindliche Motivation sowie das langfristige Lernen gefördert. Dabei kommen, wann immer möglich, natürliche Verstärker zum Einsatz. Artifizielle Verstärkung ohne Zusammenhang zur aktuellen Situation werden möglichst selten verwendet.

Da inhaltlich v. a. die Förderung sozialer Interaktion und Kommunikation im Zentrum des A-FFIP steht, ist ein weiteres wesentliches Grundprinzip das soziale Lernen im Rahmen der Interaktion mit (zunächst) Erwachsenen und (später) Kindern, insbesondere über das gemeinsame Spiel. Hierbei kommen auch Aspekte des Modelllernens zum Einsatz, das zunehmend eigenständig erfolgen kann, wenn das Kind das Prinzip der Imitation verstanden hat und selber aktiv imitieren kann.

Im Rahmen des Einsatzes von evidenzbasierten Therapiemethoden ist das A-FFIP eklektisch, d. h., es nimmt neben der Etablierung von eigenen Übungen und Techniken auch wirksame Methoden aus anderen Ansätzen auf und bindet diese in den eigenen entwicklungspsychologisch orientierten Grundansatz ein (Freitag 2008; Schreibman et al. 2015). Dieses Vorgehen ist rechtlich erlaubt (Freitag et al. 2011) und therapeutisch sowie ethisch unumgänglich, da Patienten effektive Therapieverfahren nicht vorenthalten werden dürfen. Neben klassisch verhaltenstherapeutischen Methoden und Techniken des diskreten und v. a. des natürlichen Lernformats können auch visuelle Strukturierungsmethoden eingesetzt werden, wenn ein Kind davon profitiert. Bei nicht sprechenden Kindern kann das Grundprinzip der Kommunikation anhand von Bildkarten eingeübt werden. Bildkarten sowie andere Unterstützungsmethoden zum Erlernen von Kommunikation, z. B. sprachbegleitende Gesten, werden in A-FFIP ausschließlich unterstützend als Prompts benutzt und in Kombination mit Lautsprache eingesetzt. Sie haben zum Ziel, den Erwerb von expressiven Sprachfertigkeiten zu erleichtern und sollen so schnell wie möglich wieder ausgeschlichen werden (▶ Kap. 8).

5.1.2 Entwicklungspsychologisch fundiertes, individualisiertes therapeutisches Vorgehen

Eine gezielte und bestmögliche Förderung setzt voraus, dass sie sich an dem Entwicklungsalter des Kindes in den verschiedenen Förderbereichen orientiert und dass die zeitliche Abfolge von Entwicklungsschritten bekannt ist und beachtet wird. Details zum Entwicklungsverlauf von gesunden und Kleinkindern mit ASS sind in ▶ Kap. 2 und ▶ Kap. 3 dargelegt und sollten Therapeuten gut bekannt sein.

Bevor die Frühförderung beginnt, muss im A-FFIP ein aktuell normierter und standardisierter Entwicklungstest durchgeführt werden. Für den deutschen Sprachraum sind hier aktuell die Bayley-III-Skalen zu empfehlen (Reuner et al. 2015). Aus diesem Test können folgende Entwicklungsbereiche gut eingeschätzt werden: Kognition, rezeptive und expressive Sprache, Fein- und Grobmotorik. Zusätzlich kann – wenn das Kind ihn schon beherrscht – auch der nonverbale Intelligenztest SON-R 2½-7 (Tellegen et al. 2007) zur Einschätzung des Entwicklungsstandes durchgeführt werden. Dieser Test erlaubt eine Einschätzung der visuomotorischen und perzeptiven Fertigkeiten, des räumlichen Verständnisses, des Erkennens von Ordnungsprinzipien sowie der Fertigkeit zum abstrakten und konkreten Denken. Selbstverständlich ist auch der Einsatz anderer aktueller und standardisierter Testverfahren möglich. Allerdings verfälschen sprachbasierte Tests bei Kindern mit ASS durch die kommunikativen Entwicklungsrückstände oftmals die Kompetenzen in nichtsprachlichen Entwicklungsbereichen. Dies gilt es bei der Auswahl geeigneter Testverfahren zu berücksichtigen.

Die Bestimmung des aktuellen Entwicklungsstandes des Kindes in den verschiedenen Entwicklungsbereichen ist unerlässlich, ermöglicht sie doch eine fundierte und sorgfältige Interventionsplanung, die das Kind weder über- noch unterfordert, sondern optimal fördert.

> **Vor Therapiebeginn muss das Entwicklungsalter des Kindes in verschiedenen Förderbereichen objektiv und anhand aktuell-normierter Entwicklungs- oder Intelligenztests eingeschätzt werden.**

Weitere Informationsquellen zur Einschätzung des Entwicklungsstandes des Kindes sind zudem die Eltern, die ihr Kind täglich in verschiedensten Alltagssituationen erleben sowie Erzieher, die insbesondere über soziale Fertigkeiten und die Spielentwicklung des Kindes gut Auskunft geben können.

Die allgemeine entwicklungspsychologische Forschung sowie Studien zur Entwicklung von Kleinkindern mit ASS (▶ Kap. 3) verdeutlichen, dass zudem nur solche Fertigkeiten geübt werden können, deren Vorläuferfunk-

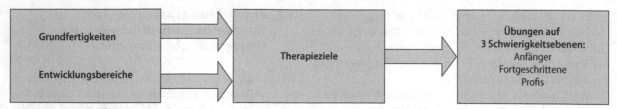

Abb. 5.1 Die A-FFIP-Förderstruktur

tionen das Kind bereits beherrscht. Da im A-FFIP das Entwicklungsalter anhand der aktuellen Fertigkeiten des Kindes bestimmt wird, kann unter Berücksichtigung der Entwicklungsverläufe aus den einzelnen Skalen der Tests abgeleitet werden, welche Vorläuferfunktionen, Grundfertigkeiten oder Entwicklungsbereiche das Kind bereits beherrscht und welche noch geübt werden müssen.

Das A-FFIP ist auch dadurch charakterisiert, dass es Übungen aus empirischen Versuchsanordnungen der entwicklungspsychologischen (und klinischen) Forschung in therapeutische Interventionen umzusetzen versucht. Die Entwicklungsaspekte, die wiederholt als spezifisch eingeschränkt bei ASS beschrieben wurden, werden gezielt aufgegriffen und systematisch geübt. Die besondere Berücksichtigung von Grundfertigkeiten dient dazu, Entwicklungsdynamiken zu beachten und Fertigkeiten aufeinander aufbauend autismusspezifisch zu fördern, indem die Voraussetzungen für das Erreichen von Entwicklungsmeilensteinen beachtet werden. Grundfertigkeiten sind so definiert, dass sie einerseits für die Entwicklung weiterer Fertigkeiten von zentraler Bedeutung sind und andererseits Kinder mit ASS gerade in diesen Bereichen häufig deutliche Entwicklungsrückstände aufweisen, weshalb diese Kompetenzen grundlegend und über längere Zeit gefördert werden müssen. Dabei ist zu beachten, dass die menschliche Entwicklung nicht hierarchisch verläuft, sondern viele Prozesse zeitgleich verlaufen und somit auch zeitgleich geübt werden müssen (▶ Kap. 2). Aus diesem Grund sollten immer mehrere Entwicklungsbereiche parallel gefördert werden.

Die soziale, kognitive, sprachliche, motorische und Sauberkeitsentwicklung umfasst bei jedem Kind vergleichbare Entwicklungsschritte. Dennoch erfolgt die Entwicklung dieser Kompetenzen in einem jeweils individuellen Tempo und wird durch andere bereits vorhandene Fertigkeiten sowie Verhaltens- und zusätzliche emotionale Probleme, wie z. B. aggressive Verhaltensweisen oder Ängste, beeinflusst. Aus diesen Gründen ist das A-FFIP als eine individualisierte Therapie entwickelt worden. Das bedeutet, dass die Therapieziele individuell formuliert werden – in Abhängigkeit vom jeweiligen Entwicklungsstand – und dass auf das jeweilige Kind (und die Familie) zugeschnittene, möglichst effektive, evidenzbasierte Therapiemethoden verwendet werden. Hierbei werden selbstverständlich die Grundprin-

zipien, die Struktur und die Ziele des A-FFIP beibehalten und empirisch überprüfte Therapiemethoden systematisch und hoch strukturiert eingesetzt.

5.2   Aufbau der A-FFIP-Förderstruktur

5.2.1 Therapieziele, Grundfertigkeiten, Entwicklungsbereiche, Kompetenzebenen

Die Therapie von ASS erfordert wiederholt eine Auswahl aus einer großen Anzahl an möglichen Therapiezielen. Diese Ziele und ihr Erreichen müssen im Therapieverlauf vielfach überprüft und immer wieder angepasst werden. Daher wurde für das A-FFIP eine Förderstruktur erstellt, die dieses therapeutische Monitoring systematisieren und somit erleichtern soll (▶ Abb. 5.1). Die Beschreibung der Grundfertigkeiten und zugehörige Beispielübungen finden sich in ▶ Kap. 9, die Beschreibung der Entwicklungsbereiche und zugehörige Beispielübungen finden sich in ▶ Kap. 10.

Für jedes Therapieziel wurden Beispielübungen erstellt, die dem Aufbau von Fertigkeiten dienen (▶ Kap. 9, ▶ Kap. 10). Dabei wurden Übungen für 3 Schwierigkeitsebenen verfasst:

- Anfängerebene,
- Fortgeschrittenenebene,
- Profiebene.

Somit kann jedes Therapieziel (Grundfertigkeiten sowie Entwicklungsbereiche) in verschiedenen Schwierigkeitsgraden geübt werden. Die in diesem Buch aufgeführten Beispielübungen haben zum Ziel, das Grundprinzip der Förderung in den einzelnen Therapiezielen zu erklären, müssen aber durch die Therapeuten auf demselben Förderniveau flexibel und eigeninitiativ variiert werden, da die im Buch aufgeführten Beispielübungen nicht ausreichen, die Therapie für das Kind dauerhaft interessant und umfassend genug zu gestalten. Bei den Beispielübungen sowie der Variation der Übungen ist im Sinne des natürlichen Lernformats die aktive Beteiligung des Kindes unbedingt zu beachten, z. B. soll das Kind die Materialien oder Lerninhalte aktiv mit auswählen können.

5.2.2 Interventionsplanung

Grundlagen jeder Form von Intervention, sei es eine medikamentöse, pädagogische oder psychotherapeutische, sind eine differenzielle Indikationsstellung und die Formulierung eines oder mehrerer Therapieziele. Dafür sind sowohl die zentrale Autismussymptomatik als auch spezifische Entwicklungsrückstände des jeweiligen Kindes zu beachten. Daneben sollten immer auch komorbide Erkrankungen oder Verhaltensweisen (► Kap. 7) in der Interventionsplanung berücksichtigt werden.

Informationsquellen für die Formulierung individueller Therapieziele

> **Die 4 Informationsquellen der Interventionsplanung**
> - Standardisierte psychologische Testverfahren
> - Anamnestische Informationen der Eltern aus dem Erstgespräch und nachfolgenden Elterngesprächen
> - Einschätzungen der Erzieher aus dem Kindergarten
> - Informationen aus strukturierten Verhaltensbeobachtungen durch die Therapeuten selbst

Hierbei ist ein gestuftes Vorgehen sinnvoll:
- Am Beginn einer Förderung steht immer die Diagnostik der Autismus-Spektrum-Störung, aus der sich ein individuelles Symptomprofil der zentralen autismusspezifischen Verhaltensweisen ableiten lässt. Gleichermaßen wichtig ist die allgemeine, mehrdimensionale Entwicklungsdiagnostik, deren Ergebnis das Entwicklungsalter des Kindes in den verschiedenen untersuchten Dimensionen abbildet. Wie oben beschrieben, muss das Entwicklungsalter bei der Planung der Intervention herangezogen werden, da das chronologische Alter keine Einschätzung der individuellen Kompetenzen des Kindes erlaubt. Eine Überprüfung des Entwicklungsalters anhand eines standardisierten, mehrdimensionalen Entwicklungs- oder Intelligenztests sollte in jährlichen Abständen erfolgen.
- Zur Erfassung des aktuellen Entwicklungsstandes in einzelnen Förderbereichen (z. B. Sprache, Spiel, alltagspraktische Fertigkeiten etc.) kommt die »Checkliste zur Interventionsplanung« (siehe Arbeitsblatt 11.10; ► Abb 11.10) zum Einsatz, für die die 4 oben genannten Informationsquellen herangezogen werden. Daraus lassen sich dann die Therapieziele für das Kind ableiten. Hierbei wird folgendermaßen vorgegangen:
    - In den Entwicklungstests (z. B. Bayley III) sollte auf Einzelitem-Ebene überprüft werden, ob das Kind den Entwicklungsschritt bereits bewältigt hat. Entwicklungstests decken jedoch nicht alle Therapieziele ab und sind auch immer situations- bzw. motivationsabhängig. Daher müssen weitere Informationen ergänzt werden.
- Die Eltern werden daher in einem Erstgespräch zu den in der »Checkliste zur Interventionsplanung« aufgelisteten Fertigkeiten ihres Kindes befragt.
- Im Anschluss daran wird die Einschätzung der Erzieher in Bezug auf kindergartenrelevante Fertigkeiten in einem eigens dafür entwickelten Fragebogen erfragt (siehe Arbeitsblatt 11.7 »Fragebogen für Erzieherinnen/Erzieher«; ► Abb 11.7)
- Dann erfolgen 8–10 Therapiestunden mit dem Kind, in denen die Therapeuten nach einem ersten Beziehungsaufbau, Verstärkererprobungen und ersten Übungen auch zahlreiche Verhaltensbeobachtungen durchführen, um die restlichen Fertigkeiten einzuschätzen. Hierbei können die Übungen sowohl bereits zum Erlernen von Fertigkeiten (wenn das Kind die Voraussetzungen für die Übung mitbringt) als auch zur Diagnostik bzgl. der Einschätzung der aktuellen Fertigkeiten eingesetzt werden. Wenn eine Übung deutlich zu schwer ist, sollte sofort auf eine leichtere Schwierigkeitsebene oder sogar ein anderes Therapieziel zurückgegangen werden.
- All diese gewonnen Informationen werden in die »Checkliste zur Interventionsplanung« integriert. Darin sind die Fertigkeiten weitgehend so sortiert, wie sie im Entwicklungsverlauf auftreten, sodass die leichteren Fertigkeiten oben stehen und der Schwierigkeitsgrad ansteigt (◘ Abb. 5.2). Da die Entwicklung nicht immer rein hierarchisch verläuft, ist dies als Annäherung zu betrachten. Für jedes Therapieziel gibt es dabei 3 verschiedene Schwierigkeitsgrade (Anfänger-, Fortgeschrittenen- und Profiebene). Die in der Checkliste aufgeführten Fertigkeiten bezeichnen das Erreichen der Ebene. Ist eine Ebene bewältigt, werden Übungen der nächsten Ebene durchgeführt.
- Neben dieser Fertigkeitenanalyse werden über alle Bezugspersonen mögliche herausfordernde Verhaltensweisen (z. B. Aggressionen, Ängste, starke Rigidität, Manierismen, sensorische Interessen etc.) erfragt und im »Fragebogen herausfordernde Verhaltensweisen« notiert (siehe Arbeitsblatt 11.9; ► Abb. 11.9). Die Verwendung der CBCL (Child Behavior Checklist 1½-5) hat sich als sinnvolle Ergänzung erwiesen, um Problemverhaltensweisen aus Sicht der Eltern zu identifizieren. Die C-TRF (Caregiver-Teacher Report Form 1½-5) kann ergänzend von Erziehern ausgefüllt werden. In den Therapiestunden beobachtetes Pro-

	Therapieziel	Ebenen (Anfänger, Fortgeschrittene, Profis)	X/✓	X/✓	Priorität?
Grundfertigkeiten	Aufmerksam-keitskontrolle	Reagiert auf den eigenen Namen (Aufmerksamkeitszuwendung)	✓		
		Kann Unwichtiges ausblenden (z.B. Geräusche ignorieren, fokussiert bleiben)	✓		
		Kann konzentriert länger am Tisch sitzen, flexibel unterbrechen/weitermachen	✗		hoch
	Gemeinsame Aufmerksamkeit I: Blickfolge-verhalten	Folgt einem bewegten Gegenstand mit dem Blick	✓		
		Zeigt Blickfolgeverhalten in sozial-interaktiven Situationen	✗		hoch
		Nutzt den kommunikativen Blick eines anderen (z.B. dem Blick bei: »Gib mir das«)	✗		
	Imitation	Zeigt motorische Imitation einfacher Bewegungen	✓		
		Zeigt Imitation mit Gegenständen	✓	✓	
		Zeigt verbale Imitation	✓		
	Repräsentations-fähigkeit	Hat Objektpermanenz	✓		
		Versteht, dass Bilder reale Gegenstände repräsentieren	✗		hoch
		Kennt Prototypen (z.B. kann auf Bild auf Hund zeigen)	✗		
	Handlungs-planung	Kann vorgegebene Handlungsplanung mit Anleitung abarbeiten (z.B. Hände waschen)	✗		
		Kann einen Handlungsplan gemeinsam erstellen und abarbeiten	✗		
		Kann erweiterte Alltagsabläufe planen und abarbeiten (z.B. Popcorn machen)	✗		
	Selbst-wahrnehmung	Weiß, wie seine/ihre Körperteile heißen und wo sie sind (z.B. Wo ist dein Bein?)	✗		hoch
		Verwendet mein/dein richtig	✗		
		Benennt sich selbst entwicklungsaltersangemessen (erst mit Namen, dann mit »Ich«)	✗		

Abb. 5.2 Auszug aus der Checkliste zur Interventionsplanung

blemverhalten wird zudem von den Therapeuten erfasst und ebenfalls im »Fragebogen herausforderndes Verhalten« notiert.

Auswahl individueller Therapieziele

Wenn beide Checklisten (Interventionsplanung/herausfordernde Verhaltensweisen) vollständig bearbeitet sind, ergibt sich ein individuelles Fertigkeiten- und Symptomprofil für das Kind zum aktuellen Zeitpunkt. Nun müssen die konkreten Therapieziele festgelegt werden. Um hier die Auswahl zu erleichtern, können Eltern, Erzieher und Therapeuten in der »Checkliste zur Interventionsplanung« sowie dem »Fragebogen zu herausfordernden Verhaltensweisen« bestimmte Therapieziele mit besonderer Priorität kennzeichnen. Eltern wählen oftmals den Abbau sehr belastender Verhaltensweisen, die den Alltag des Kindes und der Familie stark beeinträchtigen, Erzieher sehen Prioritäten im Aufbau von Kompetenzen, die die Integration in die Kindergruppe erleichtern. Die Therapeuten setzen die Prioritäten wiederum unter Berücksichtigung der entwicklungspsychologischen Verläufe, der Symptomatik des Kindes sowie den Ressourcen von Kind und Familie. In der Zusammenschau der individuellen Prioritäten lässt sich dann eine fundierte Auswahl der Therapieziele und der jeweiligen Schwierigkeitsebene treffen. Den in der Checkliste abgefragten Fertigkeiten sind Übungen auf dem passenden Schwierigkeitsniveau zugeordnet (▶ Kap. 9 und

▶ Kap. 10). Wird z. B. in der Zeile »Zeigt verbale Imitation« ein Kreuz vermerkt, da das Ziel nicht bewältigt ist, sollte mit diesem Kind die zugehörige Übung »Verbale Imitation« aus ▶ Kap. 9 durchgeführt werden.

Im A-FFIP liegt der Schwerpunkt im Aufbau funktionaler Verhaltensweisen. Durch den Erwerb von Kompetenzen soll auch herausforderndes Verhalten langfristig (indirekt) abgebaut werden, indem das Kind Verhaltensalternativen erwirbt, die es stattdessen zeigen kann. Werden Verhaltensweisen gezeigt, die abgebaut werden sollen, ist daher eine Verhaltensanalyse zu machen (▶ Abschn. 8.2; siehe auch Arbeitsblatt 11.12 »Verhaltensanalyse, ▶ Abb. 11.12). Den Ansatzpunkt bilden dann der Aufbau fehlender Kompetenzen (O-Variable), die Änderungen der Konsequenzen, die auf das Verhalten folgen sowie ggf. der Einsatz von Visualisierungs- und Strukturierungshilfen (▶ Abschn. 8.7).

Bei herausforderndem Verhalten ist zudem immer zu prüfen, ob die Therapietechniken richtig angewendet werden (▶ Abschn. 5.3). Auch belastende Veränderungen im Alltag des Kindes können herausforderndes Verhalten hervorrufen.

Das Ergebnis der beschriebenen Förderdiagnostik ist eine für das Kind gut zu bewältigende Anzahl an Therapiezielen, die aus dem aktuellen Entwicklungsstand des Kindes, seiner Symptomkonstellation und seiner aktuellen Lebenssituation abgeleitet sind. Dabei sollten möglichst aus jedem Entwicklungsbereich Ziele identifiziert werden.

Es sollte immer auch mindestens eine Grundfertigkeit besonders intensiv geübt werden. Für jedes Kind sollten maximal 8 konkrete Ziele definiert sein. Natürlich kann diese Anzahl nach Bedarf individuell angepasst werden, in Abhängigkeit von dem Funktionsniveau des Kindes und der Kombination der Ziele. Mehr als 8 Ziele pro Therapiesitzung stellen allerdings für die meisten Kinder eine Überforderung dar. Herausfordernde Verhaltensweisen, wie z. B. Auto-/Fremdaggression haben, wenn vorhanden, immer auch Priorität in der Zielplanung, da sie oft eine große Belastung für Eltern und Kind und ggf. auch Institutionen (wie z. B. Kindergarten) darstellen und das Lernen des Kindes stark beeinträchtigen können. Die ausgewählten 8 Therapieziele werden in der Stundendokumentation des Kindes notiert (siehe Arbeitsblatt 11.1 »Planung und Dokumentation der einzelnen Therapiestunde«; ▸ Abb 11.11) und für die Planung der Therapiestunde herangezogen. Grundfertigkeiten sollten möglichst früh in der Therapie geübt werden, da sie die Voraussetzung für viele andere Fähigkeiten bilden.

5.2.3 Praktische Durchführung der einzelnen Therapiestunde

Wurden die ca. 8 Therapieziele für das Kind ausgewählt, kann mit der eigentlichen Förderung begonnen werden. Dafür können die in ▸ Kap. 9 und ▸ Kap. 10 aufgeführten Beispielübungen verwendet werden. Die Aktivitäten der einzelnen Stunde werden mit dem Kind gemeinsam anhand der visuellen Stundenplanung auf einen Plan aufgeklebt. Dafür kommen Bilderkarten, ein Plan mit Klettstreifen und eine »Fertig-Kiste« zum Einsatz. Auf den Bilderkarten sind die Materialien abgebildet, mit denen die Therapieziele geübt werden (◘ Abb. 5.3). Der Therapeut wählt deshalb in Abhängigkeit der aktuellen Therapieziele des Kindes vor der Stunde die entsprechenden Bilderkarten aus und legt sie bereit. Bei der Stundenplanung wird die Auswahl einiger Aktivitäten bzw. Materialien dem Kind überlassen, sodass nicht alle vorbereiteten Karten auch tatsächlich aufgeklebt werden. Vielen Kindern fällt gerade zu Beginn das Auswählen ohne vorgegebene Alternativen schwer. So bietet es sich an, auch hier eine gewisse Vorauswahl an Bilderkarten für das Kind zu treffen, aus denen es Übungen auswählen kann. Im Verlauf kann das Auswählen zunehmend freier erfolgen. Die von Therapeut und Kind ausgewählten Karten werden dann zu Beginn der Stunde gemeinsam auf den Plan geklebt und die Aktivitäten entsprechend nacheinander durchgeführt. Idealerweise ist der Plan leer, wenn die Stunde beendet wird.

Die Reihenfolge der Übungen in der Therapiestunde sollte immer so gewählt werden, dass eine gute Abwechslung zwischen schwereren und leichteren Übungen statt-

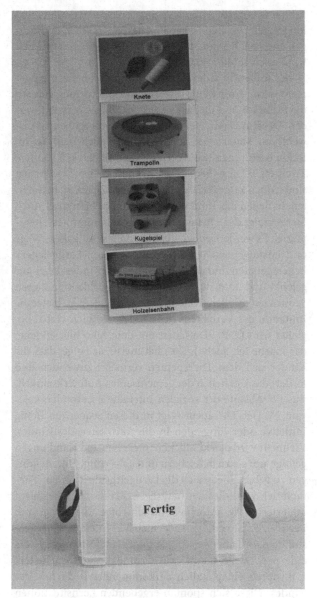

◘ **Abb. 5.3** Beispiel einer visualisierten Stundenplanung. (Foto: Elisabeth Mann)

findet. Hierbei sind auch die angewendeten Methoden zur Umsetzung der Übungen relevant. Ziele, die im diskreten Lernformat geübt werden, sollten immer mit solchen im natürlichem Lernformat und weniger direktiven Sequenzen abgewechselt werden, da ersteres für die Kinder oft eine anstrengendere Form des Lernens darstellt, die mehr Aufmerksamkeit erfordert. Die Aufmerksamkeitsspanne der Kinder ist sehr unterschiedlich und sollte daher als individueller Faktor in die Therapieplanung einfließen. Bei der Einschätzung, wie lange ein Kind am Tisch sitzen und aufmerksam mitarbeiten kann, sollten immer auch die individuelle Symptomatik (inklusive Komorbiditäten) und das Entwicklungsalter berücksichtigt werden. Grundsätzlich ist es sinnvoll, Übungen aus verschiedenen Entwicklungsbereichen zu mischen und besonders schwere Übungen eher am Beginn einer Stunde einzuplanen, wenn das Kind noch gut konzentriert ist.

Es sollten in jeder Therapiestunde Sequenzen eingeplant werden, die wenig direktiv sind und vorrangig durch die Initiative und die Interessen des Kindes gestaltet werden. Das Kind kann hier aus einer grob vorgegebenen Auswahl von Materialien auswählen und auch den Ort im Raum bestimmen, wo die Übung stattfinden soll (Boden, Tisch etc.). Diese Sequenzen im natürlichen Lernformat sind jedoch keinesfalls als Laissez-faire-Zeiten zu betrachten, in denen das Kind für sich allein beschäftigt ist. Auch hier verfolgt der Therapeut immer ein bestimmtes Therapieziel. Es werden jedoch die Materialien, Aufgaben, Wege und Lösungen nicht vorgegeben, sondern Lerngelegenheiten geboten und die Handlungen des Kindes dabei nur gelenkt und unterstützt. Eine gute Möglichkeit, in diesen Sequenzen mit dem Kind in Kontakt zu bleiben, bietet die Imitation des Verhaltens des Kindes, die auch verbal begleitet wird (z. B. »Du fährst mit dem Auto hier entlang, das mache ich auch«). Dies hat meist zur Folge, dass die Kinder sich dem Therapeuten vermehrt zuwenden und fördert das Herstellen der gemeinsamen Aufmerksamkeit, was für Abläufe der sozialen Interaktion besonders relevant ist. Der Therapeut zeigt in diesen Sequenzen wenig Initiative oder Eingreifen in die Aktivitäten des Kindes. Vielmehr wird den kindlichen Interessen und Handlungen gefolgt, um sie zu bereichern und, falls nötig, Hilfestellungen zu geben. Bietet sich die Lerngelegenheit für ein Therapieziel, wird dies auf natürliche Art in den Spielablauf integriert (z. B. »Möchtest du ein rotes oder ein grünes Lego?«). Erfahrungsgemäß entstehen in einer Therapiestunde natürlicherweise auch ungeplante Situationen, die eine potenzielle natürliche Lernmöglichkeit darstellen, z. B. durch ein plötzlich aufkommendes Bedürfnis des Kindes. Diese sich spontan ergebenden Lernsituationen beinhalten dabei möglicherweise auch ein Therapieziel, was aktuell nicht im Behandlungsplan vorgesehen ist. Wenn das Kind genügend Motivation und Konzentration aufbringt, um das Ziel zu üben, und davon profitieren kann, sollten Therapeuten hier flexibel reagieren und diese sich spontan ergebenden Lerngelegenheiten therapeutisch nutzen.

Insgesamt ist auch darauf zu achten, dass genügend aktive Sequenzen stattfinden, besonders zu Anfang und Ende einer Therapiestunde, in denen die Kinder ihren natürlichen Bewegungsdrang ausleben können. Gerade sozial-interaktive Ziele, wie Blickkontakt oder Sichabwechseln, können in der Schaukel, auf dem Trampolin oder bei einem Ballspiel geübt werden.

Manchmal können durch eine Übung auch mehrere Therapieziele abgedeckt werden. So können z. B. in einem Regelspiel sowohl das Abwechslungsprinzip als auch der Umgang mit dem Würfel sowie der Blickkontakt geübt werden. Bei der Umsetzung solcher komplexer Übungen müssen Fertigkeiten, Motivation und Aufmerksamkeit/Konzentration des Kindes beachtet werden, und der Therapeut muss jeweils bewusst die entsprechenden Therapieziele im Blick haben. Grundsätzlich können jedoch mehrere Ziele in einer Sequenz geübt werden, wenn das Kind dazu in der Lage ist und davon profitiert.

Dass die Therapiestunde von einer Begrüßungs- und Verabschiedungssequenz eingerahmt sein sollte, ist selbstverständlich. Da Kinder mit ASS allerdings oftmals Schwierigkeiten haben, diese Abläufe selbstständig zu gestalten, sollten die Therapeuten hierauf besonders achten und Begrüßung und Verabschiedung auf dem jeweiligen Fertigkeitenniveau (gestisch, verbal, mit Blickkontakt etc.) und ggf. mit entsprechender Hilfestellung einfordern.

5.2.4 Therapiezielmonitoring

Nach einer sorgfältigen Interventionsplanung zu Beginn der Förderung ist eine wiederholte Überprüfung des Therapieverlaufs nötig. Dies ist von großer Wichtigkeit, um den Entwicklungsverlauf und die Effektivität der eingesetzten Methoden und Übungen im Hinblick auf die Therapieziele zu überprüfen und fortlaufend anzupassen. Hierfür werden die jeweiligen Fortschritte und Schwierigkeiten des Kindes direkt nach Ende jeder Therapiesitzung in einem Stundendokumentationsblatt eingetragen. Dort sind immer auch die aktuellen Therapieziele festgehalten. Die fortlaufende Stundendokumentation spiegelt so die Entwicklung des Kindes in Bezug auf die Therapieziele wider. Eine entsprechende Vorlage beeinhaltet Arbeitsblatt 11.11 »Planung und Dokumentation der einzelnen Therapiestunde«; ▶ Abb 11.11.

> **Dokumentation**
> Folgende Aspekte werden nach jeder Stunde dokumentiert:
> - Aktuelle Therapieziele des Kindes
> - Durchgeführte Übungen zur Erreichung der Therapieziele
> - Verwendetes Material
> - Umsetzung der Übungen durch das Kind (Kompetenzen, Hindernisse, Reaktionen auf das Therapiematerial)
> - Eingesetzte Prompts
> - Sonstige Besonderheiten (Tagesform, Komorbiditäten etc.)

Diese Dokumentation dient neben der Kontrolle des Therapiefortschrittes auch als Grundlage für die Planung der nächsten Therapiestunde. Der Therapieverlauf wird regelmäßig überprüft und die Ziele werden immer angepasst, wenn das Kind sie gemeistert hat. Als gemeistert gilt ein Ziel immer dann, wenn die Profiebene bewältigt wurde oder das Kind den Stand erreicht hat, den es bei seinen gegebenen Ressourcen erlernen kann.

Viele Kinder erreichen die Therapieziele auf der Profiebene, aber nicht jedes Kind ist dazu in der Lage. Insofern ist es wichtig zu beachten, dass sich die Erreichbarkeit von Therapiezielen zwischen den Kindern unterscheiden kann. Je nach individuellen Möglichkeiten kann es sein, dass ein Kind bezüglich eines bestimmten Ziels auf Anfänger- oder Fortgeschrittenenebene verbleibt. Nach Ausschluss von Fehlern aufseiten der Therapieplanung, einer falschen Einschätzung der Kompetenzen des Kindes sowie therapeutischer »Fallen« (▶ Abschn. 5.3) sollte das entsprechende Therapieziel auf dieser Stufe als beendet betrachtet und andere Therapieziele mit den zugehörigen Übungen in den Fokus der Therapie genommen werden.

Im Rahmen von A-FFIP werden explizit keine allgemeingültigen Häufigkeiten des Zielverhaltens angegeben, die ein Kind zeigen muss, bevor zur nächsten Schwierigkeitsebene oder zum nächsten Ziel übergegangen wird, da dies als zu unflexibel erachtet wird. Es ist die Aufgabe der Therapeuten, durch sensibles Monitoring und gute Dokumentation das Erreichen von Meilensteinen durch das Kind zu erfassen und entsprechend darauf zu reagieren. Um dies zu gewährleisten, sollten nach jeder 6. Therapiestunde eine Begutachtung des Therapieverlaufs und eine Bewertung der Aktualität der Therapieziele erfolgen. Die Basis dafür bildet die oben beschriebene Stundendokumentation. Gilt ein Zielverhalten als bewältigt, sollte es in den kommenden Stunden dennoch weiter genutzt werden, damit es im Repertoire des Kindes verbleibt. Ein Zielverhalten sollte niemals nur in der Therapiestunde gemeistert sein, sondern immer auch auf den Alltag übertragen worden sein. Erst wenn das Zielverhalten auf verschiedene Situationen generalisiert wurde und wiederholt durch das Kind auch ohne Prompts spontan gezeigt wurde, ist es als vollständig bewältigt einzuschätzen.

Sollte die Entwicklung des Kindes stagnieren oder sogar regredieren, ist eine sorgfältige Analyse der Ursachen notwendig. Dabei muss die Förderung im Hinblick auf die »typischen Fallen« kritisch betrachtet werden (▶ Abschn. 5.3), aber es müssen auch das Therapiematerial, der Aufbau der gesamten Stunde, die Verstärkung und die Mitarbeit der Eltern/des Kindergartens analysiert werden. Reflexion über das eigene therapeutische Vorgehen ist grundsätzlich in jeder Förderung nötig, in einer solchen Situation allerdings unerlässlich. Regression liegt immer dann vor, wenn ein Kind bereits bewältigte Fertigkeiten

nicht mehr meistern kann und zwar in einem Ausmaß, das über wechselnde Tagesform hinausgeht. Kriterien für Stagnation oder Regression in der Entwicklung sind nicht allgemeingültig formulierbar, da das Lerntempo individuell verschieden ist und Therapieziele darüber hinaus unterschiedliche Schwierigkeitsgrade aufweisen, sodass nicht jedes Ziel in der gleichen Zeit erreicht wird. Passt der Fortschritt des Kindes nicht zu dem für das Kind typischen Lerntempo bzw. zu seinen kognitiven Möglichkeiten, sollte eine genaue Analyse und Supervision der vergangenen Therapiestunden durchgeführt und die Förderung entsprechend angepasst werden. Videoaufnahmen der Therapiestunden sind hierbei äußerst hilfreich. Bei einzelnen Kindern mit ASS kann eine Regression von Fertigkeiten auch organisch bedingt sein. Aus diesem Grund sollte eine organische Abklärung bei deutlicher und länger anhaltender Regression von Fertigkeiten nach Ausschluss von anderen Gründen (o. g. Aspekte der Therapie, starke elterliche Belastung, Umzug etc.) schnellstmöglich eingeleitet werden.

Zur Erfassung des Therapiefortschrittes können zudem zahlreiche Testverfahren eingesetzt werden. Über die unerlässliche jährliche Entwicklungsdiagnostik hinaus kann auch das ADOS-2 wiederholt werden, um Symptomveränderungen in der Symptomtrias zu überprüfen. Zusätzlich können spezifische Tests oder Fragebögen eingesetzt werden (z. B. zur Sprachentwicklung). Entsprechende Empfehlungen lassen sich den aktuellen Leitlinien zur Diagnostik entnehmen (AWMF-S3-Leitlinien Autismus-Spektrum-Störungen im Kindes-, Jugend- und Erwachsenenalter; Teil I: Diagnostik; http://www.awmf.org. html).

5.3 Typische Fallen in der Planung und Durchführung der Therapie

Therapeuten und Eltern haben in der Regel zum Ziel, dass Kinder mit ASS möglichst schnell die bisher nicht erreichten Entwicklungsschritte aufholen, auch um die im Kleinkind- und Vorschulalter vorhandene hohe Plastizität des Gehirns auszuschöpfen. Unbestritten können mit dem richtigen therapeutischen Ansatz oftmals große Fortschritte erzielt werden. Allerdings müssen sowohl die Therapieziele als auch das Tempo der Förderung, die zeitliche und inhaltliche Abfolge der Übungen sowie die eingesetzten Therapiemethoden passend gewählt werden, da das Kind ansonsten von der Therapie nicht richtig profitiert. Hinweise darauf, dass diese Prinzipien nicht erfüllt sind, bilden Problemverhaltensweisen des Kindes, die deshalb immer genau analysiert (▶ Abschn. 8.2) und darauf basierend geeignete Maßnahmen ergriffen werden müssen. Auch mangelnder Fortschritt in der Beherrschung der geübten Fertigkeiten ist ein klarer Indikator für Über- oder Unterforderung des Kindes, eine nicht korrekte Auswahl der Übungen oder auch einen inkorrekten Einsatz der therapeutischen Methoden.

5.3.1 Über- oder Unterforderung

Eine Therapiestunde so vorzubereiten und durchzuführen, dass sie optimal an den Entwicklungsstand des Kindes mit Autismus-Spektrum-Störung angepasst ist, stellt eine gewisse Herausforderung dar. Die Erwartungen der Eltern, des Kindergartens bzw. die eigenen Erwartungen als Therapeut können dazu führen, dass man das Kind inhaltlich überfordert. Allerdings kann es durch Überforderungsängste oder mangelnde Fachkenntnis auch dazu kommen, dass ein Kind in der Therapie unterfordert wird und wertvolle Therapiezeit ungenutzt bleibt. Beide Problemsituationen gilt es zu verhindern, indem das richtige Ausmaß an Anforderung für das jeweilige Kind angestrebt wird. Kindern mit ASS fällt es störungsbedingt schwer, Über- oder Unterforderung und die damit verbundene Frustration zu artikulieren. Die Anzeichen eines solchen Zustandes im Verhalten des Kindes müssen folglich frühzeitig wahrgenommen und die Anforderungen entsprechend angepasst werden.

Dass eine Über- oder Unterforderung vorliegt, zeigt sich an den Reaktionen des Kindes. Man erkennt dies an folgenden Verhaltensweisen:

- mangelnde Reaktionsbereitschaft, Passivität, fehlende Motivation,
- oppositionelle Verhaltensweisen,
- Auto-/Fremdaggression,
- hohe Ablenkbarkeit, Hyperaktivität,
- Weinen/Dysphorie,
- Ängstlichkeit,
- erhöhte Rigidität/vermehrte Stereotypien.

Um diese Reaktionen des Kindes nicht zu übersehen, sind eine aufmerksame und sensible Grundhaltung sowie das Lesen der Signale (Mimik, Körpersprache, Verbalisierungen) des Kindes besonders wichtig. Hierfür können bereits in der Stunde selbst Überlegungen erfolgen, die sich – basierend auf einer kurzen Verhaltensanalyse – auf die Auslöser, Reaktion und Konsequenz des kindlichen Verhaltens richten. Die Ergebnisse dieser Kurzanalysen werden dann für die therapeutische Entscheidung herangezogen. Zusätzlich sollten diese Verhaltensweisen immer auch im Nachhinein sorgfältig überprüft werden, und es sollte mittels umfassender Verhaltensanalysen herausgearbeitet werden, was zu dem Verhalten des Kindes geführt hat (► Abschn. 8.2). Es gilt zu bedenken, dass jedes Verhalten, auch solches, das sich dysfunktional äußert, für das Kind eine bestimmte Funktion erfüllt. Oftmals soll damit eine emotionale Problemlage kommuniziert werden. Daher muss das dahinterstehende Bedürfnis immer ernst genommen werden, auch wenn das gezeigte Verhalten selbstverständlich perspektivisch abgebaut werden soll. Eine reine Löschung des Problemverhaltens (z. B. durch Verstärkerentzug) ohne Betrachtung dessen, was das Verhalten hervorgerufen hat, ist ein Übergehen kindlicher Bedürfnisse und langfristig nicht wirksam, da es zu anderem Problemverhalten führt.

Es sollte bei Zeichen von Über- oder Unterforderung immer überprüft werden, ob die gestellte Anforderung aufgrund des Entwicklungsalters des Kindes überhaupt zu bewältigen ist oder ob das Therapieziel nicht bereits gemeistert und die Übung daher sehr uninteressant ist. Darüber hinaus sollten auch Ursachen außerhalb der Therapie überprüft werden. Dabei ist zu klären ob z. B. größere Veränderungen in der Familie erfolgt sind (z. B. ein Umzug) oder ob im Kindergarten aktuell eine besondere Herausforderung für das Kind vorliegt (z. B. mehrere neue Kinder in der Gruppe).

Hat man Über- oder Unterforderung im Rahmen der Therapiestunde festgestellt, ist es wichtig, die Ursachen zu identifizieren, um eine geeignete Anpassung der Anforderung vornehmen zu können.

An Ursachen kommen in Frage:

- mangelnde Beachtung der Interessen des Kindes,
- zu viel oder zu wenig Hilfestellung (Prompts),
- unpassende Geschwindigkeit,
- zu schwere/leichte Therapieziele,
- Vernachlässigung von Vorläuferfertigkeiten.

Um den Interessen des Kindes Beachtung zu schenken und sein Mitgestaltungsbedürfnis zu berücksichtigen, sollten immer nondirektive natürliche Sequenzen in die Therapiestunde eingebaut werden. Darüber hinaus sollten Wahlmöglichkeiten in Bezug auf die verwendeten Materialien gegeben werden. Für die Umsetzung einer Übung sind oftmals mehrere Spiele oder Gegenstände gleich gut geeignet. Kinder haben z. B. unterschiedliche Vorlieben, was Motive auf Spielmaterialien angeht, was in diesem Zusammenhang berücksichtigt werden sollte (Tiermemory oder Fahrzeugmemory, Regelspiele mit farbigen Spielsteinen, Zügen, Gespenstern etc.).

Es sollte immer auch reflektiert werden ob die Hilfestellung (Prompts) in geeignetem Maß erfolgt ist. Als Grundprinzip gilt hier, dass das Kind stets so viel Hilfe bekommt wie nötig, allerdings so wenig wie möglich (► Abschn. 8.5).

Ist die Geschwindigkeit zu schnell, sodass ein Kind den Anforderungen nicht folgen kann, führt dies zu Überforderungserleben und Frustration. Ebenso kann das Vorgehen zu langsam sein und dazu führen, dass das Kind sich langweilt, nicht motiviert und insgesamt unterfordert ist.

Werden Ziele zu schnell beendet, also bevor sie tatsächlich bewältigt sind, wird das Kind Schwierigkeiten haben, darauffolgende Entwicklungsschritte zu meistern, da die Basis dafür nicht vorhanden ist. Es gilt auch darauf zu achten, dass die erlernten Verhaltensweisen ausreichend generalisiert werden, bevor zu einem neuen Therapieziel übergegangen wird. Diese Aspekte unterstreichen die Wichtigkeit einer sorgfältigen Dokumentation sowie Interventionsplanung, die den Entwicklungsstand des Kindes berücksichtigt. Ebenso wichtig ist das anschließende Monitoring des Therapieverlaufs.

Aus der obigen Auflistung der Ursachen von Über- oder Unterforderungslagen wird deutlich, dass es nicht immer nötig ist, ein Therapieziel zu verändern; manchmal kann auch ein angemessenes Tempo in der Stunde und ausreichende, aber nicht zu viele Hilfestellung eine geeignete Maßnahme sein.

Liegt die Ursache im Umfeld des Kindes (z. B. große Veränderungen, familiäre Belastungssituationen) sind entsprechende Gespräche mit den Bezugspersonen (Eltern, Erziehern) zur direkten Lösung von Überforderung zuhause oder im Kindergarten notwendig.

Beim Umgang mit Problemverhalten muss beachtet werden, dass diese Verhaltensweisen durch die Anpassung der Anforderung nicht unbeabsichtigt verstärkt werden. Es sollte vermieden werden, dass das Kind fälschlicherweise lernt, dass es schwierige Aufgaben umgehen kann, wenn es die Therapeuten ignoriert oder störende Verhaltensweisen zeigt. Durch umsichtige Therapieplanung und sorgfältiges Monitoring werden diese Situationen allerdings selten auftreten, sodass eine unbeabsichtigte Verstärkung der störenden Verhaltensweisen als Kommunikationsmittel oder Anforderungsvermeidung unwahrscheinlich wird.

Die Anforderungen sollten mit zunehmendem Entwicklungsalter insgesamt steigen, damit das Kind von der Förderung profitiert und motiviert bleibt. Nur ein Kind, das Erfolgserlebnisse erfährt, sich als kompetent erlebt und als stark genug, die Anforderungen zu bewältigen, kommt gerne zur Therapie.

5.3.2 Falsche Anwendung von lern- und verhaltenstherapeutischen Methoden

Falsche Verstärkung

Beim Einsatz von Verstärkung zum Aufbau und Erhalt der Motivation des Kindes finden sich zahlreiche Fehlerquellen. Umsichtige Verstärkung ist allerdings für die Motivation und Kooperation des Kindes unerlässlich (▸ Abschn. 8.1).

Unwirksame Verstärker Damit ein Verstärker auch als solcher wirksam ist, muss sichergestellt werden, dass das Kind ihn auch wirklich mag. Dabei sind die Vorlieben individuell sehr unterschiedlich. Es ist möglich, dass ein Verstärker, der für ein neurotypisches Kind interessant ist, für ein Kind mit ASS keine Belohnung darstellt, dass aber ein Gegenstand, der auf den ersten Blick eher neutral wirken mag (z. B. eine Kiste mit Papierschnipseln) für ein bestimmtes Kind einen attraktiven Verstärker darstellt. Hier muss ausprobiert werden, was das jeweilige Kind mag und zwar wiederkehrend in regelmäßigen Abständen. Vorlieben und Interessen ändern sich über die Zeit und mit steigendem Entwicklungsalter, Verstärker müssen deshalb immer wieder angepasst werden (▸ Abschn. 8.1). Des Weiteren verlieren Verstärker möglicherweise an Reiz, wenn sie über eine Zeit zum Einsatz kamen (Habituation).

Undifferenzierte Verstärkung Die Verstärkung sollte die Anstrengung bzw. Leistung des Kindes abbilden. Wird ein Zuwachs von Fertigkeiten nicht mehr verstärkt, wird die Anstrengung, die dafür nötig ist, vom Kind nicht als lohnenswert erachtet und die Verstärkung erzielt nicht die gewünschte Wirkung. Hierfür ist es hilfreich, die Hierarchie der Verstärker für das Kind zu kennen. So kann z. B. der beste Verstärker für die größte Anstrengung gegeben werden.

Selbstverstärkung/mangelnde Verstärkerkontrolle Hat das Kind die Möglichkeit, sich jederzeit selbst zu verstärken, ist die Verstärkung für die Lernmotivation unwirksam, da sie nicht mit der Anstrengung bzw. Leistung des Kindes in Zusammenhang steht. Das Kind kann in diesem Fall sogar eine Anforderung vermeiden, aber dennoch Verstärkung erhalten. Hierbei gilt es zu berücksichtigen, dass Verstärkung sehr vielfältig sein kann. Daher muss sensibel beobachtet werden, ob ein Kind etwas zur (Selbst-)Verstärkung benutzt. Eine hilfreiche Maßnahme ist es, die Verstärkergegenstände in einer Kiste zu verstauen, die nur den Therapeuten zugänglich ist. Dabei muss jedoch die Verstärkung mit Gegenständen, die sich im Raum befinden, weiter berücksichtigt werden (Oberflächen, Möbel etc. stellen für manche Kinder ebenfalls Verstärker dar).

Zu vorhersehbare Verstärkung Ist die Verstärkung für das Kind zu vorhersehbar, kann es entscheiden, ob sich für die in Aussicht stehende Verstärkung die Anstrengung lohnt. Ggf. kommt es auch zu Verhandlungssituationen zwischen Kind/Therapeut oder Kind/Eltern. Daher sollte Verstärkung immer variiert werden und für das Kind auch überraschend bleiben. Eine Ausnahme bilden Tokensysteme, bei denen vorher vereinbart wird, was das Kind mit den Token erhalten kann. Diese werden allerdings in der Frühförderung sehr selten eingesetzt, da sie vorhandenes Symbolverständnis und gut ausgeprägte exekutive Funktionen

5

(Belohnungsaufschub, Inhibition, Handlungsplanung) voraussetzen, die nur bei hochfunktionalen Vorschulkindern mit ASS überhaupt als Voraussetzungen gegeben sind.

Mangelnde Verstärkerkontingenz Wenn das Kind nicht emotional oder kognitiv verknüpft, für welches Verhalten es verstärkt wurde, wird es das richtige Verhalten nicht mit der Verstärkung in Zusammenhang bringen. In diesem Fall wird die Wahrscheinlichkeit, dass das Verhalten wieder gezeigt wird, durch den Verstärker nicht erhöht. Daher muss immer die Aufmerksamkeit des Kindes gegeben sein sowie der Zusammenhang zwischen dem Verhalten und dem Verstärker deutlich gemacht werden (zeitliche Kontingenz, verbales Begleiten der materiellen Verstärkung).

Unpassende Verstärkerhäufigkeit Wird Verhalten, das neu gelernt werden soll, nur gelegentlich verstärkt, wird die Wahrscheinlichkeit, das Verhalten öfter zu zeigen, durch den Verstärker nicht oder kaum beeinflusst. Wenn ein Verhalten neu aufgebaut werden soll, muss es zunächst kontinuierlich verstärkt werden. Je stabiler ein Verhalten allerdings gelernt wurde, desto wirksamer ist die intermittierende Verstärkung. Hier würde eine kontinuierliche Verstärkung wiederum dazu führen, dass das Verhalten vom Verstärker abhängig bleibt und nicht in das spontane Verhaltensrepertoire des Kindes überführt werden kann.

Grundsätzlich sind natürliche Verstärker, die sich aus der Situation ergeben, am besten geeignet (z. B. der Erhalt eines Gegenstandes, der zuvor verbal benannt wurde). Artifizielle Verstärker ohne Situationszusammenhang werden häufiger zu Beginn einer Förderung eingesetzt, sollten aber im Verlauf nicht mehr eingesetzt werden, da sie weniger wirksam sind und mehr Fehlerquellen beinhalten. Zudem sollten so viel wie möglich variable soziale Verstärker im Laufe der Therapie eingesetzt werden und die materiellen Verstärker allmählich überflüssig machen.

Unbeabsichtigte Hilfestellung

Hilfestellungen (Prompts) stellen ein wichtiges Therapiewerkzeug in der Frühförderung von Kindern mit ASS dar. Auch bei Berücksichtigung der Grundprinzipien des Prompting (▶ Abschn. 8.5) kann es jedoch zu unbeabsichtigter Hilfestellung kommen. Wird z. B. eine Anzahl von Gegenständen, die ein Kind benennen soll, in immer der gleichen Reihenfolge präsentiert, kann es sein, dass das Kind diese implizite Hilfestellung nutzt und die Gegenstände richtig benennt, ohne jedoch korrekte Objekt-Wort-Verknüpfungen erlernt zu haben. Das gleiche Prinzip gilt für die Präsentation verschiedenster Therapiematerialien (z. B. beim Erlernen von Farben etc.). Daher sollte die Reihenfolge bei der Präsentation von Therapiematerialien immer variiert werden.

Verbale Aufforderungen sollten ebenfalls immer flexibel gegeben werden. Andernfalls kann es sein, dass ein Kind lernt, auf eine ganz bestimmte Frage die richtige Antwort zu geben, weil dies durch Konditionierung gelernt wurde. Sobald die Frage jedoch anders formuliert wird, wird deutlich, dass das Kind die Aufgabe noch nicht bewältigt hat.

Auch begleitende Gesten oder eine Hinwendung der eigenen Aufmerksamkeit zur richtigen Lösung können als indirekte Hilfestellung dienen.

Hierbei ist anzumerken, dass diese Hilfestellungen nicht generell vermieden werden müssen. Sie können v. a. zu Beginn einer neuen Übung als Prompt dienen. Jedoch sollten Therapeuten sich über die Hilfe im Klaren sein und sie entsprechend bewusst einsetzen und auch wieder ausblenden, wenn das Kind die Übung auch ohne die Hilfestellung bewältigen kann. Eine Abhängigkeit von Prompts sollte unbedingt vermieden werden.

5.4 Therapeutische Grundhaltung bei autismusspezifischer Förderung

5.4.1 Sensibilität und Einfühlungsvermögen

Das A-FFIP basiert auf humanistischen Grundprinzipien. Dies bedeutet, dass die Wertschätzung, Freiheit und Würde des Individuums im Zentrum dieses Ansatzes stehen. Dabei ist auch die Vermittlung von maximaler Autonomie des Kindes von großer Bedeutung, soweit das im Rahmen der Grunderkrankung möglich ist. Das Ziel des A-FFIP ist es, ein Lernklima zu schaffen, das von den Kindern und ihren Eltern als unterstützend, motivierend und angstfrei erlebt wird. Dies wird durch positive Zuwendung zum Kind, den Einbezug seiner Interessen sowie den intensiven Einsatz sozialer Verstärkung erreicht. Auch die Anwendung motivierender Techniken im Rahmen von lern- und verhaltenstherapeutischen Prinzipien trägt zur Erreichung eines fördernden Lernklimas bei.

Therapeuten tragen zudem die Verantwortung, das Kind und die Eltern, basierend auf dem aktuellen Stand der Forschung, umfassend zu beraten. In diesem Sinne werden die Eltern im entwicklungsgemäßen, fördernden Umgang mit ihrem Kind intensiv angeleitet, damit sie neu erworbene Fertigkeiten des Kindes auch im Alltag mit ihm üben können. Auf diese Weise wird die Übertragung des Gelernten in andere Lebensbereiche des Kindes möglich, und die Eltern können zudem positive Selbstwirksamkeitserfahrungen bezüglich ihrer eigenen Erziehungs- und Förderkompetenzen machen. Das Ziel aller Bemühungen sollte sein, das Kind mit ASS und seine Familie so gut wie möglich auf ihrem Weg zu begleiten und zu unterstützen, neue Möglichkeiten aufzuzeigen sowie förderliche Verhaltensweisen zu vermitteln und zu trainieren.

In der Arbeit mit Kindern mit ASS besteht bei sämtlichen Methoden die Gefahr, dass sie so eingesetzt werden, dass sie den o. g. Prinzipien entgegenstehen und damit nicht förderlich für das Kind und seine Familie sind. Auf mögliche Fehlentwicklungen im Rahmen der Therapie wird im Folgenden eingegangen.

5.4.2 Gefahr von Drill, Dressur und Manipulation

Kinder mit ASS müssen meist große Entwicklungsrückstände aufholen. Dies ist nur möglich durch regelmäßige, häufige positive Lernerfahrung und wiederholtes Üben, das regelhaft im Rahmen der Therapie und darüber hinaus erfolgen muss. Die Gefahr von Drill, d. h. einem autoritären Therapie- oder Erziehungsstil, bei dem das Kind durch die sehr häufige Wiederholung immer gleicher Übungen und durch Auswendiglernen zu hohen Leistungen gebracht werden soll, ist bei manchen Formen von autismusspezifischer Therapie gegeben. Bei der Anwendung von Übungen im Rahmen des A-FFIP ist deshalb darauf zu achten, dass die Kinder diese bewältigen können, dass sie bei den Aufgaben gerne mitmachen und dass diese die soziale und die Lernmotivation sowie die Generalisierung fördern. Es sollten natürliche, im Alltag vorkommende Stimuli mit natürlichen und zur Situation passenden Verstärkern gewählt werden. Für Kinder mit ASS bedeuten einige Übungen auch eine große Anstrengung. Diese Leistung sollte von den Therapeuten immer beachtet und Wert geschätzt werden, auch wenn es darum geht zu beurteilen, welches Tempo und Pensum an Anforderungen ein Kind bewältigen soll. Natürlich wollen alle Therapeuten ebenso wie die Eltern, dass die Kinder so umfassend wie möglich von der Förderung profitieren. Dennoch müssen die eigenen therapeutischen Ziele und die Ziele der Eltern immer auch mit den Ressourcen des Kindes abgeglichen werden. Gerade weil es Kindern mit ASS oftmals schwer fällt, ihre Gefühle und ihr Befinden zu äußern, sich verbal oder nonverbal auszudrücken, ist hier besondere Sensibilität gefragt.

Autismusspezifische Therapie beinhaltet immer auch Verhaltensmodifikation und das intensive Lernen von Neuem. Es besteht dabei die Gefahr von Dressur, indem positive Verstärkung sehr mechanisch eingesetzt wird und den Kindern ungewollt vermittelt wird, nur dann bestimmte Verhaltensweisen zu zeigen, wenn sie dafür etwas bekommen. Durch einen solchen Mechanismus wird das Kind von der Umgebung direkt abhängig, da es nicht lernt, eigene funktionelle Verhaltensweisen auch selbstbestimmt einzusetzen. In Bezug auf den Einsatz von positiver Verstärkung sollte folglich beachtet werden, dass das Kind ein Verhalten dauerhaft nicht allein deshalb zeigt, weil es einen bestimmten Verstärker (z. B. ein Gummibärchen) haben

möchte. Vielmehr soll erreicht werden, dass es den Aufforderungen der Therapeuten (sowie auch der Eltern) gerne nachkommt, weil es grundsätzlich motiviert ist mitzumachen, weil die therapeutische (sowie auch die Eltern-Kind-) Beziehung wertschätzend, positiv und verlässlich ist und das Kind auch selbst Spaß am Lernen und an der sozialen Interaktion entwickelt. Die Verstärkung sollte immer zuverlässig bei gezeigtem Zielverhalten erfolgen, aber in ihrer Art flexibel eingesetzt werden. Die Abhängigkeit des Lernerfolges von spezifischen, insbesondere materiellen, Verstärkern sollte unbedingt vermieden werden. Dies wird durch den zunehmenden Einsatz von sozialer Verstärkung sowie bei stabilem Verhalten auch durch die Flexibilisierung sowie das allmähliche Ausschleichen von Verstärkung erreicht. Jede Art der Verstärkung sollte von Beginn an auch immer mit sozialem Lob begleitet werden. Anstrengungen des Kindes, das richtige Verhalten zu zeigen und etwas Neues zu lernen, müssen ebenfalls immer positive Beachtung finden und verstärkt werden, um die Motivation des Kindes zu fördern.

In diesem Zusammenhang sollte auch berücksichtigt werden, dass Kinder mit ASS auch Verhaltensweisen zeigen können, die durchaus herausfordernd für ihr Umfeld sind. Allerdings zeigen auch Kinder ohne ASS gelegentlich ein solches Verhalten, da dies Teil der kindlichen Entwicklung ist. Jedes Kind sollte die Möglichkeit haben, auch störende Verhaltensweisen auszuprobieren, Grenzen auszutesten und dabei von Erwachsenen (Bezugspersonen, Therapeuten, Erziehern, Lehrern etc.) auf wertschätzende Art und Weise angeleitet und gelenkt zu werden. Das gilt im therapeutischen Setting in gleicher Weise wie in anderen Lernumfeldern des Kindes.

Es kann vorkommen, dass die Therapeuten in der autismusspezifischen Therapie im Vorhinein Lernsituationen schaffen müssen, die sich dem Kind gewissermaßen als Hindernisse darstellen, z. B. etwas auf ein Regal zu legen, um einen Kommunikationsanlass zu geben. Dies ist eine dem Kind verborgene Einflussnahme, wie sie allgemein in der Erziehung von Kindern üblich ist, um das Kind zu einem gewünschten Verhalten zu bringen, das seine Entwicklung und Kompetenzen erweitert. Davon abzugrenzen ist Manipulation, die durch gezielte und verdeckte Einflussnahme das Erleben und Verhalten einer Person beeinflussen will, wobei der Zweck und das Ziel verborgen bleiben und regelhaft nicht im Interesse der manipulierten Personen liegen. Bei Übungen mit Einflussnahmecharakter, aber auch bei der später erklärten Technik des »Prompting« ist es somit von großer Wichtigkeit, immer eine respektvolle und wohlwollende Haltung dem Kind gegenüber beizubehalten, um den Charakter von Täuschung oder Manipulation zu vermeiden. Der therapeutische Gedanke der jeweiligen Übungen und Techniken ist dabei stets, die Autonomie des Kindes zu fördern, indem es Fertigkeiten durch das selbstständige Lösen von Aufgaben oder über gezielte Unterstützung erlernt.

5.4.3 Gefahr von »Laisséz-faire«

Im Gegensatz zu den o. g. Gefahren von Drill, Dressur und Manipulation besteht jedoch auch die Gefahr, ein Kind in der Therapie nicht gemäß seiner Möglichkeiten zu fordern und zu fördern. Dies ist z. B. der Fall, wenn das Kind in der Therapie überwiegend seinen Sonderinteressen nachgehen kann und deshalb keine neuen Fertigkeiten lernt. Manchmal besteht auf therapeutischer Seite die Sorge, ein Kind oder auch die Familie könnten durch die Therapie überfordert werden. Gelegentlich findet sich auch eine globale Ablehnung von verhaltenstherapeutischen, lerntheoretisch basierten Methoden. Diese Sorge bzw. Ablehnung kann durch eine professionelle Ausbildung unter Einsatz wissenschaftlich belegter, lern- und verhaltenstherapeutischer Methoden und Ansätze deutlich reduziert werden. Dies schließt auch eine regelmäßige Supervision und Intervision sowie eine reflektierende, selbstkritische Haltung gegenüber eigenen Grundüberzeugungen der Therapeuten ein. Daneben lässt sich die Gefahr von »Laissez faire« auch durch den Einsatz eines fundierten Therapiezielmonitorings vermeiden.

5.4.4 Heilsversprechen

Autismus-Spektrum-Störungen sind in der Regel persistierende Störungen und werden folglich die Betroffenen meist ihr Leben lang begleiten. Neuere Studien zeigen, dass ca. 10 % v. a. der leichter betroffenen Kleinkinder die Diagnose auch wieder verlieren können (siehe AWMF-S3-Leitlinien zur Diagnostik von Autistischen Störungen). Allerdings sind Versprechungen über die Heilung einer ASS ethisch nicht zulässig, da bisher keinerlei belastbare prädiktive Faktoren für den Verlauf der Erkrankung existieren. Jedoch sollen und müssen Eltern in ihren Hoffnungen auf Fortschritte und auf eine Besserung der Symptomatik bestärkt werden, da dies in der Regel durch eine umsichtige Therapie bei jedem Kind erreicht werden kann. Betroffene Kinder profitieren nachweislich von autismusspezifischer Förderung in den Bereichen soziale Interaktion, Kommunikation, stereotypes, hyperaktives und adaptives Verhalten sowie bezüglich ihrer kognitiven Fertigkeiten, wenn diese sich auf wissenschaftliche Erkenntnisse stützt und fundiert durchgeführt wird.

5.5   Zusammenfassung

In Kap. 5 werden Aufbau und Behandlungskonzept des A-FFIP erläutert. Nach einer allgemeinen theoretischen Einbettung werden die Grundkonzepte des Ansatzes beschrieben. Dabei werden die Therapieziele und ihre Einordnung in Grundfertigkeiten, Entwicklungsbereiche und Schwierigkeitsebenen vorgestellt. Es folgen Erläuterungen zur Anwendung des A-FFIP bezüglich der Interventionsplanung und spezifischer Durchführungsaspekte. Der Therapiefortschritt sollte immer überprüft und die Therapieziele individuell angepasst werden. Dazu werden geeignete Vorgehensweisen beschrieben. Im Anschluss daran werden potenzielle Fallen in der Planung und Durchführung einer Autismustherapie geschildert. Autismusspezifische Frühförderung erfordert ein hohes Maß an Sensibilität und Einfühlungsvermögen. Am Ende des Kapitels wird deshalb auf die therapeutische Grundhaltung in der Autismustherapie näher eingegangen.

Literatur

Freitag CM (2008) Autismus-Spektrum-Störungen. Reinhardt, München
Freitag C, Herpertz-Dahlmann B, Dose M, Luken M (2011) Stellungnahme zu einem Schreiben der »Pyramid Educational Consultants Germany UG« vom Mai 2010. Z Kinder Jugendpsychiatr Psychother 39:417–419
Ormrod JE (2016) Human learning. Pearson, New York
Reuner G, Rosenkranz J, Bayley N (2015) Bayley Skales of Infant and Toddler development – third edition. German version. Hogrefe, Göttingen
Schreibman L, Dawson G, Stahmer AC, Landa R, Rogers SJ, McGee GG, Kasari C, Ingersoll B, Kaiser AP, Bruinsma Y, McNerney E, Wetherby A, Halladay A (2015) Naturalistic developmental behavioral interventions: empirically validated treatments for autism spectrum disorder. J Autism Dev Disord 45:2411–2428
Sullivan K, Stone WL, Dawson G (2014) Potential neural mechanisms underlying the effectiveness of early intervention for children with autism spectrum disorder. Res Dev Disabil 35:2921–2932
Tellegen PJ, Laros JA, Petermann F (2007) SON 2 ½-7. Nonverbaler Intelligenztest. Hogrefe, Göttingen

Rahmenbedingungen

Karoline Teufel, Christian Wilker, Jennifer Valerian

K. Teufel et al., *A-FFIP – Autismusspezifische Therapie im Vorschulalter*,
DOI 10.1007/978-3-662-50500-7_6, © Springer-Verlag GmbH Deutschland 2017

Neben der inhaltlichen und methodischen Ausrichtung der Therapie sind zusätzlich auch wesentliche Rahmenbedingungen der Therapie zu beachten, die in diesem Kapitel aufgeführt werden. Es handelt sich einerseits um das konkrete Setting der Therapie in räumlicher, sozialer sowie therapeutischer Hinsicht, daneben um die Zusammenarbeit mit dem Umfeld und zuletzt die für Eltern und Therapeuten nicht unwichtige Frage, wie die autismusspezifische Frühförderung finanziert ist und wo die Anträge gestellt werden müssen.

6.1   Therapiesetting

6.1.1   Therapieraumgestaltung und materielle Grundausstattung

Die Gestaltung des Therapieraums ist in der Frühförderung von Kindern mit ASS zentral, wirkt sie sich doch auf verschiedene wichtige Faktoren innerhalb der Therapie aus. Dies betrifft z. B. die Ablenkbarkeit des Kindes sowie die Verstärker- und Situationskontrolle der Therapeuten. Idealerweise sollte es möglich sein, den Therapieraum schnell den aktuellen Bedürfnissen des Kindes entsprechend umgestalten zu können. Computer, Telefone, nicht benötigte Gegenstände und Möbel lenken die Kinder ab und erschweren die Situationskontrolle für die Therapeuten. Zu Beginn einer Frühförderung ist es daher sinnvoll, den Raum zunächst sehr reizarm zu halten und im Verlauf der Therapie schrittweise davon abzuweichen, um ihn wieder einem natürlichen Umfeld vergleichbar zu machen.

Die Basis der Ausstattung stellen kindgerechte Möbel, wie ein nicht zu großer Tisch und Kinderstühle zum Spielen und zur Durchführung von Übungen dar. In der Regel sitzen sich Kind und Therapeut am Tisch oder auf dem Boden gegenüber. Besonders bei Übungen im diskreten Lernformat empfiehlt es sich, dass der Tisch (oder Boden) bis auf die aktuell benötigten Materialien weitgehend leer ist. Weitere Gegenstände können in verschließbaren Kisten untergebracht werden. Zudem hat es sich als nützlich erwiesen, die Therapieräume mit abschließbaren Schränken zu möblieren, sodass nicht alle Materialien jederzeit für das Kind sichtbar und erreichbar sind. Eine Kiste mit ansprechenden Verstärkern (▶ Abschn. 8.1) gehört zur Grundausstattung und sollte ebenfalls in den Schränken untergebracht werden, um die Kinder nicht abzulenken. Bei Sequenzen im natürlichen Lernformat wird von dieser reizkontrollierten Struktur abgewichen, indem mehrere Objekte frei zugänglich gemacht werden, um die Initiative des Kindes zu fördern und eine freiere und natürlichere Interaktion zu ermöglichen (▶ Abschn. 8.4). Im Therapieraum sollte zusätzlich ein kleines Regalbrett angebracht werden, das die Kinder gut sehen, aber nicht selbstständig erreichen können. Darauf können beispielsweise Materialien platziert werden, um Übungen zur Kommunikationsförderung durchzuführen oder etwas für die Therapeuten besonders schnell zugänglich zu machen.

Ein Teppich für Aktivitäten auf dem Fußboden gehört ebenfalls zur Grundausstattung. Auch das Vorhandensein eines Schaukelhakens in der Decke ist hilfreich, da eine Therapieschaukel vielseitig eingesetzt werden kann und äußerst nützlich ist. Hierbei hat es sich als praktikabel erwiesen, wenn diese flexibel ab- und aufgehängt werden kann.

Im Therapieraum sollten genug Visualisierungshilfen vorhanden sein, die dem Kind einen Überblick geben, in welchem Raum es sich aufhält und welche Materialien sich an welchem Ort befinden. Die Visualisierungshilfen sollten bei Bedarf reduziert werden können, falls die Gefahr einer Überreizung besteht oder das Kind sie im Verlauf der Therapie weniger benötigt. Auch ist der Bedarf an Visualisierungshilfen zwischen den Kindern sehr unterschiedlich. Grundsätzlich sollte nur die notwendige Visualisierung zur Anwendung kommen, um das Kind zu unterstützen, aber nicht abhängig davon zu machen. Zur Kennzeichnung der Räume bietet sich besonders für jüngere Kinder eine farbliche Beschilderung an, die mit einfarbigen Türschildern erreicht werden kann. Zur Verdeutlichung können zusätzlich Gegenstände, die sich z. B. im roten Raum befinden, ebenfalls mit rot gekennzeichnet werden.

Mittels visueller Stundenplanung wird darüber hinaus dem Kind ein Überblick über den Ablauf der aktuellen Therapiestunde gegeben (▶ Abschn. 8.7). Hierfür werden Bilderkarten (ausgedruckte Fotos bzw. Symbolkarten) benötigt, auf denen die einzelnen Aktivitäten der Stunde abgebildet sind, sowie ein weißes DIN A4-Blatt als Plan. Es bietet sich an, alle wesentlichen Therapiematerialien einzeln zu fotografieren und die Ausdrucke in Handtellergröße zu laminieren. Auf diese Weise lassen sich Bilderkarten für die visuelle Stundenplanung herstellen. Entsprechende Computerprogramme (z. B. Boardmaker) verwenden abstraktere Symbole. Wenn Kinder diese schon verstehen, können auch diese Programme dafür verwendet werden. Es bietet sich an, auch Karten für freie Sequenzen im natürlichen Lernformat herzustellen (z. B. Abbildungen einer Kiste mit verschiedenen Gegenständen), damit auch diese Aktivitäten eingeplant werden können. Das Blatt, auf das die Bilderkarten aufgeklebt werden, wird mit einem senkrechten Klettstreifen versehen und als Plan zum Aufkleben der Karten verwendet. Die Bilderkarten werden entsprechend mit Haftpunkten ausgestattet, sodass sie von oben nach unten in der zeitlichen Reihenfolge der Stunde auf den Plan geklebt werden können. Es empfiehlt sich, diese Materialien zu laminieren, da sie sehr häufig zum Einsatz kommen.

Des Weiteren wird eine »Fertig-Kiste« benötigt, in die das Kind die jeweilige Karte legt, wenn eine Aktivität beendet ist. Die Stundenplanung wird zu Beginn jeder Stunde mit dem Kind zusammen durchgeführt, diese Materialien gehören entsprechend zur Grundausstattung.

Mit steigenden Fähigkeiten und bei gutem Funktionsniveau kann der Plan im Verlauf dann aufgemalt und schließlich aufgeschrieben werden (▶ Abschn. 8.7).

> ❯ Da Kinder mit ASS Gefahren gelegentlich nicht ausreichend einschätzen können, sind entsprechende Vorkehrungen zu treffen.

Einige Kinder mit ASS zeigen ein vermindertes Gefahrenbewusstsein. Kindersichere Steckdosen und Fenster sollten selbstverständlich vorhanden sein. Auf andere mögliche Gefahrenquellen, z. B. bei Weglauftendenzen, sollte immer geachtet werden. Eltern sollten immer vor Therapiebeginn zu diesem Thema befragt werden, damit die räumliche Situation entsprechende Erfordernisse auch ermöglicht.

Den Therapiematerialien für die Umsetzung der Übungen sind keine Grenzen gesetzt. In ▶ Kap. 9 und ▶ Kap. 10 befindet sich am Ende jedes beschriebenen Therapieziels eine Auflistung von Beispielmaterialien für die jeweiligen Übungen.

Grundausstattung an Therapiematerialien
- Laminierte Fotos von Aktivitäten und Gegenständen, laminierter Plan zum Aufkleben
- Kleine »Fertig-Kiste« für die Bilderkarten
- Puzzles (Pappe und Holz) und Sortierspiele
- Memory
- Konstruktionsspiele (Bauklötze, Lego, Steckspiele)
- Regelspiele für eine breite Altersspanne
- Figuren mit Zubehör und Fahrzeuge wie Autos, Bagger, Eisenbahnen (z. B. von Playmobil, Lego, Brio)
- Verschiedenste Bilderkarten mit Abbildungen von Menschen, Tieren, Gegenständen, Situationen etc.
- Bilderbücher für eine breite Altersspanne mit verschiedensten Themen
- Eine Kiste mit verschiedenen Alltagsgegenständen zum Benennen, Matchen, Kategorisieren
- Trampoline, Schaukel, Hüpfbälle und andere Bewegungsspielsachen
- Bastelmaterialien (Knete, Papier, Stifte, Kinderschere, Stempel)

Materielle Verstärker stellen für jede autismusspezifische Therapie ein Grundwerkzeug dar. Diese sollten in verschließbaren Kisten im Therapieraum aufbewahrt werden und mindestens Folgendes beinhalten:

Materielle Verstärker
- Bunte Kreisel mit und ohne Geräusch
- Pop-up-Figuren, Tiere und andere Figuren mit und ohne Geräusch
- Plastikspiralen, Drehscheiben, Plastikpropeller, Glitzerstäbe, Rasseln, Perlenschnüre

---

- Quetschbälle, Leuchtbälle, Noppenbälle
- Seifenblasen
- Essbare Verstärker (mind. 2 Sorten), z. B. kleine Salzbrezeln, Gummibärchen, Saft, Cracker

---

Eine ausführliche Materialliste sowie eine Übersicht der Grundausstattung befinden sich in ▶ Kap. 11.

6.1.2 Anzahl der Therapeuten

In der Frühförderung von Kindern mit ASS sind eine klare Strukturierung der Situation sowie besondere Hilfestellungen (Prompts) für das Kind nötig, die über das übliche Maß in anderen Therapien hinausgehen. Wenn die personellen Ressourcen es erlauben, sollte ein Kotherapeut in der Therapiestunde anwesend sein. Diese zweite Person befindet sich überwiegend hinter dem Kind und gibt Hilfestellung, wenn nötig. Hauptaufgabe des Kotherapeuten ist es, das Kind differenziert zu prompten (▶ Abschn. 8.5). Hier ist eine gute (nonverbale) Kommunikation mit dem Bezugstherapeuten nötig, um Anzahl, Frequenz und Art der Prompts in der Situation abzustimmen. Erfahrungsgemäß ist es so, dass verbale Prompts, die von einer Person hinter dem Kind kommen, besser verinnerlicht werden. Die Prompts werden dabei schneller als solche verstanden, wenn sie nicht vom Bezugstherapeuten kommen, insbesondere bei Kindern, die Schwierigkeiten mit der Selbst-/Fremdwahrnehmung haben und zu Pronominalumkehr neigen (Perspektivenwechsel). Eine gute gemeinsame Vorbereitung und ggf. Nachbesprechung von Therapiestunden sollte selbstverständlich im üblichen Maß erfolgen. Als Kotherapeuten bieten sich Praktikanten in Studienfächern der Psychologie oder Pädagogik sowie Psychotherapeuten in Ausbildung an. In der Regel können sie nach einer gewissen Einarbeitungszeit dieser Aufgabe sehr gut nachkommen. Fallverantwortlich ist selbstverständlich der Bezugstherapeut.

Auch bei der Relation »Therapeut : Kind« gilt das Prinzip der individuellen Förderung: Ältere, gut begabte Kinder, die wenig herausforderndes Verhalten zeigen, können durchaus ohne Kotherapeuten genauso erfolgreich lernen, wenn das Prinzip des Prompting bereits erlernt wurde und überwiegend indirekte verbale Prompts gegeben werden können (z. B. »Was kannst du als nächstes tun?«). Der Prompter stellt nur eine Unterstützung dar. Es gilt deshalb das gleiche Prinzip wie bei anderen Hilfen, dass sie nur solange eingesetzt werden sollten, wie sie nötig sind. Andernfalls kann es zu Abhängigkeit von der Hilfestellung kommen. Hier sollte im Therapieverlauf folglich auf die Kotherapeuten verzichtet werden, sobald diese Unterstützung nicht mehr benötigt wird, um das Kind auch in seiner Selbstständigkeit und Autonomie zu fördern.

> **Hilfen sollten nur wenn nötig und individuell passend eingesetzt werden.**

6.2 Zusammenarbeit mit dem Umfeld

Ein wesentlicher Schwerpunkt bei der Arbeit mit Kindern mit ASS ist die Generalisierung der Therapieinhalte in das natürliche Umfeld des Kindes. Erst dadurch ist es für das Kind möglich, die im therapeutischen Rahmen gelernten Inhalte mit einem Nutzen im natürlichen Umfeld zu verknüpfen (▶ Abschn. 8.3). Um dies zu erreichen, ist daher mehr als eine reine kindzentrierte Therapie erforderlich, was die Zusammenarbeit mit Eltern, anderen zentralen Betreuungspersonen und weiteren Therapeuten des Kindes unerlässlich macht. Durch einen regelmäßigen Austausch zwischen Therapeuten, Erziehern und Bezugspersonen wird eine gute Zusammenarbeit im Sinne der Entwicklung des Kindes gefördert. Dabei müssen Therapieziele und -methoden abgestimmt werden, damit die Arbeit auf Basis gemeinsamer Prinzipien erfolgt und dabei jedes Fach die Ziele des eigenen Schwerpunkts bearbeitet.

6.2.1 Koordinationsfunktion der Therapeuten

Im deutschen Gesundheitssystem ist es grundsätzlich vorgesehen, dass der Kinderarzt die Koordinationsfunktion für alle Therapien eines Kleinkindes übernimmt. Da Klein- und Vorschulkinder mit ASS einen komplexen Förderbedarf haben, der in jedem Fall eine autismusspezifische, verhaltenstherapeutisch basierte Frühintervention und ggf. zusätzlich Logopädie, Ergotherapie, Physiotherapie sowie medikamentöse Therapie erforderlich macht, ist es notwendig, die einzelnen Therapieinhalte und -schwerpunkte aufeinander abzustimmen. Zusätzlich besteht auch die Notwendigkeit, mit dem Kindergarten zusammenzuarbeiten. Aus diesem Grund ist es im Falle der Therapie von Kindern mit ASS sinnvoll, dass das Zentrum, das die autismusspezifische Frühintervention anbietet, auch die Koordinationsfunktion für die anderen Fachtherapien übernimmt und die Therapieziele und -inhalte abspricht. So ist es auch im Rahmen von A-FFIP vorgesehen, dass dem Bezugstherapeuten diese Koordinationsfunktion zukommt. Dies impliziert allerdings auch, dass zusätzlich an dem Zentrum ein (Fach-)Arzt mit speziellen Kenntnissen der internistisch-neurologischen Diagnostik, der Indikationsstellung für weitere Fachtherapien sowie der Pharmakotherapie bei Klein- und Vorschulkindern vorhanden ist, wie das z. B. an der Klinik für Psychiatrie, Psychosomatik und Psychotherapie des Kindes- und Jugendalters am Universitätsklinikum Frankfurt gegeben ist. Sollte das lokal nicht möglich sein, muss eine enge Zusammenarbeit mit dem Kinderarzt des Kindes mit ASS gegeben sein. Absprachen zu Therapieschwerpunkten und -inhalten sollten immer bilateral zwischen dem Bezugstherapeuten der autismusspezifischen Frühintervention sowie ggf. zusätzlichen Therapeuten aus den Bereichen Logopädie, Ergo- und Physiotherapie erfolgen.

6.2.2 Rolle und Aufgaben der Eltern

Im Rahmen des A-FFIP ist es äußerst wichtig, die Eltern in den Therapieprozess einzubinden und sie im fördernden Umgang mit dem Kind anzuleiten, da ansonsten keine ausreichenden Fortschritte erreicht werden. Die Eltern sollen jedoch in keinem Fall selbst zu Therapeuten werden. Da die Erziehung und Förderung eines Kindes mit ASS besondere Anforderungen an die Eltern stellt, ist es sehr wichtig, diese im richtigen Umgang mit dem Kind in ihren Kompetenzen zu stärken. Nur durch eine fördernde und positive soziale Interaktion von Eltern und Kind sowie häusliche Spiel- und Übungssituationen können wesentliche Therapiefortschritte erreicht werden. Ziel der gesamten Therapie ist es letztendlich auch, die Eltern langfristig möglichst unabhängig von einer professionellen Unterstützung zu machen und sie in ihrer Rolle als Experten für das eigene Kind zu unterstützen.

Nicht alle Eltern sind gleich, da unterschiedliche Lebenssituationen, verschiedene Ressourcen, sprachliche und kulturelle Unterschiede gegeben sind. Persönliche, zeitliche und auch finanzielle Ressourcen sowie kulturelle Besonderheiten müssen in der Therapieplanung und im gesamten Therapieprozess berücksichtigt werden. Somit können nicht jedes Ziel und jede Methode, die therapeutisch sinnvoll sind, von den Eltern auch automatisch umgesetzt werden. Manche Ziele werden zudem in der Priorität von Eltern und Therapeuten unterschiedlich bewertet. Hinzukommend kann auf Therapeuten auch Druck ausgeübt werden, indem Eltern mit hohem Leidensdruck ein schnelleres Vorgehen verlangen, als es therapeutisch möglich oder angebracht scheint. Erleben die Eltern Verhaltensweisen des Kindes zuhause als sehr belastend, muss diese Information in der Therapieplanung berücksichtigt werden, auch wenn das Kind diese Verhaltensweisen in der Therapie weniger zeigt. In jedem Fall müssen Ziele, Methoden und Übungen transparent besprochen, gut abgestimmt und realistisch geprüft werden, wie sich die Vorstellungen der Eltern und der Therapeuten sinnvoll kombinieren lassen.

Die Eltern sollten bei einer zwei Mal wöchentlich stattfindenden Förderung mindestens in jeder 5. Therapiestunde anwesend sein. Zu Beginn der Therapie ist es ausreichend, wenn die Eltern zunächst zuschauen und noch nicht in die Spiel- und Lernsituationen integriert werden.

Je nach Situation der Eltern (sprachliche Ressourcen, Belastungsgrad, bereits vorhandene Kompetenzen etc.) werden sie dann zunehmend in den Ablauf der Stunden eingebunden und übernehmen dabei auch eine aktive Rolle. Dabei sollten zunächst allgemeine Kompetenzen wie Situationskontrolle, differenzierte Verstärkung, gemeinsames Spiel und der Umgang mit herausfordernden Verhaltensweisen im Fokus stehen, bevor strukturierte Übungs- und Spielsequenzen am Tisch erarbeitet werden. Die Auswahl der Übungen sollte mit den Anliegen der Eltern abgestimmt werden (▶ Abschn. 5.2.2), was in den ca. alle 8 Wochen erfolgenden Elterngesprächen umgesetzt wird. Die Therapieziele sollten übersichtlich und auf den Alltag übertragbar formuliert werden. Anhand eines »Elternbuches« können aktuelle Therapieziele, die Eltern auch im häuslichen Rahmen mit den Kindern anwenden sollen, festgehalten werden. Anzahl und Art dieser Ziele werden in Abhängigkeit der elterlichen Ressourcen und Kompetenzen gemeinsam in den Elterngesprächen festgelegt. Dabei sollten vorwiegend solche Ziele ausgewählt werden, die in der Therapie gemeistert wurden und die das Kind nun auf andere Lebensbereiche generalisieren soll. Bevor Eltern diese Ziele im Alltag üben, wird ihre Umsetzung in der Therapie geübt, auch um aufkommende Fragen direkt zu besprechen. Dabei hat sich der Einsatz von Videofeedback als sehr sinnvoll erwiesen.

Bei den Elterngesprächen geht es auch um schwierige Situationen, Defizite des Kindes oder elterliche Krisen. Daher sollte darauf geachtet werden, dass diese Termine ohne das Kind stattfinden. Tür- und Angelgespräche (z. B. nach der Therapiestunde) sollten unbedingt vermieden werden. Sollte sich ein erhöhter Gesprächsbedarf zeigen, kann die Frequenz der Elterngespräche und ihre Anwesenheit in der Therapie nach Ermessen der Therapeuten erhöht werden.

Arbeitsblätter für die Elterngespräche befinden sich in ▶ Kap. 11. Es hat sich als sehr wirksam erwiesen, vor Therapiebeginn ein Elterntraining durchzuführen, bei dem Psychoedukation sowie ein gewisser Grundstock an Methoden im Umgang mit Kindern mit ASS vermittelt werden. Dies kann z. B. mit dem Frankfurter ASS-Elterntraining erfolgen (FAUT-E) (Schlitt et al. 2015).

6.2.3 Zusammenarbeit mit der Kinderkrippe/dem Kindergarten

Da die Kinder in Krippe und Kindergarten sehr viel Zeit verbringen, noch dazu mit Gleichaltrigen, ist eine enge Zusammenarbeit mit der jeweiligen Einrichtung unerlässlich. Wie bereits in ▶ Abschn. 5.2.2 erwähnt, werden die Erzieher zu Beginn der Therapie zum Entwicklungsstand des Kindes befragt. Hierbei kommt Arbeitsblatt 11.7 »Fragebogen für Erzieherinnen/Erzieher« zum Einsatz (▶ Abb. 11.7). Eben-

so wie für das häusliche Umfeld gilt auch für den Kindergarten, dass die in der Therapie erlernten Inhalte auf den Kindergartenalltag übertragen werden müssen. Nur so kann eine Generalisierung und somit auch Anwendung von in der Therapie erlernten Kompetenzen stattfinden. Hierfür werden einerseits über die Eltern aktuelle Therapieziele kommuniziert, andererseits ist auch der direkte Kontakt zwischen Therapeuten und Erziehern notwendig. Dies bietet die Möglichkeit, sich über die Entwicklung des Kindes, die aktuellen Ziele sowie die verwendeten Methoden auszutauschen. Dabei sollen auch aktuelle Schwierigkeiten besprochen und gemeinsam Lösungen erarbeitet werden. Es ist darüber hinaus wichtig, dass die Therapeuten sich das Verhalten des Kindes mit Gleichaltrigen schildern lassen, da sie das Kind selber nicht in einer größeren Gruppe erleben können. Zur Umsetzung sollten zweimal pro Jahr »Runde Tische« im Kindergarten oder im Therapiezentrum stattfinden (hier können ggf. auch andere Fachtherapeuten mit eingeladen werden), bei denen gemeinsame Ziele und Methoden abgestimmt werden. Des Weiteren sollte alle 2 Monate ein Austausch zwischen Bezugstherapeut und Bezugserzieher des Kindergartens stattfinden, bei dem die kindergartenrelevanten Therapieziele inhaltlich besprochen werden. Diese Termine müssen nicht persönlich stattfinden, sondern können telefonisch oder schriftlich vollzogen werden. Hierfür sollten je nach Kind 2–3 Ziele festgelegt werden, an denen gemeinsam gearbeitet wird. Diese beziehen sich häufig auf wiederkehrende Situationen im Tagesablauf (z. B. Essenssituation, Morgenkreis) und auf die Interaktion mit anderen Kindern (z. B. Spielanbahnung). Herausfordernde Verhaltensweisen sind ein dritter Bereich, der für die Integration des Kindes in die Kindergartengruppe häufig sehr relevant ist. Die gemeinsam festgelegten Ziele sollten in den Folgegesprächen kurz überprüft und aktualisiert werden. Die gemeinsam festgelegten Methoden sollten auf ihre Wirksamkeit hin besprochen und ggf. angepasst werden. Gegenseitige Hospitationen in den Einrichtungen haben sich neben »Runden Tischen« und Folgegesprächen als sinnvoll erwiesen.

Eine gute Dokumentation der Gespräche ist selbstverständlich unerlässlich.

6.2.4 Zusammenarbeit mit anderen Fachtherapeuten

Wenn die ärztliche Indikation für zusätzliche Logopädie, Ergo- oder Physiotherapie gegeben ist, muss eine intensive Zusammenarbeit mit diesen Fachtherapeuten erfolgen. Eine Indikation für zusätzliche Therapie ist v. a. oft im Bereich der Logopädie gegeben, wenn z. B. mundmotorische Schwierigkeiten oder Artikulationsprobleme vorliegen. Die Sprachanbahnung und -entwicklung mit Übung der nonverbalen und verbalen Kommunikationsfunktion hingegen ist zentraler Gegenstand der autismusspezifischen Frühförderung. In der Regel ist zusätzliche Ergotherapie v. a. bei ausgeprägten feinmotorischen Schwierigkeiten und zusätzliche Physiotherapie bei ausgeprägten grobmotorischen Schwierigkeiten indiziert. Mehrere parallele Therapien sind daher durchaus sinnvoll. Für die Planung eines guten »Therapiepakets« gilt es jedoch stets, einen Überblick zu behalten, welche Bereiche primär zu behandeln sind, welche Therapieziele parallel umgesetzt werden können und welche Ziele aktuell ausgelassen werden sollten. All das ist wesentliche Aufgabe des Zentrums, das die autismusspezifische Frühförderung anbietet. Im Idealfall gelingt es durch einen guten Austausch der Therapeuten, die Maßnahmen in allen Lebensbereichen des Kindes zu integrieren und so zu koordinieren, dass sie sich untereinander ergänzen, anstatt nach gegensätzlichen Prinzipien zu arbeiten.

Die Wahl geeigneter Therapien und des richtigen Maßes stellt v. a. für die Eltern häufig eine Herausforderung dar. In der Elternarbeit ist es daher wichtig, diese bei der Zusammenstellung geeigneter Fördermöglichkeiten zu beraten. Hierbei ist wesentlich, dass mit der These »Viel hilft viel« in der Anwendung multipler Förderungen mit Vorsicht umzugehen ist. Betrachtet man den Alltag eines Kindes inklusive aller Förderungen, so gleicht der Ablauf mitunter der Arbeitswoche eines Erwachsenen. Dies kann zu einer Überforderung sowohl des Kindes als auch der Familie führen. Durch die Definition von klaren Therapiezielen und der zugehörigen Wahl der effektiven Therapieverfahren wird durch »weniger« Therapie oft mehr erreicht. Um das Gelernte verarbeiten und anwenden zu können, benötigt das Kind Zeit, um sich zu erholen. Es muss auch die erforderlichen (natürlichen) Spiel- und Alltagssituationen erleben können, um neu gelernte Fähigkeiten ausprobieren und anpassen zu können. Daher sind natürliche nondirektive Situationen erforderlich, in denen das Kind die Regelhaftigkeit in seiner Umwelt entdecken kann und so Eigeninitiative und Spontaneität erlernen kann. Dazu sollte in jedem Fall genug Zeit und Gelegenheit im Alltag gegeben sein. Letztlich ist zentral, dass Kind, Eltern und weitere Bezugspersonen Freude an einer gemeinsamen Interaktion entwickeln und so im Alltag ausreichend weitere Förderung stattfindet.

> **Koordination und regelmäßiger Austausch innerhalb des Helfersystems sind essenzielle Bestandteile der autismusspezifischen Frühförderung.**

6.3 Finanzierung der Therapie und Antragsstellung

Im Kleinkind- und Vorschulalter wird autismusspezifische Frühförderung über das jeweils zuständige Sozialamt im Rahmen der Bestimmungen des Sozialgesetzbuches XII

bzw. IX finanziert. Die Einrichtung, die autismusspezifische Frühförderung anbietet, muss als interdisziplinäre medizinische Einrichtung oder interdisziplinäres Frühförderzentrum anerkannt sein. Vor Beginn der Therapie muss meist ein Antrag der Eltern an das zuständige Sozialamt des Kindes bezüglich der Kostenübernahme gestellt werden, der in der Regel auch die Diagnose einer Autismus-Spektrum-Störung mit standardisierten Testverfahren voraussetzt. Die Einrichtung muss in der Regel einen autismusspezifischen Förderplan für das jeweilige Kind einreichen. Wenn diese Voraussetzungen erfüllt sind, wird meist ein gewisses Stundenkontingent für das Kind bewilligt, das im Bedarfsfall auch verlängert werden kann. Üblicherweise sind dem Sozialamt Entwicklungsberichte über den Verlauf sowie ein Abschlussbericht nach Beendigung der Therapie vorzulegen.

Über die autismusspezifische Förderung hinaus können besonders belastete Familien auch Familienentlastende Dienste (auch Familienunterstützende Dienste genannt) in Anspruch nehmen. Diese werden von den Eltern beantragt und von verschiedenen Trägern bundesweit angeboten. Die Maßnahme wird an die individuellen Bedürfnisse der Familie angepasst. Dies kann in Einzelfällen eine wertvolle Stabilisierungsmaßnahme sein, die ein therapeutisches Arbeiten mit dem Kind und seinen Eltern erst möglich macht. Finanziert werden diese Dienste je nach familiären Voraussetzungen von den Kranken- und Pflegekassen bzw. dem örtlichen Sozialhilfeträger.

6.4 Zusammenfassung

In Kap. 6 werden die Rahmenbedingungen für eine Therapie mit dem A-FFIP geschildert. Dies beinhaltet Informationen zum Therapiesetting wie z. B. der räumlichen, materiellen und personellen Ausstattung, die für eine Autismustherapie erforderlich ist. Im A-FFIP haben die Therapeuten eine Koordinationsfunktion. Um dieses Grundprinzip umzusetzen, wird die Zusammenarbeit mit dem Umfeld des Kindes beschrieben. Dabei werden die Rolle bzw. die Aufgaben der Eltern erläutert sowie auf die Abstimmung mit Krippe/Kindergarten und ggf. weiteren Fachpersonen eingegangen. Dieses Kapitel beinhaltet auch die wichtigsten Informationen zur Finanzierung einer Autismustherapie.

Literatur

Schlitt S, Berndt K, Freitag CM (2015) Das Frankfurter Autismus-Elterntraining (FAUT-E). Psychoedukation, Beratung und therapeutische Unterstützung. Kohlhammer, Stuttgart

Herausfordernde Verhaltens- weisen und Komorbiditäten

Christine M. Freitag, Karoline Teufel

K. Teufel et al., *A-FFIP – Autismusspezifische Therapie im Vorschulalter*,
DOI 10.1007/978-3-662-50500-7_7, © Springer-Verlag GmbH Deutschland 2017

Wie in ▶ Kap. 1 dargestellt, gehören zu den zentralen autistischen Symptomen auch stereotype und rigide Verhaltensweisen, die im Alltag sowohl das Kind als auch die Familie stark behindern können und deshalb hier unter »herausfordernden Verhaltensweisen« genannt sind. Hyperaktivität, oppositionelles und aggressives Verhalten, aber auch starke Ängste sind ebenfalls herausfordernde Verhaltensweisen für Eltern, Geschwister oder Erzieher im alltäglichen Umgang sowie für die Therapeuten im Rahmen der Therapie. Zusätzlich gibt es entwicklungsspezifische Aspekte wie Schlafstörungen oder eine verzögerte Sauberkeitsentwicklung, die bei vielen Kindern mit Autismus-Spektrum-Störung auftreten. Grundsätzlich sind alle diese Verhaltensweisen und Entwicklungsverzögerungen bei Autismus-Spektrum-Störungen auch biologisch, nicht nur durch Umweltfaktoren, beeinflusst. Dabei ist davon auszugehen, dass manche Kinder auch aufgrund individueller genetischer Risikofaktoren für manche Verhaltensweisen, z. B. Hyperaktivität, Angst oder auch (Auto-)Aggression, sowie Schlafstörungen oder Ausscheidungsstörungen eine erhöhte Auftretenswahrscheinlichkeit zeigen. In diesem Kapitel sollen Hinweise gegeben werden, wie im Rahmen des Gesamtkonzepts der hier dargestellten Therapie mit diesen Verhaltensweisen umgegangen werden sollte.

7.1   Hyperaktivität und ADHS

Hyperaktivität ist ein sehr häufiges Symptom bei Kleinkindern mit Autismus-Spektrum-Störung. Sie geht dann auch deutlich über alterstypische Verhaltensweisen gesunder Kinder hinaus. Praktisch jedes Kind mit Autismus-Spektrum-Störung hat zumindest Phasen von Hyperaktivität. Die Kinder laufen oft ziellos im Raum herum, können sich mit keiner Aktivität länger beschäftigen und können sich auch kaum konzentrieren. Werden die in ▶ Kap. 5 und ▶ Kap. 6 dargelegten Grundprinzipien der Förderung berücksichtigt, führt dies dazu, dass die kindliche Motivation steigt und die Kinder sich zunehmend auf die Therapiesituation einlassen können. Die wirksamste Intervention ist hier die richtige Therapieplanung mit einem Fokus auf positiver Verstärkung und dem Aufbau von funktionellem Spielverhalten, bei dem die Interessen des Kindes stark berücksichtigt werden. Wenn die Kinder durch die Therapie Interesse an funktionellem Spiel sowie Spaß an der Interaktion mit Erwachsenen und Kindern bekommen, reduziert sich das hyperaktive Verhalten deutlich (Kitzerow et al. 2014). Insofern bedarf hyperaktives Verhalten zunächst keiner zusätzlichen Intervention zu der entwicklungsgerechten Förderung wie in diesem Manual beschrieben.

Manche Kinder mit Autismus-Spektrum-Störung zeigen allerdings trotz des Aufbaus von funktionellem Spielverhalten und sozialen Interaktionsfertigkeiten weiterhin Unaufmerksamkeit und Hyperaktivität. Bei diesen Kindern sollte zunächst überprüft werden, ob die Therapieziele richtig formuliert sowie die richtigen Methoden und die richtigen Übungen verwendet worden sind. Wenn dies erfolgt ist und die Kinder ab ca. 5 Jahre alt sind, ist davon auszugehen, dass die Diagnose einer komorbiden Aktivitäts- und Aufmerksamkeitsstörung gestellt werden kann, die bei ca. 30 % der Kinder mit Autismus-Spektrum-Störung vorkommt (Simonoff et al. 2008). Wenn die Diagnose gesichert ist, kann ergänzend zu der autismusspezifischen Frühförderung auch eine medikamentöse Therapie mit Methylphenidat, Atomoxetin, Guanfacin oder auch mit den Neuroleptika Risperidon oder Aripiprazol überlegt werden. Die Auswahl des Medikaments sollte erfahrenen Kinder- und Jugendpsychiatern überlassen werden und ist abhängig von weiteren vorhandenen Verhaltensweisen, wie z. B. stereotypem Verhalten, Rigidität, aggressivem Verhalten oder Unaufmerksamkeit (Freitag und Jarczok 2016).

7.2   Oppositionelles Verhalten

Ähnlich wie Hyperaktivität ist oppositionelles Verhalten häufig und gehört auch zur gesunden Entwicklung von Kleinkindern. Oppositionelles Verhalten bedeutet, dass Kinder häufig Wutanfälle bekommen, streiten und Anforderungen nicht umsetzen. Zusätzlich findet sich bei den Kindern oft auch eine hohe Irritierbarkeit. Oppositionelles Verhalten wird ebenfalls durch die lege artis durchgeführte Frühförderung deutlich reduziert (▶ Kap. 8). Zusätzlich muss beachtet werden, dass stark ausgeprägtes und damit herausforderndes oppositionelles (ebenso wie aggressives) Verhalten bei Kindern mit Autismus-Spektrum-Störung häufig durch Angst oder Überforderung ausgelöst ist. Deshalb ist es notwendig, bei Neuauftreten oder verstärktem oppositionellem Verhalten eine Verhaltensanalyse durchzuführen (▶ Abschn. 8.2). Aus der Verhaltensanalyse ergibt sich dann, ob es spezifische auslösende Faktoren gibt (S), ob das Kind manche Anforderungen aufgrund biologischer oder anderer Faktoren nicht bewältigen kann (O) oder ob die Konsequenzen (C) und Kontingenzen (K) das Verhalten verstärken. Entsprechend der Ergebnisse dieser Analyse muss dann an dem jeweiligen Punkt angesetzt werden, um das Verhalten des Kindes positiv zu beeinflussen. Zu betonen ist, dass »O« bei Autismus-Spektrum-Störungen spezifisch ausgeprägt ist; insbesondere das krankheitstypische stereotype und repetitive Verhalten, das meist mit einem großen Kontrollbedürfnis einhergeht, spielt eine wesentliche Rolle in der Entstehung von oppositionellem und aggressivem Verhalten. Aus diesem Grund sind auch individuelle Verhaltensanalysen in Kenntnis der autismusspezifischen Aspekte notwendig.

Medikamentöse Therapie ist bei oppositionellem Verhalten in der Regel nicht indiziert, es sei denn, es ist sehr stark ausgeprägt und bleibt bestehen, wenn die verhaltenstherapeutischen Methoden richtig und ausreichend lange angewendet wurden, ohne ausreichenden Effekt zu zeigen. In der Regel geht dann dieses oppositionelle Verhalten mit stark ausgeprägten stereotypen Verhaltensweisen einher. In diesem Fall kann eine zusätzliche Therapie mit Neuroleptika ab dem Alter von ca. 5 Jahren überlegt werden (Freitag und Jarczok 2016).

7.3 Auto- und fremdaggressives Verhalten

Auto- und fremdaggressives Verhalten ist bei Kleinkindern mit Autismus-Spektrum-Störung eher selten. Autoaggression zeigt sich z. B. durch Kopfschlagen, Sichbeißen. Aggressives Verhalten zeigt sich im Vorschulalter v. a. durch Schlagen oder Schreien. Wenn es auftritt, muss analog zu oppositionellem Verhalten zusätzlich zu allen Aspekten des SORKC-Modells v. a. auf Angst, Frustration und Überforderung als auslösendem internem Stimulus sowie auf stereotypes Verhalten als Organismusvariable geachtet werden. Auto- und fremdaggressives Verhalten verlangt umgehend eine Verhaltensanalyse der jeweiligen Situation. Dabei muss jede Situation getrennt analysiert werden, da sie sich im Detail häufig unterscheiden. Basierend auf der Verhaltensanalyse sollte dann v. a. bei wiederholt auftretenden, ähnlichen Situationen ein abgestimmtes Verhalten (z. B. Stimuluskontrolle, keine unbeabsichtigte Verstärkung) aller Interaktionspartner bezüglich dieser Situationen besprochen werden. Dieses abgestimmte Verhalten sollte für alle Beteiligten leicht umsetzbar sein und vom Schweregrad her so gewählt werden, dass das Kind die Intervention versteht (v. a. relevant für K und C im SORKC-Modell). Dies sollte im Rahmen der Therapie möglichst individuell erfolgen. In ▶ Kap. 5 wurde bereits erläutert, dass der langfristige Abbau herausfordernden Verhaltens nur durch den Aufbau alternativer und bislang noch nicht vorhandener Kompetenzen erfolgen kann. Daher sollte immer auch am Aufbau von Fähigkeiten wie Frustrationstoleranz, Flexibilität und Autonomie gearbeitet werden. (Auto-)aggressive Verhaltensweisen sind auch häufig mit fehlenden Ausdrucksmöglichkeiten des Kindes assoziiert. Kommunikation sollte immer einen Schwerpunkt der Therapie bilden, bei auftretenden (Auto-)Aggressionen sollte hierauf jedoch in besonderem Maße geachtet werden. Elterntrainings für Eltern von Kindern mit externalisierenden Verhaltensauffälligkeiten (die für diese Kinder sehr gut evaluiert sind und große Effekte zeigen) sind für Eltern von Kindern mit Autismus-Spektrum-Störung in der Regel nicht geeignet, weil die autismusspezifische »O«-Variable in diesen Trainings keine Berück-sichtigung findet. Autismusspezifische Elterntrainings gehen teilweise auf diese Thematik ein und können Eltern im Umgang mit diesen Herausforderungen unterstützen (Schlitt et al. 2015).

Medikamentöse Therapie ist bei stark ausgeprägtem aggressivem Verhalten erst dann zusätzlich indiziert, wenn die verhaltenstherapeutischen Methoden richtig und ausreichend lange angewendet wurden, ohne ausreichenden Effekt zu zeigen. In diesem Fall ist v. a. eine zusätzliche Therapie mit Neuroleptika (Risperidon, Aripirazol) ab dem Alter von 5 Jahren indiziert (Freitag und Jarczok 2016).

7.4 Stereotypien, sensorische Überempfindlichkeit und Zwangsstörungen

Sich wiederholende stereotype oder zwanghafte Verhaltensmuster sind ein häufiges Symptom im Rahmen von Autismus-Spektrum-Störungen. Diese Verhaltensweisen stellen oftmals für das Umfeld eine große Herausforderung dar und hemmen das Kind in seiner Entwicklung. Um diese Symptomatik zu reduzieren oder abzubauen, ist zunächst – wie bei allen herausfordernden Verhaltensweisen – eine genaue Analyse der Symptomatik anhand des SORKC-Modells nötig. Dabei muss zunächst analysiert werden, ob es sich um stereotypes oder zwanghaftes Verhalten handelt, da hier jeweils unterschiedliche Interventionen erfolgen.

7.4.1 Stereotypes Verhalten

Bei der Ausübung stereotyper Handlungen wirken die Kinder weitgehend entspannt, die Handlungen haben spielerischen Charakter und lösen Freude aus. Die Beobachtung des emotionalen Befindens ist unerlässlich, da hier bereits Abgrenzungen zum zwanghaften Verhalten möglich sind. Oftmals werden solche Handlungen mit Objekten oder Spielzeugen vollzogen, wie z. B. das Ein- und Ausschalten von Lichtschaltern, das wiederholte Aufreihen von (Spiel-)Gegenständen, das zeitintensive Betätigen von Knöpfen (altersuntypisches Ursache-Wirkungs-Spiel) oder sensorische Interessen (z. B. stereotypes Spiel mit visuell stimulierenden Objekten). Im A-FFIP werden diese Verhaltensweisen in Zusammenhang mit der Spielentwicklung gesehen. In gewissen Grenzen sind solche Verhaltensweisen Teil der kindlichen Spielentwicklung, allerdings haben sie hier in der Regel vorübergehenden Charakter und treten in einem jüngeren Alter auf als bei Kindern mit Autismus-Spektrum-Störungen. Wenn stereotypes Verhalten sehr gehäuft auftritt, kann dieses mittels Stimuluskontrolle vermindert und durch visuelle Strukturierungshilfen eingegrenzt werden. Um stereotypes Verhalten langfristig abzubauen, ist jedoch eine Erweiterung der Interessen und eine Förderung des Spielverhaltens nötig. Hierbei werden die einzelnen Schritte der Spielentwicklung systematisch aufgebaut und die Interessen des Kindes auf andere Objekte und spielerische Tätigkeiten erweitert. Kinder mit starker kognitiver Beeinträchtigung haben oftmals Schwierigkeiten, in der Spielentwicklung die nächste Entwicklungsstufe zu erreichen. Hier ist v. a. ein Umlenken auf funktionale Gegenstände und das Etablieren von Spielzeiten (mittels Visualisierung, z. B. Sanduhren, »Fertig-Kiste«) indiziert.

7.4.2 Sensorische Überempfindlichkeit

Ungewöhnliche sensorische Reizverarbeitung ist eine Besonderheit, die im Rahmen von Autismus-Spektrum-Störungen häufiger zu beobachten und als Teil der repetitiven, stereotypen Verhaltensweisen/Interessen definiert ist. Überempfindlichkeiten können dabei verschiedenste Sinneskanäle betreffen und sich auf visuelle Reize, Geräusche, Gerüche, Geschmack, Haptik, Berührung oder Bewegung beziehen. Dies äußert sich durch erhöhte und oftmals negative emotionale Reaktionen auf alltägliche sensorische Reize und führt zu erhöhter Irritabilität im Alltag, zu Vermeidung der spezifischen Auslöser und entsprechend selektivem Verhalten. Langfristig kann dies sozialen Rückzug, Ess- und Schlafprobleme nach sich ziehen. Schwierigkeiten in der sensorischen Regulation können einen starken Einfluss auf das Familienleben haben und sich auf das elterliche Belastungserleben negativ auswirken (Ben-Sasson et al. 2013).

Der Umgang mit diesem Symptom erfordert eine Balance zwischen Schutz und gezielter Exposition. Durch die neurophysiologischen Besonderheiten in der Reizverarbeitung benötigen diese Kinder mehr Pausen im Alltag (z. B. nach dem Kindergarten), um eine übermäßige Überflutung mit Reizen zu vermeiden und nicht die damit assoziierten herausfordernden Verhaltensweisen hervorzurufen. Andererseits ist eine schrittweise Heranführung an die entsprechenden Situationen sinnvoll, um den Umgang mit diesen Reizen zu lernen, besonders dann, wenn diese das Kind im Alltag stark beeinträchtigen. Dabei ist relevant, um welche sensorischen Reize es sich handelt. Zeigt ein Kind stark selektives Essverhalten, kann eine schrittweise Heranführung an andere Nahrungsmittel durch Shaping sinnvoll sein. Reagiert ein Kind auf visuelle Reize mit Vermeidung kann das Ausblenden unwichtiger Reize gezielt geübt werden, um einer Überreizung entgegenzuwirken (▶ Abschn. 9.2). Des Weiteren sollte auch eine kindgerechte und behutsame systematische Desensibilisierung erfolgen. Ein ähnlicher Umgang ist bei akustischer Überempfind-

lichkeit sinnvoll. Ziel ist somit einerseits der Aufbau der Fähigkeit, irrelevante Stimuli auszublenden, das Kind andererseits an gewisse Reize zu gewöhnen und somit eine funktionale Regulation der Reizverarbeitung zu erreichen.

Bei Besonderheiten bezüglich des Körperkontaktes muss diese Grenze des Kindes gewahrt werden. Kein Kind sollte lernen, dass eine andere Person es gegen seinen Willen körperlich berühren darf (▶ Abschn. 5.4). Sollte ein Kind Körperkontakt als sehr aversiv empfinden und auch mit den Eltern vollständig meiden, sollte dies mit der Familie besprochen werden und es sollten Strategien überlegt werden, wie Eltern mit dieser Situation emotional umgehen können.

Insgesamt stellt die Reizverarbeitung für Menschen mit Autismus-Spektrum-Störungen eine Herausforderung dar und kann im Alltag dazu führen, dass sich über den Tag Anspannung aufstaut. Neben dem Aufbau der genannten Fähigkeiten sollte daher auch der Umgang mit Stresserleben bereits im frühen Kindesalter dem Entwicklungsalter gemäß geübt werden. Hier müssen individuell wirksame Methoden verwendet werden.

7.4.3 Rigidität und zwanghafte Verhaltensweisen

Anders als bei der Ausführung stereotyper Handlungen wirken die Kinder bei rigiden oder zwanghaften Verhaltensweisen angespannt und unter Druck, die Handlungen lassen sich nur schwer oder gar nicht unterbrechen und dienen der Reduktion der Angst oder Anspannung. Auf entsprechende Versuche anderer, das Verhalten zu unterbinden, reagieren die Kinder daher mit vermehrter Angst, Verzweiflung oder (Auto-)Aggressionen. Gehäuft handelt es sich dabei um »Kontrollzwänge«, wie z. B. dem Bestehen auf immer gleichen Reihenfolgen, Wegen oder Abläufen. Häufig sind die Auslöser entsprechend Ereignisse, die unerwartet auftreten oder eine Abweichung von gewohnten Abläufen darstellen (z. B. eine Baustelle auf dem Weg zum Kindergarten, die dazu führt, dass ein anderer Weg gefahren werden muss). Zwanghafte Verhaltensweisen sind in der Regel durch Ängste oder Verunsicherungen, die eine solche neue oder unerwartete Situation hervorruft, oder durch verminderte kognitive Flexibilität verursacht. Um die Auslöser zu identifizieren, ist auch hier eine sorgfältige Verhaltens- und Fähigkeitsanalyse mittels SORKC-Modell nötig. Die Situationen, die zu zwanghaftem Verhalten führen, werden anschließend in Zusammenhang mit den O-Variablen gebracht. Es sollen dabei die fehlenden Kompetenzen, die bei dem jeweiligen Kind wahrscheinlich dazu führen, dass die Situation nicht bewältigt werden kann, identifiziert und entsprechend aufgebaut werden. Diese lassen sich – anders als bei stereotypem Verhalten – nicht einem Entwicklungsbereich zuordnen, sondern sind höchst individuell. Beispiele sind Problemlösekompetenzen, kognitive Flexibilität, räumliche und zeitliche Orientierung, Konzeptbildung, aber auch fehlende Mentalisierungsfertigkeiten, um das Verhalten anderer einordnen und vorhersagen zu können. Dadurch erleben die Kinder die Welt oft als ungeordnet und unvorhersehbar und haben ein starkes Bedürfnis nach Regelhaftigkeit. Bei dem jeweiligen Kind lässt sich die Symptomatik nur anhand sorgfältiger Verhaltens- und Fähigkeitsanalysen einordnen und die passende Intervention ableiten.

Neben dem langfristigen Aufbau von Kompetenzen ist hier auch die Konsequenz, die auf das Verhalten folgt, von besonderer Wichtigkeit, da dies bekanntermaßen starken Einfluss auf die Verfestigung der Zwangssymptomatik hat. Dies muss mit den Bezugspersonen sorgfältig besprochen und das Vorgehen miteinander abgestimmt werden. Expositionen mit Reaktionsverhinderung, wie sie üblicherweise im Rahmen von Zwangsstörungen durchgeführt werden, sind nur in Einzelfällen sinnvoll, da es ohne den Aufbau der fehlenden Kompetenzen meist lediglich zu einer Verlagerung der Zwangshandlung auf andere Bereiche kommt und eine angemessene Bewältigung der Situation durch das Kind dadurch nicht automatisch erreicht wird. Auch ist die kognitive Komponente (Reflexion über das sinkende Angsterleben im Verlauf der Exposition etc.), die in solchen Verfahren für den Erfolg unerlässlich ist, in der Frühförderung von Kindern mit Autismus-Spektrum-Störung oftmals nicht möglich. Da ein Ausführen der Zwänge jedoch zu einer Verfestigung der Symptomatik führt, muss ein Umgang mit der Situation im Alltag gefunden werden. Als hilfreich haben sich hier funktionale Alternativhandlungen erwiesen, die an Stelle der Zwänge dazu führen, dass die Angst oder Verunsicherung wieder sinkt. Diese sind am wirksamsten, wenn sie einen natürlichen Bezug zu der Problemsituation aufweisen. Besonders visuelle Strukturierungshilfen, die veranschaulichen, was der nächste (funktionale) Handlungsschritt ist, haben sich hier als wirksam erwiesen, v. a. wenn die zwanghaften Verhaltensweisen in Schwellensituationen auftreten, was häufig der Fall ist. Auch Hilfestellung in Form von Prompts, um dem Kind einen kompetenten Umgang mit der Situation zu ermöglichen, kann eingesetzt werden.

Der Abbau zwanghafter Verhaltensweisen ist somit ein Therapieziel, dass sehr individuell geplant werden muss und dessen Erreichen einige Zeit in Anspruch nehmen kann.

Medikamentöse Therapie ist bei stark stereotypem oder zwanghaftem Verhalten erst dann zusätzlich indiziert, wenn die verhaltenstherapeutischen Methoden richtig und ausreichend lange angewendet wurden, ohne ausreichenden Effekt zu zeigen. In diesem Fall ist v. a. eine zusätzliche Therapie mit Risperidon ab dem Alter von 5 Jahren indiziert (Freitag und Jarczok 2016).

7.5 Ängste und Angststörungen

Ängste und manifeste Angststörungen sind bei Schulkindern mit Autismus-Spektrum-Störung ebenfalls sehr häufig (Simonoff et al. 2008), für das Vorschulalter liegen keine gesonderten epidemiologischen Daten vor. Im Vorschulalter zeigen sich Ängste in der Regel über beobachtbares Verhalten, da die meisten Kinder mit Autismus-Spektrum-Störung diese nicht beschreiben können, entweder aufgrund ihrer Sprachstörung bzw. fehlenden Sprache oder aufgrund der noch fehlenden Introspektionsfähigkeit und der autismusspezifischen Schwierigkeiten der Emotionserkennung bei älteren, gut begabten Vorschulkindern. Ängste zeigen sich in der Regel durch starke körperliche und sprachliche Zurückhaltung bis hin zu Verhaltensinhibition, Verstecken hinter den Eltern, Erröten, fehlender Motivation, Passivität oder auch Sichwehren und Schreien bis hin zu körperlich aggressivem Verhalten. Wenn solches Verhalten beobachtet wird, sollten eine ausführliche Exploration der Eltern und eine Verhaltensbeobachtung des Kindes bzgl. der unterschiedlichen Ängste sowie eine Verhaltensanalyse erfolgen. Es sollte differenziert werden, ob das Kind altersgemäße Ängste zeigt, eine erhöhte Ängstlichkeit aufweist, die für die Therapie und den Lernerfolg des Kindes hinderlich ist oder ob sogar eine komorbide Angststörung oder ein selektiver Mutismus vorliegt. Zusätzlich sollte auch erfasst werden, ob die Ängste des Kindes mit einem erhöhten Kontrollbedürfnis einhergehen. Dieses Kontrollbedürfnis ist oft aufgrund des erhöhten stereotypen und repetitiven Verhaltens der Kinder deutlich ausgeprägt, wobei es meist auf eine angstauslösende oder verunsichernde Situation folgt und als (dysfunktionaler) Bewältigungsmechanismus zu sehen ist.

Bei erhöhter Ängstlichkeit, die möglicherweise den Fortschritt der Therapie etwas behindert, aber ohne Vorliegen einer komorbiden Angststörung, sollten – basierend auf einer individuellen Verhaltens- und Fertigkeitenanalyse – die Anforderungen im Rahmen der Therapie, im häuslichen und Kindergartenumfeld so leicht gestaltet werden, dass das Kind schnell gute Erfolge erzielt. In Kombination mit Lob und anderen Formen positiver Verstärkung lernt das Kind sukzessive, die Ängste zu bewältigen. Danach sollen die Anforderungen wieder gesteigert werden, aber immer so, dass das Kind sie noch gut bewältigen kann. Es darf nicht der Fehler gemacht werden, keine Anforderungen mehr zu stellen, da das Kind sonst keinerlei Therapiefortschritt mehr machen wird. Im Rahmen des geschilderten Vorgehens ist auch der Aufbau noch nicht entwickelter Fertigkeiten nötig, um dem Kind langfristig eine Bewältigung der Situation zu ermöglichen. Oftmals handelt es sich bei den Auslösern um Objekte oder Ereignisse, die die Kinder nicht gut kennen oder einordnen können, sodass in diesem Fall an der jeweiligen Konzeptbildung gearbeitet werden sollte (z. B. Unterscheidung belebter/unbelebter Objekte).

Falls eine oder mehrere komorbide Angststörungen vorliegen, die im Kleinkindalter in der Regel eine emotionale Störung mit Trennungsangst, eine Störung mit sozialer Ängstlichkeit, ein selektiver Mutismus oder eine spezifische Phobie sind, dann muss individuell eine erneute Hierarchie der Therapieziele aufgestellt werden. Zuerst muss geklärt werden, ob die Angststörung im Vordergrund steht und gesondert behandelt werden muss. Manche spezifischen Phobien behindern das Kind im Alltag so gering, dass sie zunächst nicht behandelt werden müssen. Falls die Phobie aber die Behandlung behindert (z. B. Toilettenphobie), dann muss die Therapie der spezifischen Phobie in die Behandlungsziele an passender Stelle aufgenommen werden. Bei starker Trennungs- oder sozialer Angst ist sogar meist eine sofortige Behandlung angezeigt und in jedem Fall unmittelbar notwendig, wenn das Kind nicht in der Lage ist, an der Therapie oder der Kindergartengruppe teilzunehmen. In einer solchen Situation muss mit Kind und Eltern zunächst die Trennungsfähigkeit erarbeitet und geübt werden, bevor die autismusspezifische Frühförderung erfolgreich umgesetzt werden kann. Soziale Angst ist in der Regel parallel zur Autismus-Spektrum-Störung über einen längeren Zeitraum zu behandeln und reduziert sich durch regelmäßige Expositionsübungen mit wenig vertrauten Menschen und dem gleichzeitigen gezielten Aufbau der notwendigen Kompetenzen aus den Bereichen Kommunikation, Interaktion und Mentalisierungsfähigkeiten. Bei Expositionen ist wie oben darauf zu achten, dass diese Situationen so gewählt werden, dass sie für das Kind (ggf. mit Unterstützung) bewältigbar sind. Außerdem muss dem Kind durch Lob und Kommentierung zurückgemeldet werden, dass es seine Ängste erfolgreich überwunden hat. Auch der selektive Mutismus, der eher selten komorbid zur Autismus-Spektrum-Störung vorkommt, ist in der Regel parallel zur autismusspezifischen Förderung zu behandeln. Im Rahmen der autismusspezifischen Therapie sollten dann in jedem Fall zunächst Schwerpunkte bei der »Förderung der nonverbalen Kommunikation«, »Förderung des Emotionsausrucks« sowie »Förderung der Flexibilisierung des Verhaltens« gelegt werden, danach wird – wenn das Kind gute expressive Sprachfertigkeiten gelernt hat – das Sprechen mit verschiedenen Personen geübt, analog zum Vorgehen bei Kindern mit selektivem Mutismus ohne Autismus. Da viele Kinder mit Autismus-Spektrum-Störung und selektivem Mutismus ein starkes Kontrollbedürfnis haben, ist die Übersichtlichkeit des Therapieablaufs für diese Kinder zunächst besonders wichtig. Allerdings muss im weiteren Verlauf unbedingt darauf geachtet werden, dass das Kind in seinem Verhalten flexibler wird und die Kontrolle Erwachsenen oder auch Spielkameraden überlassen kann, da dies

für die Überwindung der Ängste, aber auch für das Lernen des Kindes in allen Bereichen, v. a. bezüglich der sozialen Interaktion, eine wichtige Kompetenz ist.

Wenn sehr stark ausgeprägtes sozialphobisches Verhalten oder ein selektiver Mutismus zusammen mit Verhaltensinhibition vorliegen und die verhaltenstherapeutische Intervention zu keinen ausreichenden Fortschritten führt, kann ab dem Alter von ca. 4 Jahren eine Behandlung mit einem Serotonin-Wiederaufnahmehemmer überlegt werden (Manassis et al. 2015), die durch einen entsprechend erfahrenen Facharzt für Kinder- und Jugendpsychiatrie und -psychotherapie erfolgen muss.

7.6   Schlafstörungen

Ein- und Durchschlafstörungen sowie Früherwachen sind bei Kindern mit Autismus-Spektrum-Störung sehr häufig. Zunächst sollte abgeschätzt werden, ob das Verhalten noch alterstypisch ist oder ob es deutlich darüber hinausgeht. Zunächst sollten in der Behandlung Methoden der Schlafhygiene angewandt werden, wie z. B. Bettgehrituale (Malow et al. 2012). Liegen schwere Schlafstörungen vor, die sich durch klassische verhaltenstherapeutische Ansätze nicht verbessern, ist eine Vorstellung bei einem Facharzt für Kinder- und Jugendpsychiatrie und -psychotherapie oder bei einem Kinder- und Jugendarzt mit spezifischer Erfahrung in der Behandlung von Kindern mit geistiger Behinderung und Entwicklungsstörungen angezeigt, um eine medikamentöse Behandlung zu überlegen. Melatonin ist sehr wirksam in der Behandlung von Schlafstörungen bei Kindern mit Autismus-Spektrum-Störung und zeigt einen Evidenzgrad von I für diese Indikation (Rossignol und Frye 2011); daneben können je nach zusätzlicher Komorbidität ab dem Alter von 5 Jahren auch Neuroleptika eingesetzt werden.

7.7   Sauberkeitsentwicklung und Ausscheidungsstörungen

Da Autismus-Spektrum-Störungen häufig auch mit anderen Entwicklungsstörungen einhergehen, ist die Sauberkeitsentwicklung ebenfalls häufig verzögert (von Gontard et al. 2015). Ein gesundes Kind ohne Entwicklungsverzögerung sollte die Blasenkontrolle tags und nachts ab dem Alter von 4 Jahren sowie die Darmkontrolle ab dem Alter von 5 Jahren beherrschen. Das bedeutet, dass Kinder mit Entwicklungsverzögerung diese häufig erst deutlich später beherrschen können; analog zu dem Entwicklungsalter, das diese Kinder in anderen Bereichen aufweisen. Die Fertigkeit zur Blasen- und Darmkontrolle ist stark durch die Reifung des Hirnstamms und des Frontalhirns beeinflusst, die bei Kindern mit Entwicklungsverzögerung in der Regel ebenfalls verzögert abläuft. Eine Ausscheidungsstörung sollte deshalb erst dann lege artis diagnostiziert und behandelt werden, wenn das Kind ein Entwicklungsalter (nicht: chronologisches Alter!) von 4 Jahren (Blasenkontrolle: Harninkontinenz, Dranginkontinenz, Enuresis etc.) bzw. 5 Jahren (Darmkontrolle: Enkopresis) aufweist (von Gontard 2013). Mit der Sauberkeitserziehung sollte deshalb im Rahmen der Therapie im Vorschulalter entsprechend spät begonnen werden. Eltern wünschen häufig einen frühen Beginn des Sauberkeitstrainings, weil sie z. B. Entlastung in der Pflege der Kinder erwarten, manchmal auch Erzieher im Kindergarten dies wünschen und die Blasen- und Darmkontrolle auch eine sichtbare Fertigkeit ist, die für Eltern leichter zu sehen und mit anderen Kindern zu vergleichen ist als z. B. Fertigkeiten in der sozialen Interaktion. Es ist deshalb sehr wichtig, Eltern und ggf. auch Erzieher über den alters- und entwicklungsgemäßen Ablauf der Sauberkeitsentwicklung aufzuklären.

Wenn das Kind ein Entwicklungsalter von 4–5 Jahren erreicht hat und im Rahmen der Therapie die Sauberkeitsentwicklung geübt werden soll, dann bietet sich an, folgendermaßen vorzugehen:

- Gewöhnung an die Toilette, ggf. unterstützt durch Toilettenaufsätze, mit regelmäßigem Sitzen auf der Toilette;
- Üben des dazugehörigen An- und Ausziehens, falls notwendig;
- Einführung von regelmäßigen Schickzeiten 7×/Tag mit jeweils etwas längerem Sitzen auf der Toilette nach 3 größeren Mahlzeiten (z. B. Frühstück, Mittagessen, Abendessen);
- Üben des Poabwischens.

Positiv verstärkt wird das Sitzen auf der Toilette, zuerst an sich und dann im Rahmen der Schickzeiten. Wichtig ist, dass das Kind entspannt auf der Toilette sitzt, was dadurch unterstützt wird, dass die Kinder dabei die Füße auf den Boden oder einen Schemel stellen können. Das Sauberkeitstraining bei Kindern mit Autismus-Spektrum-Störung läuft damit analog zum Sauberkeitstraining bei Kindern mit Ausscheidungsstörungen ab. Spezifische Aspekte bei Kindern mit Autismus-Spektrum-Störung sind v. a. häufige Ängste vor der Toilette, die durch eine längere Phase der Gewöhnung an die Toilette abgebaut werden können. Hier sind die Techniken des »Shapings« und »Chainings« (▶ Kap. 8) ein sinnvolles Therapiewerkzeug. Bei Ängsten ist ein schrittweises Kennenlernen der Toilettenfunktion sinnvoll, bei der zunächst die Therapeutin und anschließend das Kind die Spülung betätigt (bei vorerst geschlossenem Deckel), bis hin zum gesamten Toilettengang. In manchen Fällen kann auch ein schrittweiser Übergang von der Windel zur Toilette sinnvoll sein, mit den Abstufungen, dass das Kind zunächst mit der Windel auf der Toilette sitzt, dann mit unten geöffneter Windel und anschließend ohne Windel. Bei all diesen Abläufen ist umsichtige und deutliche Verstärkung wichtig.

Sollte das Kind weitere Miktionsauffälligkeiten, wie Miktionsaufschub oder Drangsymptome sowie auch im Rahmen der Sauberkeitserziehung keine ausreichenden Fortschritte zeigen, dann sollten mögliche organische Ursachen kinderurologisch ausführlich abgeklärt werden, eine Lege-artis-Diagnostik der funktionellen Ausscheidungsstörungen vorgenommen werden und die Behandlung entsprechend den AWMF-Leitlinien erfolgen (http://www.awmf.org/leitlinien/aktuelle-leitlinien/ll-liste/deutsche-gesellschaft-fuer-kinder-und-jugendpsychiatrie-psychosomatik-und-psychotherapie.html), die für Harninkontinenz, Enuresis und Enkopresis vorliegen. Weiterführende Literatur findet sich dort ebenfalls.

7.8 Zusammenfassung

Sogenannte »herausfordernde Verhaltensweisen« wie stereotypes, rigides und zwanghaftes Verhalten oder auch komorbide Symptome oder psychische Störungen wie Hyperaktivität, oppositionelles und aggressives Verhalten, starke Ängste, Schlafstörungen oder eine verzögerte Sauberkeitsentwicklung kommen bei Kindern mit Autismus-Spektrum-Störungen häufig vor und müssen in der Therapieplanung wesentlich berücksichtigt werden. In diesem Kapitel wird eine Übersicht über effektive Interventionsansätze im Rahmen der A-FIPP-Förderung bezüglich der genannten herausfordernden Verhaltensweisen und Komorbiditäten gegeben.

Literatur

Ben-Sasson A, Soto TW, Martinez-Pedraza F, Carter AS (2013) Early sensory over-responsivity in toddlers with autism spectrum disorders as a predictor of family impairment and parenting stress. J Child Psychol Psychiatry 54:846–853

Freitag CM, Jarczok TA (2016) Autismus-Spektrum-Störungen. In: Gerlach M, Mehler-Wex C, Walitza S, Warnke A, Wewetzer C (Hrsg) Neuro-Psychopharmaka im Kindes- und Jugendalter. Grundlagen und Therapie, 3. akt. Aufl. Springer, Berlin, S 429–452

Gontard A von (2013) The impact of DSM-5 and guidelines for assessment and treatment of elimination disorders. Eur Child Adolesc Psychiatry 22 Suppl 1:S61–S67

Gontard A von, Pirrung M, Niemczyk J, Equit M (2015) Incontinence in children with autism spectrum disorder. J Pediatr Urol 11: 264–267

Kitzerow J, Wilker C, Teufel K, Soll S, Schneider S, Marinovic V, Westerwald E, Sachse M, Berndt K, Valerian J, Feineis-Matthews S, Freitag CM (2014) Das Frankfurter Frühinterventionsprogramm (FFIP) für Vorschulkinder mit Autismus-Spektrum-Störungen (ASS): Erste Ergebnisse zur Sprachentwicklung. Kindh Entwickl 23:34–41

7

Malow BA, Byars K, Johnson K, Weiss S, Bernal P, Goldman SE, Panzer R, Coury DL, Glaze DG (2012) A practice pathway for the identification, evaluation, and management of insomnia in children and adolescents with autism spectrum disorders. Pediatrics 130 Suppl 2:S106–S124

Manassis K, Oerbeck B, Overgaard KR (2015) The use of medication in selective mutism: a systematic review. Eur Child Adolesc Psychiatry

Rossignol DA, Frye RE (2011) Melatonin in autism spectrum disorders: a systematic review and meta-analysis. Dev Med Child Neurol 53:783–792

Schlitt S, Berndt K, Freitag CM (2015) Das Frankfurter Autismus-Elterntraining (FAUT-E). Psychoedukation, Beratung und therapeutische Unterstützung. Kohlhammer, Stuttgart

Simonoff E, Pickles A, Charman T, Chandler S, Loucas T, Baird G (2008) Psychiatric disorders in children with autism spectrum disorders: prevalence, comorbidity, and associated factors in a population-derived sample. J Am Acad Child Adolesc Psychiatry 47:921–929

Praktisches Vorgehen – Anwendung des A-FFIP

Verhaltenstherapeutische Therapietechniken

Karoline Teufel, Christian Wilker, Jennifer Valerian, Christine M. Freitag

K. Teufel et al., *A-FFIP – Autismusspezifische Therapie im Vorschulalter*,
DOI 10.1007/978-3-662-50500-7_8, © Springer-Verlag GmbH Deutschland 2017

In der Behandlung von Autismus-Spektrum-Störungen haben sich verhaltenstherapeutisch basierte Interventionen als wirksam erwiesen (NCCMH 2013; Weitlauf et al. 2014). Im Folgenden werden einige Grundprinzipien der autismusspezifischen Verhaltenstherapie erläutert. Die korrekte Anwendung dieser Techniken ist die Voraussetzung für eine gute Therapiemotivation des Kindes und zudem für das Erreichen von Therapiezielen unerlässlich. Im Rahmen der Frühintervention spielen insbesondere operante Methoden sowie bestimmte Unterstützungs- und Veränderungstechniken des natürlichen Lernformats eine besondere Rolle. Diese haben den Aufbau funktionalen Verhaltens zum Ziel. Die meisten Methoden der klassischen Konditionierung, wie sie z. B. in der Therapie von Enuresis oder beim Extinktionslernen von Angst- oder Zwangsverhalten ab dem Vorschulalter eingesetzt werden, setzen die Mitarbeit und das Verständnis des Kindes für diese Vorgänge voraus und sollten bei entsprechenden Therapiezielen nur bei hochfunktionalen Kindern mit ASS im Vorschulalter zum Einsatz kommen. Grundsätzlich ist bei Kleinkindern mit ASS die Stimuluskontrolle durch Therapeuten, Eltern und andere Bezugspersonen im Blick auf die Verhinderung unerwünschter konditionierter Reaktionen wichtig (▶ Abschn. 8.2). Sämtliche verhaltenstherapeutische Techniken werden möglichst im Rahmen von Interaktions- und Spielsequenzen flexibel eingesetzt, weshalb sie neben den entwicklungsbezogenen Förderinhalten von den Therapeuten sehr gut und »spielerisch« beherrscht werden sollten.

8.1   Operante Methoden

Operante Methoden gehören zu den wichtigsten Möglichkeiten der Einflussnahme im therapeutischen Kontext, da durch die systematische Steuerung von Konsequenzen Lernvorgänge angeregt werden. Wie in allen verhaltenstherapeutischen Ansätzen werden daher auch in der Frühintervention von Kindern mit ASS sog. Verstärker zur Umsetzung dieses Lernprinzips eingesetzt. Dies ermöglicht den Therapeuten, durch die systematische Handhabung von Verstärkern positive Verhaltensweisen aufzubauen und solche, die das Kind in seiner Entwicklung hindern, zu reduzieren bzw. abzubauen. Dabei ist die Kontingenz, also die Regelmäßigkeit und der zeitliche Zusammenhang, mit der eine Konsequenz auf ein Verhalten folgt, zu beachten.

8.1.1   Verhaltensabbau

Prinzipiell kann durch Bestrafung eine Senkung der Verhaltensrate erreicht werden. Hierbei wird zwischen direkter und indirekter Bestrafung unterschieden. Bei direkter Bestrafung folgt auf ein Verhalten eine direkte negative Konsequenz, bei indirekter Bestrafung wird ein positiver Verstärker nach dem Verhalten entzogen. Techniken der indirekten Bestrafung sind z. B. Ignorieren, Verstärkerentzug sowie Auszeit.

Aus ethischen Gründen wird direkte Bestrafung im A-FFIP nicht eingesetzt. Darüber hinaus lernen Kinder mit ASS durch direkte Bestrafung kaum. Direkte Bestrafung führt dazu, dass eine Therapie als aversiv erlebt wird, was den ethischen Grundprinzipien des A-FFIP widerspricht und zudem die kindliche Motivation zu lernen reduziert. Auch indirekte Bestrafung sollte möglichst selten eingesetzt werden, da manche dieser Techniken, wie z. B. die Auszeit, durch Kinder mit Autismus positiv erlebt werden können, da sie sich hier möglicherweise ungestört stereotypem Verhalten oder Sonderinteressen hingeben oder schwierige Anforderungen umgehen können. Dies trägt dann dazu bei, dass dieses unerwünschte Verhalten häufiger gezeigt wird. Indirekte Bestrafung kann in milder Form, z. B. durch Ignorieren unerwünschten Verhaltens oder den Entzug von positiven Verstärkern, eingesetzt werden. Ignorieren wirkt über den Aufmerksamkeitsentzug der Eltern bzw. Therapeuten. Dies ist allerdings nicht bei jedem Kind eine wirksame Maßnahme, nicht immer möglich (z. B. bei gefahrenblindem Verhalten) und in seiner Qualität auch nicht sozial. Sollte es notwendig sein, unerwünschtes Verhalten abzubauen, muss immer eine ausführliche Verhaltensanalyse (▶ Abschn. 8.2) erfolgen, um alle Faktoren zu berücksichtigen, die das Verhalten auslösen und aufrechterhalten. Daraus lässt sich der richtige Umgang mit dem Problemverhalten ableiten, und es finden sich Möglichkeiten, wieder mit positiver Verstärkung zu arbeiten. Der Abbau von Problemverhalten muss zudem immer damit einhergehen, mit dem Kind Verhaltensalternativen zu erarbeiten und zunehmend aufzubauen, was durch indirekte Bestrafung nicht erreichbar ist.

8.1.2   Verhaltensaufbau

Um die Verhaltensrate für ein Zielverhalten zu steigern, kann positive oder negative Verstärkung eingesetzt werden. Positive Verstärkung findet dann statt, wenn auf ein Verhalten eine positive Konsequenz folgt. Negative Verstärkung ist dann gegeben, wenn eine unangenehme Konsequenz nach einem Verhalten wegfällt bzw. ausbleibt. Beide Verstärkungsmechanismen führen dazu, dass die Wahrscheinlichkeit ansteigt, das Verhalten in Zukunft häufiger zu zeigen. Für den Verhaltensaufbau können zusätzlich folgende Techniken eingesetzt werden: Shaping, Chaining und Prompting (inkl. Fading). Diese Techniken werden in der ASS-spezifischen Therapie zusammen mit positiver Verstärkung eingesetzt (▶ Abschn. 8.4). Das

A-FIPP legt besonderen Wert auf die Förderung der Motivation durch konsequente Umsetzung positiver (wenn möglich sozialer) Verstärkung unter Beachtung der notwendigen Kontingenz. Es hat zum Ziel, Entwicklungsrückstände durch den Aufbau von Kompetenzen so weit wie möglich aufzuholen, um so die Bewältigung von Entwicklungsaufgaben zu ermöglichen. Da durch Bestrafung kein positives Verhalten aufgebaut, sondern lediglich unerwünschtes Verhalten reduziert werden kann, arbeitet das A-FFIP vorrangig mit (positiver) Verstärkung.

8.1.3 Finden geeigneter Verstärker

Um mit Verstärkerprinzipien arbeiten zu können, ist eine wichtige Voraussetzung das Vorhandensein geeigneter Verstärker. Bei Kindern mit ASS ist es nicht immer einfach, wirksame Verstärker zu identifizieren. Die Interessen des Kindes herauszufinden, die einerseits individuell verschieden und häufig auch ungewöhnlich (Sonderinteressen, sensorische Interessen) und somit schwer zu identifizieren sind, stellt eine gewisse Herausforderung an die Therapeuten dar. So scheitert der Einsatz positiver Verstärker oft an fehlenden materiellen Interessen des Kindes, Ablehnung von Körperkontakt oder schwer auszumachenden persönlichen Vorlieben (Freitag 2008). Wie wirksam ein Verstärker ist, hängt somit von den individuellen Vorlieben des jeweiligen Kindes ab. So kann z. B. das Spiel mit Papierschnipseln viel attraktiver sein als das Bemalen des Papiers oder eine knisternde Verpackung interessanter sein als ihr Inhalt. Soziale Verstärker wie Lob oder Lächeln werden v. a. zu Beginn einer Therapie meist nicht als verstärkend erlebt. Attraktive Verstärker zu finden ist allerdings von zentraler Bedeutung, da Verstärkung nur wirksam ist, wenn der ausgehändigte Verstärker vom Kind auch tatsächlich positiv bewertet wird. Für den wichtigen zunehmenden Einsatz von sozialer (anstelle materieller) Verstärkung werden klassische Konditionierungsprozesse genutzt, indem materielle Verstärkung nur mit gleichzeitiger Darbietung eines sozialen Verstärkers, wie z. B. Lob, eingesetzt wird.

Kinder mit ASS erleben sehr unterschiedliche Materialien und Situationen als verstärkend. So können neben üblichen materiellen Verstärkern, wie z. B. Spielsachen, auch eher ungewöhnliche Dinge, wie z. B. Schnipsel, Verpackungen, Dinge in leuchtenden Farben, Gegenstände mit speziellen Oberflächen oder auch bestimmte Geräusche Verstärker sein. Es muss für jedes Kind individuell überprüft werden, dass ein Verstärker auch wirklich als solcher erlebt wird.

> ● Verstärker sind nur wirksam, wenn sie zu den individuellen Vorlieben passen.

Es werden verschiedene Arten von Verstärkern unterschieden.

Beispiele für Verstärker
- **Materielle Verstärker**
  - Nahrungsmittel, wie z. B. Minisalzbrezeln, Cracker, Gummibärchen, Popcorn, Saft
  - Spielzeug, wie z. B. Flummis oder Kreisel, sensorisch interessante Objekte wie Quetsch- oder Leuchtbälle, Spielzeugautos, Gummitiere
- **Handlungsverstärker:** Schaukeln, Trampolinspringen, Ballspielen, Seifenblasen, Rutschen, Musikhören, Singen, Sonderinteressen nachgehen
- **Soziale Verstärker:** z. B. Lob, Lächeln, Jubel, Aufmerksamkeitszuwendung, interaktive Spiele wie Fangen spielen, Kitzeln
- **Symbolische Verstärker:** Token wie Smileys, Aufkleber, Stempel, Münzverstärker

---

Da der Einsatz von Verstärkern ein zentrales Mittel zur Verhaltensmodifikation in der autismusspezifischen Frühintervention darstellt, sollten bereits zu Beginn der Therapie die Eltern zum Thema Verstärkung befragt werden, da sie die Vorlieben ihrer Kinder gut kennen. Auch Erzieher haben meist einen guten Überblick über die Vorlieben und Interessen des Kindes und können hierüber Auskunft geben. Zur Dokumentation wird für jedes Kind eine Verstärkerliste ausgefüllt (siehe Arbeitsblatt 11.8 »Verstärkerliste; ▶ Abb. 11.8).

Darüber hinaus muss der Therapeut zu Beginn der Therapie mit einer sog. Verstärkererprobung herausfinden, was das jeweilige Kind mag. Vorlieben und Interessen ändern sich mit steigendem Entwicklungsalter und verlieren ihren Effekt bei häufigem Einsatz, weshalb Verstärker im Verlauf einer Therapie immer wieder überprüft und angepasst werden müssen.

Bei einer Verstärkererprobung identifiziert der Therapeut Gegenstände und Aktivitäten, die als Belohnung für gutes Verhalten, für Anstrengung und Leistung dienen können. Das Kind muss die Objekte, Aktivitäten und sozialen Reaktionen des Gegenübers als sehr positiv erleben, damit sie wirksam sind. Die Vorlieben des Kindes müssen somit sorgfältig ermittelt werden. Zunächst werden in der Regel materielle und Handlungsverstärker erprobt, die beim Einsatz jedoch immer mit sozialen Verstärkern gekoppelt werden.

Bei einer Verstärkererprobung stellt der Therapeut dem Kind verschiedene Verstärker (Objekte und Aktivitäten) zur Verfügung. Dabei wird schriftlich festgehalten, welche Verstärker dem jeweiligen Kind zusagen. Interesse des Kindes an einem Verstärker zeigt sich daran, dass ein Kind seine Aufmerksamkeit auf den potenziellen Verstärker richtet, Freude zeigt oder verbalisiert, sich lange damit beschäftigen oder den Gegenstand nicht aus der Hand geben möchte. Wurden mehrere wirksame Verstärker für das Kind identifiziert, wird eine Verstärkerhierarchie erstellt (vom besten zum geringsten Verstärker), um eine größere Anstrengung mehr verstärken zu können als eine kleinere. Diese Hierarchie muss im Therapieverlauf ebenfalls angepasst werden.

Für den Ablauf der Verstärkererprobung werden die gegenständlichen Verstärker vor dem Kind auf den Tisch oder Boden gelegt. Es wird geschaut, welche Verstärker es spontan auswählt und wie gut sie ihm gefallen. Gegenstände, die das Kind nicht selber exploriert hat, werden ihm anschließend gezeigt, um auszuschließen, dass sie übersehen wurden. Dabei sollte dem Kind auch gezeigt werden, was man mit den Gegenständen machen kann, da die Kinder auf diese Weise manchmal Gegenstände oder Handlungen entdecken, die sich dann als wirksame Verstärker herausstellen.

Auch Lebensmittelverstärker werden angeboten. Dafür bieten sich z. B. Gummibärchen und kleine Salzbrezeln oder Cracker an. Diese werden in verschiedenen verschließbaren Dosen aufbewahrt und nacheinander dem Kind angeboten. Es wird geschaut, ob dem Kind die Lebensmittel schmecken und ob es im Anschluss mehr davon haben möchte. Es bietet sich an, durchsichtige Behälter zu wählen, damit das Kind den Inhalt sehen kann. Greift es nach einer Dose oder verbalisiert, dass es noch etwas möchte, ist davon auszugehen, dass es das jeweilige Lebensmittel mag. Viele Kinder mögen beides, sodass hier die Verstärkung auch variiert werden kann. Es können selbstverständlich auch andere Lebensmittel verwendet werden, darüber hinaus beliebte Getränke wie Saft. Auch hier werden die Vorlieben (inklusive der Hierarchie, was das Kind lieber mag) notiert. Lebensmittelverstärker sollten grundsätzlich sparsam und nur zu Beginn der Therapie eingesetzt und im Verlauf durch gegenständliche, Handlungs- sowie soziale Verstärker ersetzt werden.

Es werden auch verschiedene verstärkende Aktivitäten (Handlungsverstärker) ausprobiert und ebenfalls in der Liste festgehalten. Je nach Ausstattung der Einrichtung kann hier mit Schaukeln, Rutschen, Trampolin, Seifenblasen, Eisenbahn, Lego, Musik, Ball oder Luftballon etc. gespielt und Freude und Interesse des Kindes beobachtet und notiert werden.

Auch soziale Verstärker wie Lob, Lächeln, Aufmerksamkeitszuwendung sollten ausprobiert und festgehalten werden. Eine Liste für die Dokumentation der Verstärkererprobung enthält Arbeitsblatt 11.8 »Verstärkerliste« (► Abb. 11.8).

8.1.4 Grundprinzipien der Verstärkung

Hat man mittels Verstärkererprobung geeignete Verstärker für das Kind identifiziert, stellt sich die Frage, wann und wie sie zum Einsatz kommen sollen.

Verstärkerkontingenz beachten

Verstärkung muss unmittelbar und konsequent nur auf das erwünschte Verhalten erfolgen. Dafür muss das Zielverhalten klar definiert sein. Dabei ist zu beachten, dass im Sinne von Shaping (► Abschn. 8.4) auch Annäherungen an das Zielverhalten unmittelbar verstärkt werden sollten, wenn das Kind noch nicht in der Lage ist, die vollständige Zielhandlung auszuführen. Die Verstärkung sollte zeitlich unmittelbar an das gezeigte Zielverhalten gekoppelt sein.

Verstärkungsrate beachten

Zum Erlernen einer neuen Kompetenz sollte das Zielverhalten kontinuierlich verstärkt werden. Das bedeutet, dass jedes Mal Verstärkung erfolgt, wenn das Kind das erwünschte Verhalten zeigt. Auf diese Weise können neue Verhaltensweisen recht zügig aufgebaut werden, weshalb dieses Vorgehen zu Beginn eines Lernprozesses sinnvoll ist. Da auf solche Art erlernte Verhaltensweisen jedoch nicht stabil sind und leicht eine Abhängigkeit von der Verstärkung entstehen kann, müssen sie im Anschluss intermittierend verstärkt werden, um nicht wieder verlernt zu werden. Das bedeutet auch, je besser ein Verhalten gelernt ist, desto weniger kontinuierlich sollte es verstärkt werden, bis es auch ohne Verstärkung gezeigt wird.

Verstärkung verbal begleiten

Das Aushändigen eines Verstärkers bzw. die Durchführung einer verstärkenden Handlung sollten unter Berücksichtigung des Sprachniveaus des Kindes immer verbal begleitet und sozial verstärkt werden (»Toll gepuzzelt« oder »Prima gesagt, hier hast du eine Brezel«). Diese Regel sollte auch bei nicht sprechenden Kindern und solchen mit geringem Sprachverständnis eingehalten werden, wobei die Sprache dann sehr klar und einfach strukturiert sein muss. Durch dieses Vorgehen wird die Zielhandlung verbal mit dem Verstärker verknüpft, was den Kindern mit ASS erleichtert, die ausgeführte Zielhandlung und die erhaltene Verstärkung inhaltlich in Zusammenhang zu bringen. Das verbale Begleiten fördert nebenbei auch die sprachlichen (rezeptiven) Kompetenzen des Kindes. Darüber hinaus ist es so möglich, soziale Verstärkung wie verbales Lob (und Lächeln) mit dem verstärkenden Gegenstand zu verknüpfen und so mittels klassischer Konditionierung zu erreichen, dass das Kind in Zukunft soziale Verstärkung ebenfalls als belohnend erlebt.

Verstärkungsart anpassen

Zu Beginn der Therapie kommen meist materielle Verstärker zum Einsatz, besonders solche, die primäre Bedürfnisse befriedigen (z. B. Nahrungsmittel). Dies ist sinnvoll, da sie meist sehr wirksam sind und andere Verstärkerarten anfangs oft noch nicht funktionieren. Durch Interessenerweiterung in der Therapie und die Koppelung der sozialen Verstärkung (Lob, Lächeln, Jubel etc.) mit allen anderen Formen von Verstärkung wird erreicht, dass die Kinder auch in der Verstärkung eine Entwicklung durchmachen, von materiellen Verstärkern über Handlungsverstärker bis hin zu sozialen Verstärkern. Im Verlauf der Therapie sollte möglichst erreicht werden, dass das Kind sich auch über soziale Verstärkung allein freuen kann und materielle und Handlungsverstärker weniger nötig sind. Dennoch sollten gemeinsame verstärkende Aktivitäten immer Bestandteil der Therapie sein und nie ganz aufhören, um die Interaktion weiterhin positiv zu gestalten und die allgemeine Therapiemotivation zu erhalten. Es ist sinnvoll, Nahrungsmittelverstärker, die am Anfang hilfreich sind, frühzeitig auszuschleichen und im Verlauf der Therapie nur noch bei besonders guten Leistungen auszuhändigen oder wenn Phasen aufkommen, in denen andere Verstärker nicht gut wirksam sind.

Symbolische Verstärkung setzt beim Kind gutes Symbol- und Mengenverständnis (z. B. 3 Smileys stehen für 1 Mal Schaukeln) sowie Belohnungsaufschub (mehrere Smileys werden gesammelt, um später eingetauscht zu werden) voraus. In der autismusspezifischen Frühintervention kommt dieses Prinzip daher nur bei hochfunktionalen Kindern im Vorschulalter zum Einsatz. Im Rahmen von indirekter Bestrafung anhand der »Response-Cost«-Methode können Symbole ebenfalls eingesetzt und mit Regelplänen verknüpft werden.

Natürliche Verstärkung

Verstärker sollten, wenn möglich, in einer inhaltlichen Beziehung zum erwünschten Verhalten stehen. Wenn ein Kind z. B. ein Spielzeug (einen Kreisel, ein Puzzleteil, eine Legofarbe etc.) korrekt benannt hat, bekommt es das Objekt ausgehändigt und darf damit spielen, wenn es diesen Gegenstand mag. Diese natürliche Verstärkung ist wirksamer als das Aushändigen eines beliebigen Verstärkers, der keinen Bezug zum Zielverhalten aufweist wie z. B. eine Brezel. Bittet ein Kind verbal um Hilfe, wird dies ebenfalls auf natürliche Weise verstärkt, da es dann z. B. einen Gegenstand vom Regalbrett gereicht bekommt. Dadurch wird die intrinsische Motivation des Kindes verstärkt, indem es die unmittelbare Wirkung seines Verhaltens erleben kann (Schreibman et al. 2015).

Variabilität

Dies bedeutet, dass eine Verstärkung nicht allzu vorhersehbar sein sollte. Verstärkung sollte positiv überraschend sein, da sie dann besonders wirksam ist. Ansonsten kann es zu Habituation kommen, und der Wert eines Verstärkers sinkt. Daher sollten immer wieder neue und unterschiedliche Verstärker verwendet werden. Dies bedeutet auch, dass im Falle von artifizieller Verstärkung (kein natürlicher Zusammenhang mit der Situation) ein Kind möglichst vorher nicht wissen sollte, wie es verstärkt wird. Andernfalls kann es sich überlegen, ob sich die Anstrengung »lohnt«, z. B. für ein Gummibärchen ein schwieriges Wort nachzusprechen (▶ Abschn. 5.3).

Differenzierte Verstärkung

Größere Leistungen sollten mehr belohnt werden. Dies bedeutet, dass z. B. ein Kind, das ein ganzes Wort nachspricht, mehr Verstärkung bekommt als wenn es nur den Anlaut imitiert (z. B. »Ball«/»Ba«), sofern es sich grundsätzlich auf Ein-Wort-Ebene befindet. Ein Kind, das in der Lage ist, »Ball« zu sagen, wird für das ganze Wort mehr verstärkt, als wenn es nur »Ba« sagt. Hier müssen somit immer der Schwierigkeitsgrad der Aufgabe und der Entwicklungsstand des Kindes berücksichtigt werden. Die aufgewendete Anstrengung des Kindes ist dabei auch ein Kriterium. Wenn sich z. B. das gleiche Kind bei einer anderen Übung sehr anstrengt, um ein schwereres Wort zu sagen, aber nur einen Anlaut schafft (z. B. »Be« statt »Brezel«), sollte dies trotzdem angemessen verstärkt werden, da die Imitation dieses Wortes deutlich schwerer war.

Verstärkerkontrolle behalten

Das Prinzip der Verstärkung kann nur wirksam sein, wenn die Verstärker dem Kind nicht jederzeit zugänglich sind. Deshalb ist es nötig, dass der Therapeut die sog. Verstärkerkontrolle hat, die Verstärker also gezielt aushändigt oder zugänglich macht, wenn erwünschtes Verhalten belohnt werden soll. Dafür bietet es sich an, die materiellen Verstärker in einer verschließbaren Kiste oder im Schrank zu verstauen.

8.2 Verhaltensanalysen

Verhaltensanalysen basieren auf Prinzipien der Lerntheorie und beinhalten Aspekte der operanten und klassischen Konditionierung (Tuschen-Caffier und Gemmeren 2009). Sie helfen dabei, gelerntes Verhalten eines Kindes zu verstehen und Möglichkeiten des Neulernens aufzuzeigen. Kinder mit ASS zeigen häufig problematische und mitunter auch befremdliche Verhaltensweisen, die sie am Lernen hindern oder die Familie vor gewisse Herausforderungen stellen. Um dieses Verhalten verstehen zu können, muss

⬛ Tab. 8.1 Elemente des SORKC-Schemas

Variable	Definition	Beispiel
Stimulus (S)	Mit der Stimulusvariablen werden alle externen und internen Reizbedingungen beschrieben, die dem gezeigten Verhalten vorausgehen und möglicherweise in einem systematischen und funktionalen Zusammenhang zu diesem Verhalten stehen	Das Kind soll seine Spielsachen wegräumen
Organismus (O)	Beschreibt alle biologisch-physiologischen und psychologischen Einflussfaktoren des Kindes. Hier sind alle Aspekte innerhalb des Organismus aufzuführen, die das Verhalten beeinflussen. Damit sind auch alle durch die ASS bedingten Faktoren innerhalb des Kindes gemeint. Hier werden neben Schwierigkeiten auch Ressourcen des Kindes aufgeführt	Biologisch-physiologisch: unruhig, angespannt, impulsiv
		Psychologisch: willenstark, niedrige Frustrationstoleranz, mangelnde Handlungsplanung
Reaktion (R)	Kognitiv (mutmaßliche subjektive Bewertungen der Lage)	»Ich will nicht!«, »Keine Lust!«
	Behavioral (konkretes Verhalten, das das Kind zeigt)	Reagiert nicht, schlägt um sich
	Emotional (verhaltensbegleitende Gefühle und Empfindungen)	Wütend sein
	Physiologisch (körperliche Begleiterscheinungen)	Unruhig, angespannt, aggressiv
Kontingenz (K)	Beschreibt, wie häufig eine bestimmte Konsequenz einer Reaktion folgt. Hierbei wird unterschieden in »manchmal«, »regelmäßig« »intermittierend« und »immer«. Diese Variable wird in der praktischen Umsetzung einer Verhaltensanalyse häufig nicht verwendet. Sie ist jedoch relevant zur Beurteilung, wie stabil ein Verhalten ist, da ein Verhalten bei intermittierender Verstärkung immer am stabilsten gelernt wird	Die Anforderung wird direkt nach einem Wutanfall des Kindes zurückgenommen, allerdings nicht von allen Personen
Konsequenzen (C)	Konsequenzen, die auf die Situation folgen sind Mechanismen, die das Verhalten unmittelbar steuern, da sie verstärkende Wirkung haben. Sie werden zusätzlich in kurzfristige und langfristige Konsequenzen aufgeteilt. C^+ und $C^{\nearrow}$ sind Verstärker, die dazu führen, dass das Verhalten beibehalten, bzw. häufiger gezeigt wird. C^- und $C^{\not\nearrow}$ sind dagegen negative Konsequenzen, die dazu führen, dass das Verhalten abgebaut wird:	
	Positive Verstärkung (C^+)	Das Kind bekommt Zuwendung
	Indirekte Bestrafung/Wegnahme eines Verstärkers ($C^{\not\nearrow}$)	Der Überblick über die Spielsachen wird geringer
	Negative Verstärkung ($C^{\nearrow}$)	Das Kind umgeht die Anforderung
	Direkte Bestrafung/aversiver Reiz (C^-)	Streit mit der Bezugsperson (kurzfristig)
		Konfliktreiche Eltern-Kind-Beziehung (langfristig)

analysiert werden, was das Verhalten hervorruft, wie das Kind genau in der Situation reagiert und welche Konsequenzen auf das Verhalten folgen. Dieses Vorgehen ermöglicht somit auch das Erfassen von typischen ungünstigen Verstärkungsmustern und bildet damit die Voraussetzung für den Einsatz wirkungsvoller therapeutischer Maßnahmen. Im A-FFIP bilden Verhaltensanalysen eine wichtige Grundlage zur Planung der Intervention. Um die jeweilige Situation genau zu erfassen, wird die horizontale Verhaltensanalyse nach dem SORKC-Schema angewandt. Im SORKC-Schema wird anhand der Variablen Stimulus (S), Organismus (O), Reaktion (R), Kontingenz (K) und Konsequenzen (C) das Verhalten in einer typischen Situation analysiert, indem überprüft wird, welche Auftretenswahrscheinlichkeit der Komponenten die Reaktion beeinflusst (Kanfer und Saslow 1965) (⬛ Tab. 8.1).

Zu Beginn einer Verhaltensanalyse mit dem SORKC-Schema wird die Reaktion des Kindes (mit dem sichtbaren Verhalten beginnend) in den verschiedenen Ebenen beschrieben. Im Anschluss werden die vorangegangene Situation und schließlich die Organismusvariablen beschrieben. Abschließend werden die Konsequenzen aufgelistet.

Bei der Förderung von Kindern mit ASS muss, wie in ► Kap. 5 beschrieben, der »O«-Variablen eine besondere

Bedeutung zugeschrieben werden, da die autismusspezifischen Einschränkungen sich auf alle anderen Elemente der Verhaltensanalyse auswirken. Hierbei sollen alle autismusspezifischen Besonderheiten des Kindes wie z. B. fehlende Handlungsplanung, die rezeptive und expressive Sprachentwicklung, das geringe Imitationsverhalten oder eingeschränkte sozial-kommunikative Fertigkeiten aufgeführt werden. Dabei sollten immer auch das Intelligenzniveau sowie die komorbiden Störungen berücksichtigt werden. Aus der Analyse der O-Variablen können entsprechende Therapieziele abgeleitet werden.

> ⊙ Der Analyse der »O« Variablen kommt bei ASS eine besondere Bedeutung zu, da sie sich auf alle anderen Elemente der Verhaltensanalyse stark auswirkt.

Kognitive Reaktionen sind ein Bereich innerhalb der Verhaltensanalyse, die aufgrund des Entwicklungsalters und der oft reduzierten Sprachentwicklung bei ASS nicht erfragt, sondern lediglich hypothetisch angenommen werden können. Daher ist es wichtig, den Fokus bei den Reaktionen auf das Beschreiben des beobachtbaren Verhaltens zu legen. Dieses sollte möglichst objektiv und nicht interpretierend beschrieben werden.

Während der Therapiestunde zeigen Kinder mit einer ASS immer wieder problematische Verhaltensweisen, auf die unmittelbar reagiert werden muss. Daher muss der Therapeut sehr häufig Verhaltensanalysen durchführen. Dies findet somit neben den ausführlichen oben beschriebenen schriftlichen Verhaltensanalysen zur Vor- und Nachbereitung der Stunden auch gedanklich und in Kurzform stetig in der Stunde statt. Hierbei müssen bei auftretendem Problemverhalten ebenfalls Situation, Reaktion und darauffolgende Konsequenzen, unter Berücksichtigung aktuell relevanter Organismusaspekte, betrachtet werden, um eine Entscheidung für geeignete Maßnahmen zu treffen. Allerdings erfolgt die Analyse in dieser Kurzform nicht auf allen Ebenen der Variablen.

Beispiel einer Kurzanalyse
- Situation: Kind soll etwas nachsprechen → Reaktion: Kind reagiert nicht
- Relevanter Organismusaspekt: Schwierigkeiten mit der Aufmerksamkeitssteuerung (Imitations- und Sprechfähigkeit jedoch bereits vorhanden).
- Reaktion: Kind schaut woanders hin, hört nicht zu
- Konsequenz: Kind kommt der Aufforderung nicht nach, lernt das Wort nicht
- Maßnahme: Aufmerksamkeitszuwendung prompten, Aufforderung erneut geben und nach der angemessenen Reaktion positiv verstärken.

Wenn kindliches Problemverhalten häufiger und länger auftritt, kommen meist mehrere Wirkaspekte zusammen (zahlreiche Organismusvariablen, fehlende Motivation, falsche Verstärkung, zu schwere/leichte Therapieziele etc.; ▶ Kap. 5). Je häufiger Verhaltensanalysen bei einem Kind gemacht wurden und je besser die Symptomatik und der Entwicklungsstand des Kindes bekannt sind, desto leichter fallen dem Therapeuten die schnellen Kurzanalysen und desto nützlicher sind sie. Diese Kurzanalysen ersetzen allerdings keinesfalls die ausführlichen Verhaltensanalysen, sie sind vielmehr als zusätzliches Werkzeug innerhalb der einzelnen Therapiestunde zu sehen, um kurzfristig therapeutische Entscheidungen zu erleichtern und zu verbessern.

■ **Fallbeispiel zur Anwendung eines SORKC-Modells**
Der 5-jährige Olaf kommt zweimal in der Woche zur Frühförderung. Mittels Bayley-Scales III wurde ein kognitives Entwicklungsalter von 29 Monaten ermittelt. Olaf spricht lediglich einzelne Wörter wie »Brezeln«, um seine Wünsche zu äußern. Des Weiteren zeigt er große Schwierigkeiten in der rezeptiven Sprache, da er lediglich wenige Wörter versteht. Besondere Freude bereiten Olaf Markenzeichen, die er meist benennen und zeigen kann, wenn nach ihnen gefragt wird. Des Weiteren hat er eine gute visuelle Wahrnehmung. Wenn Olaf jedoch ein solches Markenzeichen in einem Prospekt sieht, beginnt er die Seiten so weit zu zerreißen, bis lediglich das Zeichen übrig ist. Dieses Verhalten hat sich mit der Zeit auf Bücher und Puzzle ausgeweitet, sodass diese Materialien im Kindergarten und zuhause von ihm ferngehalten werden müssen. Dies gestaltet sich im Kindergarten besonders schwierig (◌ Tab. 8.2).

Durch die Konsequenzen erlebt Olaf eine deutlich verstärkende Wirkung, die ihn sein Verhalten fortführen lässt. Das Isolieren der Markenzeichen macht ihm Freude und beseitigt störende Reize. Das Schimpfen der Erzieher wird von ihm aufgrund seiner ASS und seines kognitiven Entwicklungsalters (z. B. geringes rezeptives Sprachverständnis) kaum als etwas Negatives erlebt und hat wenig Auswirkung auf eine Verhaltensänderung bei Olaf. Keine Bücher mehr anschauen zu können, ist eine langfristige Konsequenz, die Olaf aufgrund seiner ASS und seines kognitiven Entwicklungsalters noch nicht überblicken und mit seinem Verhalten in Verbindung bringen kann. Auch dass er bei den Kindern langfristig weniger beliebt sein wird, kann er noch nicht mit seinem Verhalten verknüpfen, sodass auch dies keinen Einfluss auf sein zukünftiges Verhalten hat.

Wie durch das Beispiel deutlich wird, überwiegen daher die als positiv erlebten Konsequenzen und verstärken das Verhalten deutlich, sodass es aufrechterhalten bleibt. Als therapeutische Maßnahme in diesem Beispiel kann abgeleitet werden, dass Olaf eine eigene Kiste (»Schnipselkiste«) bekommt, in die diverse Kataloge gelegt werden, die

◘ Tab. 8.2 Fallbeispiel Olaf

S	O	R	C
Extern: Kind sieht im Kindergarten ein Markenzeichen in einem Prospekt	F. 84.0 Frühkindlicher Autismus: - Sonderinteresse Markenzeichen - Geringe Reaktivität bei Ansprache - Kaum Interesse an anderen Kindern - Stereotypes Beschäftigen mit Gegenständen - Gute visuelle Wahrnehmung - Deutliche Sprachentwicklungsverzögerung (spricht und versteht nur einzelne Wörter) - Kognitives Entwicklungsalter: 29 Monate	Behavioral: Kind zerreißt das Blatt Emotional: Freude Physiologisch: Anspannung, Erregung	C^+: Isolieren des Markenzeichens C^-: Erzieher schimpfen mit ihm $C^{\nearrow}$: Beseitigung störender Reize, Erregungszustand nimmt ab $C^{\not\nearrow}$: - Positive Interaktion, wie Bücher anschauen kann nicht stattfinden - Beliebtheit bei den anderen Kindern nimmt langfristig ab

er zerreißen darf. Diese sollten Markenzeichen häufiger enthalten als die sonstigen Materialien, die Olaf zugänglich sind. Wenn das Problemverhalten in anderen Situationen auftritt, üben die Erzieherinnen zunächst kurz funktionelles Verhalten (= neuer Stimulus; z. B. Liegenlassen oder richtiges Umblättern des Buches; Steigerung der Anforderungen im Laufe der Zeit) und belohnen es direkt durch die Schnipselkiste (C^+). Dies kann Olaf gut akzeptieren und schafft es dadurch, andere Prospekte, Zeitschriften und Bücher nicht mehr zu zerreißen und funktionell zu benutzen, wodurch sich die negativen Erfahrungen mit anderen Kindern und den Erziehern reduzieren (C^-, $C^{\not\nearrow}$ fallen weg). Dies kann dazu führen, dass andere Kinder wieder vermehrt mit Olaf spielen möchten, was für seine sozialen Kompetenzen und seine Integration in die Kindergruppe wichtig ist. Langfristig kann zudem Olafs Fertigkeit, Bastelsachen mit der Schere auszuschneiden, aufgebaut werden, um sein Spielverhalten insgesamt funktionaler werden zu lassen und seine Interessen zu erweitern. Darüber hinaus kann dann der funktionale Umgang mit Bilderbüchern geübt bzw. gesteigert werden (Ansatzpunkt O-Variable). Ein Arbeitsblatt für Verhaltensanalysen befindet sich in ► Abschn. 11.12 (► Abb. 11.12).

8.3   Generalisierung

Der Begriff der Generalisierung drückt im Bereich der Psychologie aus, dass ein gelerntes Verhalten auch in anderen Situationen und Kontexten als dem Lernkontext angewendet wird. Generalisierung ist folglich die Fertigkeit, auf ähnliche, aber nicht exakt gleiche, Reize dieselben Verhaltensweisen zu zeigen (Freitag 2010). Kriterien für eine erfolgreiche Generalisierung sind die Folgenden (Koegel und Koegel 2012). Das Verhalten wird gezeigt:

- unter unterschiedlichen Umweltbedingungen,
- nach unterschiedlichen Hinweisreizen,

- mit unterschiedlichen Personen,
- über die Dauer eines längeren Zeitraums.

Diese Kompetenz ist bei Personen mit ASS in der Regel erheblich eingeschränkt. Um die Anwendung einer neu gelernten Fertigkeit im Alltag des Kindes zu ermöglichen, muss diese demnach an multiple Hinweisreize geknüpft werden. Besonders wirksam scheint es zu sein, wenn diese Hinweisreize aus natürlichen Stimuli bestehen, um entsprechend natürliche Verhaltensweisen trainieren zu können. Durch dieses Üben in möglichst vielen alltagsüblichen Situationen wird ein Verständnis dafür erzeugt, dass ein erlerntes Prinzip eine Funktion hat, die kontextübergreifend und personenunabhängig gilt und wirksam ist. Stimulus, Situation, Material und beteiligte Personen werden hierzu bereits in der Therapie systematisch variiert. Zudem müssen erlernte Fertigkeiten zügig, über den therapeutischen Kontext hinaus, in natürliche Situationen im Alltag des Kindes überführt werden. Meist sind bei der Generalisierung einer Kompetenz auf andere Kontexte auch wieder Hilfestellungen (Prompts) nötig, die in der ursprünglichen Lernsituation nicht mehr erforderlich waren. Erst wenn die Fertigkeit ohne Hilfestellung in verschiedenen Kontexten gezeigt wurde, kann sie als gemeistert betrachtet werden. Das Prinzip der Generalisierung ist wesentlich im A-FIPP, um zu gewährleisten, dass das Kind Therapiefortschritte tatsächlich in seinem Alltag nutzen kann. Dafür ist die Beteiligung aller Bezugspersonen relevant.

■ Praxisbeispiel: Anziehen

Andreas hat gelernt, seiner Therapeutin am Ende der Therapiestunde beim Anziehen seiner Jacke verbal zu signalisieren, dass er Hilfe beim Schließen des Reißverschlusses benötigt (»Hilf mir«). Er äußert seinen Hilfebedarf darüber hinaus allerdings weder bei anderen Personen noch in anderen Situationen außerhalb des Therapieraums (z. B.

im Kindergarten beim Anziehen der Jacke). Weiter gelingt es ihm bislang nicht, das Prinzip zu übertragen, also zu verstehen, dass er auch bei weiteren Problemen eine Hilfestellung von anderen erhält, wenn er die Worte »Hilf mir« verwendet (z. B. wenn er seine Schuhe nicht zumachen kann). Andreas hat demnach die Fertigkeit, um Hilfe zu bitten, in einer bestimmten Situation und bei einer bestimmten Person erlernt. Ändert sich jedoch der Kontext, kann er auf die Fertigkeit nicht mehr zugreifen.

Beispielablauf Generalisierung
- Erlernen einer neuen Fertigkeit (»Hilf mir«) im therapeutischen Kontext, in einer klar umschriebenen Situation (z. B. bei dem Therapeuten Hilfe einfordern, beim Schließen der Jacke)
- Erweiterung der Übung (»Hilf mir«) auf eine ähnliche Situation (z. B. Schließen der Schuhe) im therapeutischen Kontext mit der gleichen Person
- Erweiterung der Übung vom Therapeuten auf den Kotherapeuten (beim Schließen von Jacke oder Schuhen um Hilfe bitten)
- Erweiterung der Übung auf die Eltern im therapeutischen Kontext (Eltern in der Therapiestunde beim Schließen von Jacke oder Schuhen um Hilfe bitten)
- Übertrag der Übung auf natürliche Situationen im Alltag des Kindes (Eltern zuhause oder Erzieherinnen in der Kita um Hilfe bitten. Erst beim Schließen von Jacke oder Schuhen um Hilfe bitten, dann zunehmend in anderen Situationen)

Durch die letzten beiden Schritte wird auch den Eltern das Vorgehen vermittelt, die jeweilige Übung mit dem Kind im Alltag anzuwenden. Für jede gemeisterte Kompetenz, auch in den Anfängerebenen, soll es für die Eltern und Bezugspersonen möglich werden, Übungen aus der Therapie direkt in ihren Alltag zu übertragen und somit in natürlichen Lernsituationen anzuwenden. Studienergebnisse zeigen auch, dass Interaktionsübungen unter natürlichen Bedingungen im familiären Kontext als angenehm für die Beteiligten empfunden werden und die soziale Interaktion verbessern (Koegel et al. 1996).

Auf das obige Beispiel der Äußerung des Hilfebedarfs bezogen, sollten die Eltern zuhause alle Möglichkeiten aufgreifen, in denen ein Hilfebedarf für das Kind entsteht. Es wird mit den Eltern darüber hinaus besprochen, dass sie geeignete Lernsituationen selber erzeugen, indem sie gezielt Situationen provozieren, um die jeweilige Fertigkeit zu üben. Dies kann erreicht werden, indem z. B. eine Jacke gewählt wird, die das Kind noch nicht alleine schließen kann, sodass es lernt, seinen Hilfebedarf zu kommunizieren. Im Alltag ergeben sich zahlreiche Lernmöglichkeiten, die in ihrer Anzahl weit über die der Übungen im Therapiesetting herausgehen. Die Generalisierung im natürlichen Umfeld des Kindes multipliziert somit den Therapieerfolg und setzt darüber hinaus die gelernten Fertigkeiten für das Kind in einen praktischen Bezug.

Neben den Eltern sind alle Bezugspersonen aus dem gesamten Umfeld des Kindes daran beteiligt (z. B. andere Familienmitglieder, Erzieher), Fertigkeiten zu generalisieren. Wie in ► Abschn. 6.2 beschrieben, ist es erstrebenswert, möglichst viele Bezugspersonen in die Umsetzung einzubeziehen. Dass Übungen von verschiedenen Personen in gewissen Grenzen leicht unterschiedlich umgesetzt werden, ist positiv zu bewerten, sofern alle Beteiligten einheitliche Grundprinzipien beibehalten. Zur Umsetzung der Generalisierung in den Alltag des Kindes kann Arbeitsblatt 11.13 »Anleitung zur Generalisierung« (► Abb. 11.13) verwendet werden.

8.4 Natürliches und diskretes Lernformat

8.4.1 Diskretes Lernformat

Das Konzept des diskreten Lernformats wurde Anfang der 1970er-Jahre im Zusammenhang mit der intensiven Frühförderung 3- bis 4-jähriger Kinder mit einer ASS entwickelt und basiert auf der sog. angewandten Verhaltensanalyse (»applied behavior analysis«; ABA) (Lovaas 1981). Bei dem diskreten Lernformat handelt es sich um eine direktive, instruktionsbasierte Form des Lernens. Eine Handlung wird dazu in klar abgegrenzte Handlungsschritte (»trials«) zerlegt, die dann jeweils einzeln (diskret), Schritt für Schritt, geübt werden. Hierbei bedient sich das diskrete Lernformat verschiedener Techniken, wie z. B. »Shaping« und »Chaining«. Chaining beinhaltet, dass einzelne Handlungsschritte nacheinander geübt werden, um am Ende wieder zu einer komplexen Handlung »verkettet« werden zu können. In der Regel wird hierzu die jeweils erste Tätigkeit der Handlung geübt, dann die folgende, bis alle Handlungsschritte beherrscht werden (»forward-chaining«). Darüber hinaus kann eine Übung auch in ähnlicher Weise von hinten aufgebaut werden (»backward chaining«). Am Beispiel des alltagspraktischen Förderziels »Schuhe anziehen« lässt sich Chaining so beschreiben, dass die gesamte Tätigkeit in die einzelnen Schritte zerlegt wird (Schuh öffnen, Schuh über den Fuß ziehen, Schuh schließen) und das Kind jeden Einzelschritt isoliert übt, bei »forward chaining« beginnend mit dem ersten, beim »backward chaining« beginnend mit dem letzten Schritt (Therapeut vollzieht Schritte 1–3, Kind beendet die Handlung mit Schritt 4). Dabei wird jede einzelne Zielhandlung verstärkt. »Backward chaining« ermöglicht dem Kind dabei schnellere Erfolgserlebnisse, weshalb diese Technik als recht motivierend erlebt wird.

Shaping bedeutet, dass bereits jede Annäherung an das Zielverhalten verstärkt wird. Würde das Kind also die Schuhe in die Hand nehmen und versuchen, diese zu öffnen, wäre aber dazu noch nicht in der Lage, kann zu Beginn auch das Aufnehmen der Schuhe bereits verstärkt werden.

Die Instruktionen im diskreten Lernformat werden von den Therapeuten in Form von wiederholten »drills« gegeben (diskriminierender Stimulus). Im genannten Beispiel reicht die Therapeutin dem Kind die Schuhe und gibt ihm die Instruktion »aufmachen«, das Kind zeigt eine/keine Reaktion. Zeigt es die richtige Reaktion (öffnet die Schuhe), wird es unmittelbar verstärkt. Zeigt das Kind die falsche Reaktion (öffnet die Schuhe nicht/spielt mit dem Schuh etc.), korrigiert der Therapeut die Handlung (demonstriert das Öffnen) und stellt die Aufforderung erneut (»aufmachen«). Das Kind kann auch gepromptet werden (▶ Abschn. 8.5), sodass es die Übung sofort fehlerfrei ausführt. Hat das Kind dann eine richtige Reaktion gezeigt, wird es entsprechend verstärkt. Im klassischen diskreten Lernformat wird die Übung dann so oft wiederholt, bis das Kind diese fehlerfrei und replizierbar ausführt. In manchen Ansätzen ist dabei genau bestimmt, welche Abfolgen in welchen zeitlichen Abständen zu wählen sind (5er Block, 3er Block, zufällig etc.). Das Gesamtverhalten gilt in diesem Ansatz dann als erlernt, wenn das Kind die Gesamthandlung ohne Verstärkung der einzelnen Teilschritte zeigt.

Auch wenn sich der Ansatz des diskreten Lernformats für das Erlernen neuer, eng umschriebener Fertigkeiten als wirksam erwiesen hat, ist in den letzten Jahren zunehmend Kritik an dieser Form des Lernens aufgekommen (Schreibman et al. 2015). Ein Hauptaspekt dieser Kritik ist, dass dabei Verhalten in einer hoch strukturierten Form aufgebaut wird, was dann jedoch in einer natürlichen, unsystematischen Situation im Alltag des Kindes nicht angewendet werden kann und somit nicht in das aktive Verhaltensrepertoire des Kindes übergeht. Ein weiterer Kritikpunkt ist der stark direktive Charakter dieses Lernformats, was zu verstärktem Flucht- und Vermeidungsverhalten führt und keinen Raum für spontanes und selbstentdeckendes Lernen lässt. Dadurch sinkt auch die allgemeine Motivation des Kindes. Entsprechend sind wesentliche Ziele einer autismusspezifischen Frühförderung mit dem diskreten Lernformat nicht erreichbar. Die Eigeninitiative und Autonomie des Kindes zu fördern, ihm zu ermöglichen, sich in reichhaltigen sozialen Situationen zurechtzufinden, Emotionen und (Spiel-)Ideen mit anderen zu teilen und gemeinsam Lösungen zu entwickeln, erfordert natürliche nondirektive Situationen, in denen Handlungen, wie Sichabwechseln, Initiativenwechsel, Ideenausprobieren etc. geübt und erprobt werden können. Dies ist im in ▶ Abschn. 8.4.2 dargestellten natürlichen Lernformat möglich, das dem A-FFIP hauptsächlich zugrunde liegt.

8.4.2 Natürliches Lernformat

Das Konzept des natürlichen Lernformats ist aus dem diskreten Lernformat entwickelt worden, hat dieses aber in weiten Teilen verlassen. Techniken aus dem »natural language paradigm«, dem »pivotal response training«, dem »milieu/incidential-teaching« sowie entwicklungsbasierte und sozial-interaktive Ansätze wurden aufgenommen und erweitert (Freitag 2008; Schreibman et al. 2015). Im Gegensatz zu den diskreten Lernansätzen mit einer speziell geschaffenen, künstlichen Situation (z. B. am Tisch) sind die Übungen im natürlichen Lernformat in natürlich auftretende Situationen eingebunden. Außerdem werden Techniken eingesetzt, die das Kind zur Mitarbeit motivieren sowie die kindliche Eigeninitiative und Spontaneität fördern. Dazu gehören zentrale Techniken wie die Förderung der Motivation, der Einsatz von multiplen Hinweisreizen, um die Generalisierung des gelernten Verhaltens zu fördern, Förderung der Verhaltensregulation und Entwicklung von Autonomie sowie des eigenständigen Beginnens von Interaktion. Wird beim diskreten Lernformat ein oft künstlicher, in der Regel immer gleicher diskriminativer Stimulus gegeben, so werden beim natürlichen Lernformat natürlich auftretende und multiple Stimuli genutzt, denen eine möglichst natürliche und somit intrinsische Verstärkung folgt. Der Fokus des natürlichen Lernformats liegt folglich auf alltagsnahem Lernen, bei dem komplexe und soziale Verhaltensweisen im Rahmen von gemeinsamer sozialer Interaktion in verschiedenen Settings trainiert werden.

■ Beispielübung natürliches Lernformat
Paul soll lernen, einen Wunsch spontan zu äußern, sobald sich eine natürliche Gelegenheit dazu ergibt. Dabei werden insbesondere Situationen genutzt, in denen Paul maximal zum Lernen motiviert ist. Sitzt er beispielsweise in einer Schaukel und hat Spaß an seiner Aktivität, so wird diese unterbrochen und eine kurze Übung eingebunden, die idealerweise mit dem Schaukeln direkt zusammenhängt. Paul soll verbal kommunizieren, dass er wieder geschaukelt werden möchte, damit das Schaukeln fortgesetzt wird (bei einem nonverbalen Kind kann stattdessen Blickkontakt eingefordert werden). In dieser natürlichen Situation (Paul schaukelt) wird geübt, dass er seinen Wunsch kommuniziert (Blickkontakt oder verbale Äußerung). Hierauf folgt unmittelbar eine natürliche Form der Verstärkung (Aktivität Schaukeln wird fortgesetzt), was einen deutlich verstärkenden Effekt der Zielhandlung »Wunschäußerung« zur Folge hat. Paul kann lernen, dass seine Kommunikation dazu führt, dass seine Bedürfnisse erfüllt werden. Diese natürliche Verstärkung wird immer auch sozial und verbal verstärkt (Lächeln, Lob, Jubel). Dabei kommen auch Wiederholungslernen und Reduktion von Prompts zum Ein-

satz, bis Paul den Wunsch ohne Prompts äußern kann. Es gibt dabei keine festgelegte Anzahl an Durchgängen, der Therapeut beobachtet vielmehr Pauls natürliche Motivation und Konzentration, um zu entscheiden, wie oft die Übung wiederholt werden kann. Es ist dabei auch ratsam, eine Übung nicht zu häufig in einer einzelnen Sitzung zu wiederholen, um Langeweile oder auch repetitives Verhalten beim Kind zu verhindern. Eine Übung sollte flexibel über mehrere Therapiesitzungen variiert werden, damit das Verhalten stabil gelernt wird. Diese geübte Kompetenz (»Wunsch äußern«) wird zusätzlich auch auf weitere natürliche Lernsituationen übertragen.

8.4.3 Diskretes und natürliches Lernformat im A-FFIP

Da das A-FFIP verschiedene Formen wirksamer verhaltenstherapeutischer Techniken integriert, werden auch Shaping und Chaining verwendet, um komplexe Handlungen in ihre Einzelschritte zu zerlegen und isoliert zu üben. Dabei wird prinzipiell auch auf Basis des diskreten Lernens geübt. Die Indikation für diskretes Lernformat ist immer dann gegeben, wenn eng umgrenzte, aber komplexe Fertigkeiten konzentriert geübt und dabei Ablenkungen bestmöglich ausgeblendet werden sollen. Weiter kann es sinnvoll sein, das diskrete Lernformat dann zu wählen, wenn eine strukturierte Lernsituation künstlich geschaffen werden muss, weil eine natürliche Lernsituation nicht vorhanden ist oder noch zu unstrukturiert für das Kind wäre. Oftmals ist dies in den Anfängerebenen der Therapieziele und zu Beginn des Lernens einer neuen Fertigkeit der Fall. Hierbei finden die Übungen meist am Tisch oder in einem klar abgegrenzten Setting am Boden statt, wobei Kind und Therapeut sich gegenüber sitzen. Das Lernumfeld ist dabei möglichst reizarm. Allerdings sollte eine so erlernte Fertigkeit so bald wie möglich auch im natürlichen Setting geübt und angewendet werden.

Von der oben beschriebenen klassischen Form des diskreten Lernens weicht das A-FFIP jedoch deutlich ab. So werden keine festen Blöcke oder Erfolgsquoten als Kriterium für das Beherrschen einer Fertigkeit herangezogen. Zudem werden auch bei Übungen im diskreten Lernformat möglichst natürliche Verstärker eingesetzt, also solche, die unmittelbar mit der zu erlernenden Fertigkeit in Verbindung stehen. Isoliert geübte Teilfähigkeiten sollen schnell in Verbindung mit der kompletten Tätigkeit gebracht und so dem Kind ein Zusammenhang mit der natürlichen Handlung vermittelt werden. Wurde eine Fertigkeit im diskreten Lernformat geübt, muss sie somit immer zeitnah in einen natürlichen Kontext übertragen werden. Die enge Reiz-Reaktions-Verbindung wird dadurch auf multiple Reize und ähnliche Reaktionen erweitert. Prompts

sind im natürlichen Lernformat immer an den Entwicklungsstand des Kindes angepasst, fehlerfreies Lernen ist hierbei nicht im Fokus (▶ Abschn. 8.5).

Sollten sie nicht von sich aus gegeben sein, können natürliche Lernsituationen gezielt provoziert werden. Gerade für Therapieziele, die das Äußern von Bedürfnissen beinhalten, ist es hilfreich, den Therapieraum dahingehend vorzubereiten, dass Spielmaterialien in Sicht-, aber außerhalb der Reichweite des Kindes platziert werden. Hierdurch soll das Kind motiviert werden, seine Bedürfnisse zu kommunizieren, statt sich den entsprechenden Gegenstand einfach nehmen zu können. Dies ist eine umsichtig angeleitete therapeutische Maßnahme, die dem Kind langfristig ermöglichen soll, selbstständiger und selbstbestimmter zu handeln.

In natürlichen Situationen werden prinzipiell alle Therapieziele des A-FFIP geübt, die aktuell erlernt, vertieft oder generalisiert werden. Es kann sich dabei um das Herstellen des Blickkontakts oder das gezielte Verwenden von Sprache handeln, bis hin zu spielerischer Interaktion und komplexen sozialen Regeln. Die Förderung im natürlichen Lernformat ist umso ergiebiger, je präziser die Therapeuten die aktuellen Therapieziele des Kindes im Blick haben. Wichtig ist hierfür auch, dass die Therapeuten sensibel für die auftretenden natürlichen Situationen sind und sie als Lerngelegenheiten identifizieren, in denen das entsprechende Zielverhalten in einer natürlichen Form geübt werden kann. Zahlreiche Möglichkeiten zum natürlichen Lernen ergeben sich in Spielsituationen. So kann z. B. beim Legobauen die neu erlernte Fertigkeit, Farben zu benennen, generalisiert und weiter ausgebaut werden (»Ich möchte einen grünen Stein« oder »grün«) oder beim Spiel mit der Eisenbahn das Zählen generalisiert werden (»Möchtest du 2 oder 3 Schienen?«). Bei nonverbalen Kindern kann z. B. die gemeinsame Aufmerksamkeit mittels Seifenblasen oder Ballspielen oder die Imitationsfähigkeit in einem Bewegungsspiel auf natürliche und spielerische Weise geübt werden. Hierbei ist es gut möglich, die Eltern einzubeziehen und gemeinsam Fertigkeiten des Kindes zu trainieren, während eine angenehme, positive und spielerische Interaktion zwischen Eltern, Kind und Therapeuten gegeben ist. Wenn Eltern Lerngelegenheiten in natürlichen Situationen erkennen und nutzen können, ist ein wesentlicher Schritt zur Generalisierung von Therapieinhalten auf den Alltag bereits erreicht, da dies ein Grundprinzip des fördernden Umgangs mit dem Kind darstellt.

8.5   Prompting

Unter »Prompting« (aus dem engl. »Soufflieren« oder »zu etwas bringen«) versteht man verbale, physische, visuelle oder modellhafte Hilfestellung, die die Aufmerksamkeit

8

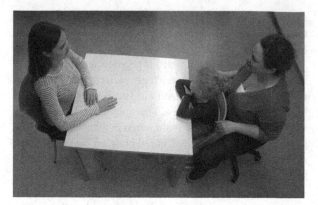

◘ **Abb. 8.1** Therapiesetting am Tisch: Therapeutin und Kind sitzen sich am Tisch gegenüber. Kotherapeutin sitzt hinter dem Kind. (Foto: Elisabeth Mann)

des Kindes auf das gewünschte Verhalten lenkt und den Lernprozess aktiv unterstützt. Das Kind soll mittels Prompting in die Lage versetzt werden, eine Anforderung zu bewältigen, die es ohne Hilfestellung noch nicht erfüllen kann. Auf diese Weise kann es für ein Zielverhalten verstärkt werden, das sich noch nicht in seinem Verhaltensrepertoire befindet und aktuell aufgebaut werden soll. Idealerweise übernimmt der Kotherapeut die Rolle des »Prompters«. Ist es nicht möglich, einen Kotherapeuten einzusetzen, kann auch der Bezugstherapeut das Prompten übernehmen.

8.5.1 Setting

Der »Prompter« sitzt üblicherweise hinter dem Kind und zeigt grundsätzlich keine Initiative, mit dem Kind zu interagieren, nimmt also nicht verbal Kontakt mit dem Kind auf, um die Aufmerksamkeit des Kindes nicht von dem Bezugstherapeuten abzulenken (◘ Abb. 8.1). Der Prompter reagiert lediglich auf Initiativen des Kindes, um soziale Interaktion bzw. Initiative nicht unbeabsichtigt zu löschen, lenkt aber die kindliche Aufmerksamkeit schnellstmöglich wieder auf den Bezugstherapeuten. Der Prompter muss das Kind möglichst unauffällig prompten und dabei nicht verstärken, sodass das Kind lernt, Prompts automatisch als Hilfestellung zu nutzen, ohne die Interaktion mit dem Bezugstherapeuten zu unterbrechen. Dieser hingegen interagiert mit dem Kind, gibt Aufforderungen und verstärkt das Kind für positives Verhalten. Diese Aufteilung zwischen den Therapeuten ist v. a. zu Beginn der Therapie besonders relevant, wird im Verlauf jedoch zunehmend aufgelöst. Prompts sind im A-FIPP immer dem Entwicklungsstand des Kindes angepasst.

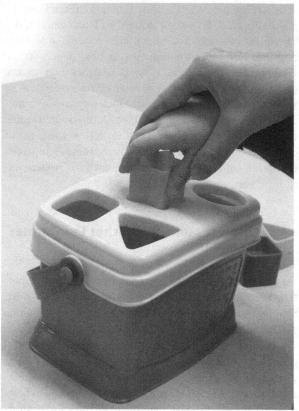

◘ **Abb. 8.2** Physischer Prompt: Hand der Kotherapeutin führt die Hand des Kindes. (Foto: Elisabeth Mann)

Hochfunktionale Kinder bedürfen in der Regel weniger Hilfestellungen.

8.5.2 Arten von Prompts

Welche Art von Prompt eingesetzt wird, ist sowohl vom Kind als auch von der Situation bzw. Aufgabe abhängig. Prompts können in physische, verbale, visuelle- und Modellprompts kategorisiert werden. Dabei kann die Hilfestellung zudem vollständig, teilweise, direkt oder indirekt gegeben werden.

Physische Prompts

Das Kind kann physisch geprompt werden, indem z. B. seine Hand bei der Ausführung einer Zielhandlung von dem Kotherapeuten geführt wird (◘ Abb. 8.2). Auch ein Drehen des Kindes durch behutsames Berühren an der Schulter zur Unterstützung der Aufmerksamkeitslenkung ist ein physischer Prompt. Bei physischen Prompts muss berücksichtigt werden, ob das Kind sich berühren lässt oder ob dies als aversiv erlebt wird (z. B. ob das Kind sich an der Hand anfassen lässt).

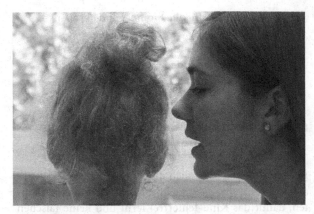

☒ **Abb. 8.3** Verbaler Prompt: Kotherapeutin spricht in das Ohr des Kindes. (Foto: Elisabeth Mann)

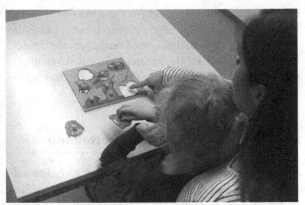

☒ **Abb. 8.4** Visueller Zeigeprompt. Kotherapeutin deutet, wohin das Kind das Puzzlestück legen soll. (Foto: Elisabeth Mann)

Verbale Prompts

Bei direkten verbalen Prompts wird eine Antwort sprachlich vorgegeben. Hierbei sagt der Prompter dem Kind die richtige Antwort vor, möglichst etwas leiser als die sonstige Lautstärke der Gespräche (☒ Abb. 8.3), um zu verdeutlichen, dass es sich um einen Prompt handelt. Flüstern bietet sich jedoch nicht an, da manche Kinder dies dann übernehmen und auch nur noch flüsternd antworten. Das Kind kann durch das Nachsprechen des verbalen Prompts dem Therapeuten eine Antwort auf eine Frage geben oder ein Objekt benennen bzw. einen Wunsch verbalisieren. Dadurch kann es die sprachliche Anforderung bewältigen. Bei verbalen Prompts ist es Voraussetzung, dass das Kind das Prinzip des verbalen Imitierens bereits erlernt hat und somit diesen Prompt entsprechend nutzen kann. Bevor verbale Prompts eingesetzt werden, sollte somit das Therapieziel »Imitation« (► Kap. 9) mit dem Kind geübt werden. Durch vermehrten Einsatz direkter verbaler Prompts werden die Imitationsfähigkeiten allerdings auch gestärkt.

Bei Kindern mit guten kognitiven Fertigkeiten kann ein indirekter verbaler Prompt ausreichen. Das bedeutet, dass ein verbaler Prompt nicht direkt gegeben wird, indem man die exakte Antwort vorspricht. Vielmehr wird indirekt eine Hilfestellung gegeben, indem z. B. gefragt wird »Was kannst du denn jetzt machen?« oder »Die Anna weiß, wo der Saft steht«. Durch diese Hinweise werden Selbsthilfepotenziale geweckt, da das Kind mit dieser Hilfestellung selber auf eine Lösung kommen kann.

Visuelle Prompts

Eine visuelle Hilfestellung kann mit einem Zeigeprompt erfolgen. Diese erfolgt, indem der Kotherapeut auf etwas deutet (☒ Abb. 8.4), z. B. wenn das Kind auf einen bestimmten Gegenstand oder ein Bild zeigen (»Zeig mir das Auto«) oder etwas auswählen soll (»Welches möchtest du?«). Um einen Zeigeprompt nutzen zu können muss ge-

währleistet sein, dass das Kind mit seiner visuellen Aufmerksamkeit dem Deuten des Prompters folgen kann und dies als Hinweis versteht. Es kann ein proximaler Zeigeprompt (Deuten auf nahe Objekte) oder ein distaler Zeigeprompt (Deuten auf entfernte Objekte) verwendet werden. Dabei sind aufgrund der höheren Anforderungen an die visuelle Aufmerksamkeitssteuerung distale Prompts oft schwieriger nutzbar für das Kind als proximale.

Modellprompts

Bei Modellprompts wird die Zielhandlung von einem Modell demonstriert, die dann vom Kind imitiert werden soll (► Abschn. 8.6). Sowohl Therapeut als auch Kotherapeut sowie Eltern, Geschwister oder ein anderes Kind können als Modell fungieren. Nachdem sichergestellt ist, dass die kindliche Aufmerksamkeit auf das Modell gerichtet ist, wird das Zielverhalten so genau wie möglich demonstriert. Dann wird das Kind aufgefordert, die Handlung in der gleichen Weise nachzuahmen: »Jetzt du« oder »Mach genau das«. Damit ein Modellprompt hilfreich ist, muss das Kind in der Lage sein, sich den gesehenen Ablauf zu merken und anschließend zu imitieren. Auch hier ist es notwendig, vorher das Therapieziel »Imitation« mit dem Kind zu üben.

> ❯ **Nicht alle Kinder können alle Arten von Prompts nutzen, es müssen bestimmte Entwicklungsvoraussetzungen erfüllt sein.**

8.5.3 Relation von Anforderung und Prompt

Welche Art von Prompt eingesetzt wird, orientiert sich auch an der jeweiligen Anforderung. Lautet diese z. B. »Zeig mir ...«, wird als korrekte Antwort des Kindes physisch eine Zeigegeste mit der Hand des Kindes gepromptet oder ein visueller Zeigeprompt (Kotherapeut deutet selber) verwendet, den das Kind dann imitieren kann. Lautet die Aufforderung »Was ist das?«, wird verbal gepromptet. Soll das Kind einen Ablauf von mehreren Schritten bewältigen und verfügt über gute kognitive Fertigkeiten, kann ein Modellprompt sinnvoll sein.

8.5.4 Volle und teilweise Hilfestellung

Alle beschriebenen Arten von Prompts werden zudem aufgeteilt in »volle« und »teilweise« Prompts. Bei »vollen Prompts« wird die komplette Zielhandlung durchgeführt, während bei »teilweisen Prompts« nur ein Hinweis gegeben wird. Dies bedeutet, dass z. B. bei einer verbalen Aufforderung, bei der das Kind das Wort »Ball« sagen soll, lediglich mit »Ba...« gepromptet wird, das Kind dann jedoch das vollständige Wort spricht. Bei physischen Prompts kann z. B. der erste Schritt einer Handlung gepromptet werden, und das Kind vollendet die Handlung selbstständig. Ein voller Prompt bietet demnach eine größere Hilfestellung als ein teilweiser. Welche Art von Hilfestellung nötig ist, hängt somit auch von dem Entwicklungsstand des Kindes in Bezug auf die gewünschte Fertigkeit ab. Daher wird dieses Prinzip auch beim Ausblenden von Prompts angewendet.

8.5.5 Ausblenden von Prompts (Fading)

Prompts sind eine Unterstützungsmaßnahme und müssen daher immer schnellstmöglich ausgeblendet werden. Das bedeutet, die Hilfestellung wird schrittweise zurückgenommen, damit das Kind zunehmend selbstständig auf die Anforderung reagieren kann. So wird auch verhindert, dass es zu einer Abhängigkeit von Hilfestellungen kommt und das Kind immer ein bestimmtes Wort, eine Handlung oder Aufforderung benötigt, um in verschiedenen Situationen angemessen reagieren zu können. Diese Art von Unabhängigkeit ist auch eine Voraussetzung für die Generalisierung von Kompetenzen. Daher sollte, sobald eine Anforderung nicht mehr neu ist und das Kind sich in Bezug auf die Fertigkeit bereits entwickelt hat, die Hilfestellung schrittweise reduziert werden. Dabei werden volle Prompts zu teilweisen Prompts (verbal, physisch, visuell, modellhaft) und direkte verbale Prompts zu indirekten. Ein visueller Zeigeprompt kann distaler werden. Eine weitere Möglichkeit ist es, bei einer Aufgabenserie das erste Mal die Lösung zu prompten und im Anschluss dem Kind ohne Prompt zu ermöglichen, die richtige Lösung selbstständig zu finden. Schließlich soll ein Zielverhalten in das spontane Verhaltensrepertoire übergangen sein, sodass kein Prompt mehr nötig ist.

> Als Grundprinzip für alle Prompts und bei allen Kindern gilt: So viel wie nötig, so wenig wie möglich! Damit orientieren sich Prompts auch an den bereits bestehenden Fertigkeiten des Kindes (Entwicklungsstand).

8.5.6 Prompting in Bezug auf fehlerfreies vs. natürliches Lernen

Prompts beeinflussen auch die Art des Lernens. Es kann sinnvoll sein, eine richtige Lösung umgehend zu prompten, damit das Kind fehlerfrei lernt und keine falschen Lerninhalte enkodiert. Dieses Prinzip bietet sich v. a. beim Üben neuer, eng umgrenzter Fertigkeiten an, wie sie v. a. im diskreten Lernformat geübt werden. Diese Methode hat allerdings den Nachteil, dass das Kind hier keine Möglichkeit hat, selber auf eine richtige Lösung zu kommen, indem es nachdenkt, die Lage exploriert, schlussfolgert, seinen Lösungsweg überprüft und ggf. anpasst. Dies sind kognitive Kompetenzen, die Kinder in einer natürlichen Lernsituation einsetzen und somit auch üben können. Aus diesem Grund sollte bei Übungen im natürlichen Lernformat das Prompting nicht nach dem Prinzip des fehlerfreien Lernens erfolgen. Vielmehr sollte hier dem Kind die Möglichkeit gegeben werden, auch mit Versuch-und-Irrtum-Lernen und Problemlösestrategien eine Anforderung zu bewältigen. Um das Kind nicht zu frustrieren, können Lösungen auch hier teilweise gepromptet werden. Indirekte Prompts (z. B. »Was könntest du jetzt versuchen?«) können eingesetzt werden, wenn die sprachlichen Kompetenzen des Kindes dies ermöglichen. Hierbei ist eine individuelle und situativ abhängige Entscheidung zu treffen.

8.5.7 Herausforderungen beim Prompten

Abhängigkeit von Prompts

Werden Prompts nicht rechtzeitig ausgeblendet (schrittweise zurückgenommen), kommt es zu einer Abhängigkeit von der Hilfestellung. Das Kind kann die Anforderung nur mit Unterstützung bewältigen und lernt nicht, sie alleine zu meistern. In diesem Fall ist auch eine Generalisierung des Verhaltens nicht möglich, da die Hilfestellung in jeder vergleichbaren Situation entsprechend vorhanden sein muss. Auch das Grundprinzip des A-FFIP (und jeder anderen fundierten Frühförderung), die kindliche Autonomie zu fördern, wird nicht umgesetzt.

Interagieren mit dem Prompter

Das Kind interagiert mit dem Prompter, um Anforderungen auszuweichen: Wenn das Kind sich häufig umdreht, die Aufmerksamkeit stark auf den Prompter richtet und mit ihm interagieren möchte, kann es sein, dass das Kind Kontakt zum Prompter sucht, um eine Anforderung zu umgehen. Dieses Verhalten wird (oft unbemerkt) vom Prompter gefördert, wenn er das Kind verstärkt oder zu initiativ ist. In diesem Falle nutzt das Kind die Interaktion mit dem Prompter als Verstärkung, obwohl es der Anforderung aus dem Weg geht. In einer solchen Situation sollte das genaue Vorgehen gemeinsam zwischen Prompter und Therapeut besprochen werden. Meist ist es ausreichend, wenn der Kotherapeut bewusst darauf achtet, das Kind nicht (unbemerkt) zu verstärken, sondern ausschließlich als Prompter zu reagieren. Wenn der Fall eingetreten ist, sollte der Prompter immer die Aufmerksamkeit des Kindes wieder auf den Therapeuten und die Aufgabe lenken. Es kann auch überlegt werden, die Therapie ohne Prompter durchzuführen, allerdings fallen hierdurch zahlreiche andere Vorteile weg (Modellprompts, Automatisierung von Verhaltensweisen, problemloses Prompten bei Perspektivethemen wie Pronominalumkehr etc.).

Ausweichen vor Anforderungen

Das Kind nutzt Prompts, um Anforderungen zu umgehen: Wenn das Kind sich umdreht und z. B. die Hand des Prompters nimmt, damit es gepromptet wird, muss überprüft werden, ob das Kind die Anforderung eigentlich bewältigen kann, sie aber umgehen möchte oder ob es ein angemessenes nonverbales Einfordern von Hilfe ist. Es kann sich auch um eine Art rigides Verhalten handeln, da der Prompter die Hilfestellung schon sehr oft so gegeben hat bzw. das Kind bereits von den Prompts abhängig geworden ist (fehlerhaftes Fading). Wenn das Kind die Aufgabe bereits alleine bewältigen kann, wird die Aufforderung erneut gegeben und nicht gepromptet.

Verstärkung rigiden Verhaltens

Zu gleichförmige Prompts verstärken rigides Verhalten: Bei Kindern mit einer Tendenz zu zwanghaften, rigiden Verhaltensweisen muss berücksichtig werden, dass sie auch die Prompts entsprechend zwanghaft übernehmen können. Falls der Prompter z. B. bei einem Zeigeprompt immer mehrfach auf das Spiel, die Bilderkarte bzw. die Lösung etc. tippt, kann es sein, dass das Kind dies übernimmt und auch nur noch mehrfach deuten möchte. Ein anderes Beispiel wäre z. B., dass der Prompter immer mit zwei Fingern auf die Augen deutet. Hier kann es sein, dass das Kind diese Geste übernimmt, also in das Zielverhalten (Anschauen) einbaut und selber auf die Augen deutet, bevor es Blickkontakt aufnimmt. Eine solche Form von unabsichtlicher klassischer Konditionierung sollte vermieden werden. Deutliche Prompts sollten benutzt werden, wenn es nötig ist, allerdings insgesamt möglichst wenige und zwar so vielfältig und natürlich wie möglich. Sollten deutliche Prompts nötig sein, müssen diese so schnell wie möglich ausgeblendet werden.

Aus den genannten Gründen sollte immer genau beobachtet werden, wie das Kind mit dem Prompt umgeht. Darüber hinaus muss der Prompter jedoch auch sein eigenes Verhalten immer wieder reflektieren und überprüfen und sich mit dem Therapeuten absprechen.

8.6 Soziales Lernen und Modelllernen

Jede Form von Therapie ist gewissermaßen sozial angeleitetes Lernen, bei dem durch Interaktion Verhaltensweisen und Kompetenzen mit einer Fachperson geübt werden, die die an das Kind gestellten Anforderungen beherrscht und den Lernprozess des Kindes anleitet. Bereits Bandura (1969) hat gezeigt, dass es Verhaltensweisen gibt, die über andere Mechanismen als klassische und operante Konditionierung erworben werden. Indem Verhalten bei anderen beobachtet und kognitiv verarbeitet wird, können eigene neue Kompetenzen aufgebaut werden. So erlernen Kinder zahlreiche Verhaltensweisen und Fertigkeiten, indem sie andere beobachten, mit ihnen interagieren und sie imitieren. Sozial-kognitive Lerntheorien basieren auf dieser Grundannahme. Soziales Lernen ist auch ein wichtiger Bestandteil autismusspezifischer Therapie. Dabei muss zwischen der Lernmethode und den Lerninhalten unterschieden werden, da beides häufig vermischt wird. Das soziale Lernen wird als Methode eingesetzt, um verschiedenste neue Fertigkeiten von anderen zu lernen, z. B. über Modelllernen. Die sozialen Kompetenzen (z. B. sich abwechseln, gemeinsames Spiel etc.) sind dagegen Therapieziele in autismusspezifischer Förderung, die sowohl im Einzelsetting mit den Therapeuten als auch in sozialen Kompetenztrainings in einer Gruppe mit anderen Kindern geübt werden können. Dabei kommen auch soziale Lernmethoden zum Einsatz. Wie soziale Kompetenzen geübt werden können, ist in ▶ Kap. 9 und ▶ Kap. 10 beschrieben. An dieser Stelle wird deshalb nur auf das soziale Lernen als Methode eingegangen.

■ **Modelllernen**

Modelllernen erfolgt über das Beobachten und anschließende Imitieren eines Modells, das eine Handlung erfolgreich demonstriert. Dabei ist der Lerneffekt am wirksamsten, wenn die Imitation zeitlich unmittelbar auf die Demonstration erfolgt. Der positive, verstärkende Ausgang der Handlung ist dabei wesentlich, da hiermit die Wahrscheinlichkeit steigt, dass das Verhalten imitiert wird. Denn nur durch die Erwartung des Beobachters, dass das Resultat aus dem beobachteten Verhalten auch bei ihm in der gleichen Situation so eintreten würde, ist diese Methode wirksam. Insofern sind auch beim Modelllernen operante Methoden beteiligt.

Voraussetzungen für Modelllernen aufseiten des Kindes sind eine angemessene Aufmerksamkeitsfokussierung, die Fertigkeit, das beobachtete Verhalten ausreichend lange zu speichern sowie die motorischen Kompetenzen, es anschließend selber auszuführen. Die Methode des Modelllernens wird bei Verhalten eingesetzt, das das Kind neu erlernen bzw. meistern soll, es dient somit dem Aufbau von erwünschtem Verhalten. Häufig wird dieses Lernprinzip zusammen mit Hilfestellungen (Prompting) eingesetzt (► Abschn. 8.5), wobei das Kind Handlungen des Modells auf Aufforderung imitiert. Langfristig soll die Fertigkeit, Vorgehensweisen von anderen abzuschauen und nachzuahmen, allerdings in das aktive Verhaltensrepertoire des Kindes übergehen, da es sich um einen wichtigen Lernmechanismus handelt, den das Kind auch spontan nutzen lernen soll (► Abschn. 9.4).

Die Methode des Modelllernens kann eingesetzt werden, um Verhaltensweisen aus verschiedensten Entwicklungsbereichen des A-FFIP zu fördern. Das demonstrierte Verhalten, das vom Kind imitiert werden soll, muss auch hier aus entwicklungspsychologischen Überlegungen heraus gewählt werden, indem es minimal über den aktuell gemeisterten Fertigkeiten des Kindes liegt. Dies bedeutet, dass die Vorstufen gemeistert sind, das aktuelle Zielverhalten allerdings noch nicht. Damit wird deutlich, dass der Erfolg dieser sozialen Lernmethode auch von einer umsichtigen Auswahl der Therapieziele abhängt (► Abschn. 5.2.2). Daneben gibt es auch bestimmte Inhalte, deren Nachahmung Kindern mit ASS besonders schwer fällt. So ist die Fertigkeit, eine zielorientierte Handlung zu imitieren (z. B. an einem Spielzeug einen Knopf zu drücken, damit ein Licht angeht oder ein Ton erklingt) bei Kindern mit ASS ähnlich gut entwickelt wie bei neurotypischen Kindern, wohingegen das Nachahmen der Art und Weise, wie etwas gemacht wird (der Handlungsstil), eine größere Herausforderung für sie darstellt (Hobson und Hobson 2008). Bei der Auswahl, welche Therapieziele mittels Modelllernen geübt werden sollen, gilt es, dies zu berücksichtigen.

Sowohl Therapeut als auch Kotherapeut können für das Kind als Modell fungieren. Darüber hinaus können auch Eltern und Geschwister Lernmodelle darstellen. Im Verlauf der Therapie ergibt sich häufig die Indikation für eine (Klein-)Gruppentherapie. In diesem Setting kann selbstverständlich auch ein anderes Kind ein Modell darstellen. In einer solchen Kleingruppe ist auch die Förderung von sozialen Kompetenzen mit Gleichaltrigen auf der inhaltlichen Ebene möglich. Therapieziele wie soziale Interaktion, Spiel, der Umgang mit Emotionen und sozialen Regeln sind Dinge, die in diesem Rahmen gut gelernt werden können.

Insgesamt stellt soziales Lernen für Kinder mit ASS eine gewisse Herausforderung dar, jedoch können sie diesen Lernmechanismus erwerben und für sich nutzen

lernen. Mangelnde Imitationsfähigkeiten, wie sie im Rahmen von ASS häufig vorkommen, führen dazu, dass manche Kinder nicht in der Lage sind, von Modellen zu profitieren. Daher muss in der autismusspezifischen Frühförderung zunächst die Fertigkeit der Imitation gezielt gefördert werden, bevor soziales Lernen in einem reichhaltigen und natürlichen Kontext möglich wird (Ingersoll 2010).

8.7   Visuelle Strukturierungshilfen

In der autismusspezifischen Frühförderung haben sich visuelle Strukturierungshilfen als wirksam zur Erleichterung des Lernens erwiesen. Neben der farblichen Unterstützung der räumlichen Orientierung hat sich diese Methode besonders zur Förderung der Handlungsplanung als hilfreich erwiesen. Im A-FFIP werden hierfür Bilderkarten, eine »Fertig-Kiste« sowie farbliche Kennzeichnungen verwendet.

Diese werden folgendermaßen eingesetzt:
- visuelle Planung des Stundenablaufs,
- als visuelle Hilfestellung bei besonders komplexen Handlungsabläufen im alltäglichen Umfeld des Kindes,
- zur visuellen Verdeutlichung bestimmter Regeln (z. B. als Stoppkarte bei gefahrenblindem Verhalten),
- als farbliche Hilfestellung zur räumlichen Orientierung.

Zur Planung der anstehenden Stunde werden von oben nach unten die gesamten Aktivitäten in Form von Bilderkarten (► Abschn. 6.1.1) auf den laminierten Plan aufgeklebt, in der Reihenfolge, in der sie in der Stunde erfolgen werden. Ist eine Aktivität beendet, entfernt das Kind (ggf. mit Hilfestellung) die entsprechende Karte vom Plan und legt sie in die »Fertig-Kiste«. Dann wird die nun oberste Karte angeschaut und die abgebildete Aktivität angegangen. Auch diese Karte wird vom Kind in die »Fertig-Kiste« gelegt, wenn sie beendet ist.

Der Therapeut sucht im Vorhinein für jedes Therapieziel mehrere Materialalternativen als Bilderkarten aus und lässt das Kind (passend zu seinem Funktionsniveau) mitbestimmen, mit welchen Materialien es spielen will.

Bei der Handhabung der Stundenplanung ist es Aufgabe des Therapeuten, die Aufmerksamkeit des Kindes auf die einzelnen Aktivitäten auf dem Plan zu lenken, den Beginn und das Beenden von Aktivitäten zu vermitteln und den Ablauf möglichst sprachlich zu begleiten. Kinder, deren sprachliches Niveau es zulässt, sollten jede Karte vor dem Aufkleben einzeln benennen (ggf. mit Hilfestellung). Auch das Beenden einer Aktivität soll sprachlich begleitet werden (z. B. »Schaukeln ist fertig«). Im Verlauf sollen die Kinder die Stundenplanung zunehmend selbstständig übernehmen und den Ablauf weitgehend ohne Hilfestellung durchführen.

Der Nutzen der Stundenplanung mittels Bilderkarten ergibt sich aus der visuellen Begleitung des Stundenablaufs, was das Beginnen und Beenden von Tätigkeiten für das Kind erleichtert und darüber hinaus die Kompetenz der Handlungsplanung fördert. Nebenbei wird auch ein gewisses zeitliches Verständnis gefördert (»erst …, dann …«). Zudem kann diese Methode, wenn sie einmal in der Therapie implementiert ist, auch für besonders schwierige Alltagssituationen als Unterstützung eingesetzt werden. Typische Situationen, in denen sich visuelle Strukturierungshilfen als wirksam erwiesen haben, sind Abläufe, die aufseiten des Kindes eine gute Handlungsplanung erfordern, die ohne Hilfestellung noch nicht möglich ist. Dies sind z. B. Situationen wie sich am Morgen weitgehend selbstständig anzuziehen. Hier kann die Reihenfolge der Kleidungsstücke mittels Bilderkarten auf einen Plan geklebt werden und dann von den Eltern mit dem Kind schrittweise abgearbeitet werden, bis der Ablauf in das aktive Verhaltensrepertoire des Kindes übergegangen ist und die Hilfestellung nicht mehr nötig ist. Ein weiteres typisches Beispiel sind bestimmte Schwellensituationen, in denen eine Aktivität fertig ist (z. B. Kindergarten) und eine neue noch nicht begonnen hat, was bei manchen Kindern zu Orientierungslosigkeit oder Überforderung führen kann und möglicherweise in Problemverhalten resultiert. Hier kann ein visueller Plan dem Kind Orientierung und Sicherheit geben, indem die anschließenden Aktivitäten auf den Plan geklebt werden, z. B. zum Parkhaus gehen, nach Hause fahren etc. Der Ablauf sollte mit den Eltern zunächst in der Stunde geübt werden, da er aus mehreren Schritten besteht und die Kinder zu Beginn noch entsprechende Anleitung zur Handhabung des Plans benötigen. Die Eltern haben dabei die Aufgabe, die Aufmerksamkeit des Kindes auf die nächsten Handlungsschritte zu lenken und das Entfernen der Karte anzuleiten, wenn eine Aktivität beendet ist. Dabei sollten auch hier die Abläufe immer verbal in Abhängigkeit vom Sprachniveau des Kindes begleitet werden.

Da die visuelle Strukturierung ebenfalls eine therapeutische Hilfestellung darstellt, sollte sie, wenn sie nicht mehr benötigt wird, wieder ausgeblendet werden. Als schrittweise Reduzierung kann bei der Stundenplanung mit Bildern dazu übergegangen werden, die geplanten Aktivitäten aufzumalen oder aufzuschreiben und nach Erledigung durchzustreichen oder abzuhaken. Bei älteren Kindern und solchen mit höherem Funktionsniveau kann die Stundenplanung von Beginn an mit Papier und Stift durchgeführt werden.

Im Frühförderalter bietet es sich an, eine dieser Formen der Stundenplanung beizubehalten. Im Schulalter kann dann die Nutzung von Stundenplänen, Hausaufgabenheften und schließlich Kalendern ausreichend sein.

Der Einsatz von visuellen Strukturierungshilfen bei gefahrenblindem Verhalten ist in ▶ Kap. 10 (Stopptraining) genauer beschrieben.

Ideen zur farblichen Unterstützung der räumlichen Orientierung befinden sich in ▶ Abschn. 6.1.1 sowie im zugehörigen Therapieziel »Räumliche Orientierung« in ▶ Abschn. 10.6.5.

8.8 Situationskontrolle und Motivation

Innerhalb des üblichen Beziehungsaufbaus zu Beginn einer Therapie ist es in der autismusspezifischen Förderung unerlässlich, die Zusammenarbeit zwischen Kind und Therapeut auf der Beziehungsebene zu strukturieren. Um das Miteinander in der Therapiestunde angenehm und produktiv zu gestalten, muss der Therapeut die Situationskontrolle haben und das Kind motiviert sein mitzumachen. Beides bedingt sich gegenseitig. Bei der Situationskontrolle handelt es sich um eine therapeutische Fertigkeit, die der Therapeut in Bezug auf das Kind erreichen muss, um eine Ablaufstruktur in der Therapiestunde zu implementieren, die eine zielorientierte und wirksame Förderung möglich macht. Gute therapeutische Situationskontrolle bedeutet, dass das Kind den Aufforderungen des Therapeuten bei den Übungen nachkommt und den Ablauf der Stunde weitgehend akzeptieren kann. Dabei muss das Kind die Anforderung nicht sofort meistern, sondern die Bewältigung der Aufgabe so gut es kann versuchen. Dass das Kind dem Ablauf der Stunde folgt, bedeutet, dass es akzeptiert, welche Aktivität der Therapeut vorgibt. Dies beinhaltet auch den Beginn, die Durchführung und das Ende von Übungen und Spielen sowie die Reihenfolge von Aktivitäten innerhalb der Stunde. Um den Zustand der Situationskontrolle (Therapeut) und Motivation (Kind) zu erreichen, müssen bestimmte Grundsätze erfüllt sein, die sich aus der korrekten Anwendung aller in diesem Kapitel beschriebenen Techniken ergeben.

Diese Grundsätze sind:
- richtige Verstärkung (Verstärkerkontrolle, Würdigen der Leistung des Kindes etc.),
- konsequente Haltung der Therapeuten bei Anforderungen und Ankündigungen,
- passender Schwierigkeitsgrad der Therapieziele,
- Förderung der kindlichen Initiative,
- Positive Interaktion zwischen Kind und Therapeut,
- Strukturierung der Stunde.

Richtige Verstärkung Nur wenn ein Kind richtig verstärkt wird, können erwünschtes Verhalten und spezifische Kompetenzen aufgebaut werden. Dadurch hat das Kind

Erfolgserlebnisse, ist motiviert und kann Freude am Lernen entwickeln.

Konsequenz Das Kind soll sich darauf verlassen können, dass der Therapeut die Dinge so meint, wie sie gesagt werden. Das bedeutet auch, dass darauf geachtet wird, dass das Kind Aufgaben nicht umgehen kann. Wurde eine Aufforderung an das Kind gegeben, sollte konsequent darauf bestanden werden, dass sie auch durchgeführt wird, wenn das Kind dazu grundsätzlich in der Lage ist. Dies gibt der Therapiestunde Struktur und vermittelt dem Kind dadurch auch ein Gefühl von Sicherheit und Vorhersagbarkeit. Lernt das Kind stattdessen, dass alles Verhandlungssache ist, wird es auch viel verhandeln und immer das Gefühl haben, dass die Dinge unsicher sind. Es wird in diesem Fall bei jeder Aufgabe aufs Neue entscheiden, ob es bereit ist, ihr nachzukommen oder nicht. Aus diesem Grund sollten auch nur Aufforderungen gegeben werden, die man auch bereit ist, konsequent umzusetzen.

Angemessener Schwierigkeitsgrad Den passenden Schwierigkeitsgrad der Anforderungen einzuhalten ist für die Motivation des Kindes und die Situationskontrolle der Therapeuten unerlässlich. Das Kind soll immer gefordert werden, ohne überfordert zu werden. Dies erreicht man durch umsichtige Therapieplanung (► Kap. 5) und korrektes Prompting. Der Therapeut sollte deshalb immer auch auf das emotionale Befinden des Kindes achten und überprüfen, was es schaffen kann, was zu leicht oder noch zu schwierig ist, wo es Hilfe benötigt und wie die Tagesform insgesamt ist. Jedes Kind braucht Herausforderungen, um sich zu entwickeln und Erfolgserlebnisse zu haben und dies, ohne dabei überfordert zu werden. Nur dann ist es motiviert zu lernen und mit dem Therapeuten zu interagieren. Das Anforderungsniveau sollte somit immer leicht über dem aktuellen Entwicklungsstand des Kindes liegen, sodass Ziele noch nicht bewältigt, aber erreichbar sind. Wird ein Kind zu viel oder zu wenig gefordert, sinkt die Situationskontrolle des Therapeuten. Im ersten Fall wird das Kind versuchen, sich aus der frustrierenden Situation zu befreien, im zweiten Fall wird es aus der langweiligen Situation heraus wollen, um sich etwas Interessanteres zu suchen. Hierfür ist eine wohlüberlegte Therapieplanung (► Kap. 5) ebenso wichtig wie anforderungsfreie spielerische Sequenzen zur Belohnung und als Pause.

Kindliche Initiative fördern Natürliches Lernen wirkt sich positiv auf die Motivation des Kindes aus. Im natürlichen Lernformat ist die Initiative des Kindes nicht nur erlaubt, sondern explizit gewünscht. Die Situationskontrolle durch den Therapeuten bedeutet folglich nicht, dass die Therapiestunde direktiv von den Therapeuten bestimmt wird. Es ist wichtig und für das Lernen und die Motivation des Kindes unerlässlich, dass es zahlreiche Sequenzen gibt, in denen das Kind ebenfalls initiativ sein kann, Gegenstände explorieren und Lösungen selbstständig ausprobieren kann. Ein Kind, das bei der Interaktion in die Abläufe einbezogen wird und eigene Wünsche und Ideen einbringen kann, ist auch motivierter, Aufforderungen durch den Therapeuten nachzukommen.

Positive Interaktion Situationskontrolle und Motivation hängen auch davon ab, ob der Therapeut selbst für das Kind einen sozialen Verstärker darstellt. Wenn dies gegeben ist, freut sich das Kind auf die gemeinsame Interaktion und das Lernen und ist eher bereit, die gestellten Anforderungen auch anzugehen. Wenn das Kind die Handlungen der Therapeuten als positiv bewertet, Spaß am Spiel und am Lernen hat, wird es motiviert sein mitzumachen und auch Aufgaben bearbeiten, auf die es vielleicht weniger Lust hat. Es ist insgesamt motivierter und auch kooperativer. Der Therapeut sollte deshalb immer das Ziel haben, die gemeinsame Zeit möglichst positiv zu gestalten, indem das Kind mit Lob und sozial-interaktiven Spielen wie Kitzeln, Fangen und anderen sozial verstärkt wird.

Strukturierung Die Stunde wird gemeinsam mit dem Kind geplant und auf diese Weise vorstrukturiert. Dabei werden, entsprechend dem Entwicklungsstand des Kindes, seine Wünsche und Initiativen aufgegriffen. So kann es z. B. auswählen, mit welchem Material es eine Übung machen möchte, ob es als Verstärkeraktivität lieber Schaukeln oder Trampolinspringen möchte etc. Hierbei gibt der Therapeut die Möglichkeiten vor, und das Kind soll bei der Auswahl mitbestimmen und eigene Ideen einbringen. Die Stundenplanung schafft Struktur und macht den Ablauf der Stunde anschaulich. Diese visuelle Strukturierungshilfe unterstützt das Kind zusätzlich darin, dem Verlauf der Stunde zu folgen.

Insgesamt soll das Kind den Rahmenvorgaben des Therapeuten folgen, ohne dass dabei seine Eigeninitiative und Kreativität verloren gehen. Dies ist ein Modus der Therapeut-Kind-Interaktion, der bereits zu Beginn der Therapie angestrebt werden muss. Auch nach längerer Therapie kann es allerdings Phasen geben, in denen der Therapeut wieder weniger Situationskontrolle hat und das Kind weniger motiviert ist mitzumachen. In solchen Fällen muss analysiert werden, was die Ursache dafür sein könnte. Hierfür muss regelmäßig die Umsetzung der oben stehenden Grundsätze geprüft werden.

Da Situationskontrolle und Motivation ein zentraler Ausgangszustand zwischen Kind und Erwachsenem ist, ohne den gemeinsames Lernen nicht möglich ist, ist dies auch ein Prinzip, das im Verlauf der Therapie mit den Eltern erarbeitet werden sollte. Für die Förderung im häuslichen Rahmen (zur Generalisierung des in der Therapie erlernten Verhaltens) ist Situationskontrolle ebenso wichtig wie in der Therapie. Der erste Ansatzpunkt für Situationskontrolle und Motivation, nämlich die Beziehungsebene zwischen Eltern und Kind, ist dabei bereits stabiler als zwischen dem Kind und dem Therapeuten. Die übrigen Prinzipien (z. B. Verstärkerkontrolle etc.) sind dagegen für viele Eltern eine Herausforderung, die in enger Zusammenarbeit mit den Therapeuten erarbeitet werden müssen. Dies kann auch Inhalt eines Elterntrainings sein, das der Therapie mit dem Kind vorangestellt wird (Schlitt et al. 2015).

8.9   Zusammenfassung

Kap. 8 beinhaltet praktische Erläuterungen zur autismusspezifischen Anwendung verhaltenstherapeutischer Therapietechniken. Im Rahmen der operanten Methoden werden Prinzipien zum Aufbau von Kompetenzen sowie zum Abbau herausfordernder Verhaltensweisen beschrieben. Dabei sind die Auswahl geeigneter Verstärker sowie die Berücksichtigung von Grundprinzipien des Verstärkereinsatzes zentral. Verhaltensanalysen wie das SORKC-Schema stellen ein wichtiges Werkzeug autismusspezifischer Therapie dar und müssen sorgfältig und regelmäßig durchgeführt werden. Die Übertragung von neu gelernten Verhaltensweisen in den Alltag des Kindes (Generalisierung) ist ein Prozess, der gezielt angeleitet und überprüft werden muss. Das natürliche Lernformat stellt einen zentralen Lernmodus dar, daneben kommt auch das diskrete Lernformat zur Anwendung. Weitere Methoden wie Prompting (Hilfestellung), Lernen am Modell und visuelle Strukturierungshilfen sind ebenfalls wichtige Bestandteile autismusspezifischer Therapie. Bei der richtigen Anwendung der verhaltenstherapeutischen Techniken können eine hohe Motivation des Kindes und eine gute Situationskontrolle des Therapeuten erreicht werden.

Literatur

Bandura A (1969) Social learning of moral judgments. J Pers Soc Psychol 11:275–279

Freitag CM (2008) Autismus-Spektrum-Störungen. Reinhardt, München

Freitag CM (2010) Empirically based early intervention programs for children with autistic disorders – a selective literature review. Z Kinder Jugendpsychiatr Psychother 38:247–256

Hobson RP, Hobson JA (2008) Dissociable aspects of imitation: a study in autism. J Exp Child Psychol 101:170–185

Ingersoll B (2010) Pilot randomized controlled trial of Reciprocal Imitation Training for teaching elicited and spontaneous imitation to children with autism. J Autism Dev Disord 40:1154–1160

Kanfer FH, Saslow G (1965) Behavioral analysis: an alternative to diagnostic classification. Arch Gen Psychiatry 12:529–538

Koegel RL, Koegel K (2012) The PRT Pocket Guide: Pivotal response treatment for autism spectrum disorders. Brookes Publishing, Baltimore MD

Koegel RL, Bimbela A, Schreibman L (1996) Collateral effects of parent training on family interactions. J Autism Dev Disord 26:347–359

Lovaas OI (1981) Teaching developmentally disabled children: The Me Book. Pro-Ed, Austin TX

NCCMH (National Collaborating Centre for Mental Health, UK) (2013) The management and support of children and young people on the Autism Spectrum. National Clinical Guideline Number 170. http://www.nice.org. uk. Zugegriffen: 7. Sept 2016

Schlitt S, Berndt K, Freitag CM (2015) Das Frankfurter Autismus-Elterntraining (FAUT-E). Psychoedukation, Beratung und therapeutische Unterstützung. Kohlhammer, Stuttgart

Schreibman L, Dawson G, Stahmer AC, Landa R, Rogers SJ, McGee GG, Kasari C, Ingersoll B, Kaiser AP, Bruinsma Y, McNerney E, Wetherby A, Halladay A (2015) Naturalistic developmental behavioral interventions: empirically validated treatments for autism spectrum disorder. J Autism Dev Disord 45:2411–2428

Tuschen-Caffier B, Gemmeren B (2009) Problem- und Verhaltensanalyse. In: Scheider S, Margraf J (Hrsg) Lehrbuch der Verhaltenstherapie Bd 1. Springer, Berlin, S 363–375

Weitlauf AS, McPheeters ML, Peters B, Sathe N, Travis R, Aiello R, Williamson E, Veenstra-VanderWeele J, Krishnaswami S, Jerome R, Warren Z (2014) Therapies for children with autism spectrum disorder: behavioral interventions update. AHRQ Comparative Effectiveness Reviews, report No 14-EHC036-EF. http://www.effectivehealthcare.ahrq.gov. Zugegriffen: 15. März 2016

Grundfertigkeiten: Therapieziele und Übungen

Karoline Teufel, Christian Wilker, Jennifer Valerian, Christine M. Freitag

K. Teufel et al., *A-FFIP – Autismusspezifische Therapie im Vorschulalter*,
DOI 10.1007/978-3-662-50500-7_9, © Springer-Verlag GmbH Deutschland 2017

9.1   Einführung

Im A-FFIP werden alle Entwicklungsaspekte, die als spezifisch eingeschränkt bei ASS beschrieben wurden, individuell und systematisch geübt. Die besondere Berücksichtigung von Grundfertigkeiten dient hierbei dazu, relevante Entwicklungsdynamiken zu beachten und Fertigkeiten aufeinander aufbauend zu fördern, indem die Voraussetzungen für das Erreichen von Entwicklungsmeilensteinen beachtet werden. Die Auswahl der im Folgenden beschriebenen Grundfertigkeiten erfolgte anhand von 2 Kriterien: Einerseits sind sie für die Entwicklung weiterer Fertigkeiten von zentraler Bedeutung und andererseits zeigen Kinder mit ASS insbesondere in diesen Bereichen häufig deutliche Entwicklungsrückstände. Werden zentrale Grundfertigkeiten nicht systematisch geübt, kommt es daher zu Kaskaden von dysfunktionalen Entwicklungen und im Zuge dessen auch zur Entstehung (weiterer) herausfordernder Verhaltensweisen. Die Grundfertigkeiten sind somit als Kernkompetenzen zu verstehen, die grundlegend und in der Regel über längere Zeit gefördert werden müssen. Dabei ist zu beachten, dass die menschliche Entwicklung nicht hierarchisch verläuft, sondern viele Prozesse parallel erfolgen und somit auch zeitgleich geübt werden müssen. Ebenfalls von Bedeutung ist die große Heterogenität der Symptomatik bzw. des Funktionsniveaus von

Kindern mit ASS, weshalb individuelle Entwicklungsanalysen (inkl. Ressourcen und Schwierigkeiten des jeweiligen Kindes) die Basis der Förderung darstellen müssen. Das bedeutet, dass die Therapieziele individuell formuliert werden – in Abhängigkeit vom aktuellen Entwicklungsstand – und dass auf das jeweilige Kind und die Familie zugeschnittene Maßnahmen eingesetzt werden. Aufgrund der genannten Aspekte sollte möglichst frühzeitig mit der Therapie der Grundfertigkeiten begonnen werden.

Für jede der 6 Grundfertigkeiten werden 3 Beispielübungen beschrieben, deren Schwierigkeitsgrad ansteigt (Anfänger, Fortgeschrittene, Profis). Diese Abstufung ist weitgehend universell, es gibt jedoch vereinzelt Kinder, die davon abweichen. Bei manchen Übungen wurden zudem Varianten ergänzt, die zusätzliche wertvolle Umsetzungsprinzipien beinhalten. Da die Übungen als Beispiele gedacht sind, sollten die Therapeuten im Verlauf eigene Varianten erstellen, um die Therapieziele zusätzlich zu fördern.

Die Auswahl geeigneter Übungen für Grundfertigkeiten erfolgt anhand des in ▶ Kap. 5 beschriebenen Ablaufes. Hierfür kommt die Tabelle »Ausschnitt aus der ›Checkliste zur Interventionsplanung‹ zu Kap. 9« in ☒ Abb. 9.1 zum Einsatz. Siehe auch Arbeitsblatt 11.10 (▶ Abb. 11.10).

Für jede Übung werden die Prompts und die Verstärkung erläutert. Am Ende jeder Grundfertigkeit finden sich Beispielmaterialien sowie Tipps für die Generalisierung

Patient:		Ausgefüllt von: Datum:		Bisherige Std.:		
Therapieziel	Abschn.	Schwierigkeitsebenen (Anfänger, Fortgeschrittene, Profis)	X/✓	X/✓	Priorität
Aufmerksamkeitskontrolle	9.2.1	Reagiert auf den eigenen Namen (Aufmerksamkeitszuwendung)			
	9.2.2	Kann Unwichtiges ausblenden (z.B. Geräusche ignorieren, fokussiert bleiben)			
	9.2.3	Kann konzentriert länger am Tisch sitzen, flexibel unterbrechen/weitermachen			
Gemeinsame Aufmerksamkeit I: Blickfolgeverhalten	9.3.1	Folgt einem bewegten Gegenstand mit dem Blick			
	9.3.2	Zeigt Blickfolgeverhalten in sozial-interaktiven Situationen			
	9.3.3	Nutzt den kommunikativen Blick eines anderen (z.B. dem Blick folgen bei: »Gib mir das«)			
Imitation	9.4.1	Zeigt motorische Imitation einfacher Bewegungen			
	9.4.2	Zeigt Imitation mit Gegenständen			
	9.4.3	Zeigt verbale Imitation			
Repräsentationsfähigkeit	9.5.1	Hat Objektpermanenz			
	9.5.2	Versteht, dass Bilder reale Gegenstände repräsentieren			
	9.5.3	Kennt Prototypen (z.B. kann auf Bild auf Hund zeigen)			
Handlungsplanung	9.6.1	Kann vorgegebene Handlungsplanung mit Anleitung abarbeiten (z.B. Hände waschen)			
	9.6.2	Kann einen Handlungsplan gemeinsam erstellen und abarbeiten			
	9.6.3	Kann erweiterte Alltagsabläufe planen und abarbeiten (z.B. Popcorn machen)			
Selbstwahrnehmung	9.7.1	Weiß, wie seine/ihre Körperteile heißen und wo sie sind (z.B. Wo ist dein Bein?)			
	9.7.2	Verwendet mein/dein richtig			
	9.7.3	Benennt sich selbst entwicklungsaltersangemessen (erst mit Namen, dann mit »Ich«)			

(Linke Randspalte, vertikal: Grundfertigkeiten)

☒ **Abb. 9.1** Ausschnitt zu Kap. 9 aus der »Checkliste zur Interventionsplanung«

der Fähigkeiten in den Alltag des Kindes. Die verhaltenstherapeutischen Techniken zur Umsetzung der Übungen wurden in ▶ Kap. 8 erläutert. Innerhalb der Übungsabläufe werden die Therapeuten und Kotherapeuten in der weiblichen Form benannt, um die Übersichtlichkeit des Textes zu gewährleisten.

9.2 Grundfertigkeit Aufmerksamkeitskontrolle

Aufmerksamkeitsfunktionen liegen praktisch allen Lern- und Entwicklungsprozessen zugrunde. Entsprechend kann eine verbesserte Aufmerksamkeitskontrolle positive Effekte auf zahlreiche andere Fähigkeiten innerhalb der sozialen Interaktion sowie der Sprachentwicklung mit sich bringen. Diese Grundfähigkeit erfordert flexible Aufmerksamkeitssteuerung in Form eines Wechselspiels zwischen der Fokussierung auf und der Abkehr von Reizen, was auch eine Bewertung der Reize in relevant/irrelevant (exekutive Funktionen) beinhaltet. Das Beherrschen dieser Kompetenzen ermöglicht schlussendlich auch den Aufbau von Daueraufmerksamkeit.

Ziel der folgenden Übungen ist es, dass das Kind lernt, seine Aufmerksamkeit einem neu auftretenden und relevanten Reiz zu zuwenden, indem es lernt, auf den eigenen Namen zu hören. Es wird auch geübt, sich über einen gewissen Zeitraum auf eine Situation zu fokussieren und sich von unwichtigen Reizen nicht ablenken zu lassen. Schlussendlich sollen flexible Wechsel zwischen Fokussierung und Abkehr geübt werden.

9.2.1 Ablauf Anfänger: Auf den eigenen Namen reagieren

Mit dieser Übung soll die Hinwendung der Aufmerksamkeit zu einem relevanten Reiz, hier dem eigenen Namen, geübt werden.

In allen Therapie- und Alltagssituationen sollte darauf geachtet werden, dass das Rufen des Namens nicht überwiegend im Zusammenhang mit Anforderungen geschieht. Wenn das Kind gerufen wird, seine Aufmerksamkeit auf die andere Person richtet und dann meist eine Anforderung folgt, kann es dazu kommen, dass das Kind zunehmend weniger auf seinen Namen reagieren möchte. Deshalb sollte möglichst oft beim Aushändigen von Verstärkern oder beim Loben der Name des Kindes verwendet werden z. B. »Toll gemacht, Lukas« oder »Tim, hier ist ein Kreisel für dich«. Auf diese Weise werden der Name und die Reaktion des Kindes mit ausreichend positiven Erlebnissen verknüpft.

> Durch die häufige Namensnennung im Zusammenhang mit positiven Erlebnissen erfolgt eine Verstärkung der kindlichen Reaktion auf den eigenen Namen.

Kind und Therapeutin sitzen sich auf dem Boden oder am Tisch gegenüber und spielen mit einem beliebten Gegenstand (z. B. Knete, Autos). Das Kind folgt seinen Interessen und gestaltet das Spiel so, wie es möchte, die Therapeutin bereichert das Spiel interaktiv, greift aber möglichst wenig in den Ablauf ein. Wenn das Kind in eine spielerische Aktivität gefunden hat (z. B. die Knete zerbröselt oder zusammendrückt) steht die Therapeutin auf, entfernt sich aus dem Blickfeld des Kindes und wartet ggf., bis sich das Kind wieder in das Spiel vertieft hat. Wenn dies nicht von alleine geschieht, kann die Kotherapeutin unterstützend in eine spielerische Sequenz mit dem Kind einsteigen.

Wenn dies erreicht ist, ruft die Therapeutin den Namen des Kindes, während sie einen möglichst noch beliebteren Gegenstand hochhält, z. B. ein beliebtes Nahrungsmittel oder ein Spielzeug wie Seifenblasen. Das Kind soll sich umdrehen und seine Aufmerksamkeit nun der Therapeutin zuwenden, was diese umgehend mit Lob und Jubel und – wenn das Kind es mag – mit Kitzeln sozial verstärkt. Das Kind bekommt außerdem den beliebten Gegenstand ausgehändigt und darf dann zusammen mit der Therapeutin damit spielen. Es sollte vermieden werden, dem Kind den Gegenstand, mit dem es zuvor gespielt hat, zu entziehen, um nicht unbeabsichtigt seine Aufmerksamkeitszuwendung zu »bestrafen«. Auch sollte auf die Namensnennung nicht sofort eine andere Anforderung folgen (»Komm her«), sondern immer erst unmittelbare Verstärkung, damit die Reaktion auf den Namen spezifisch verstärkt wird. Diese Übung sollte im Verlauf der Stunde mehrfach wiederholt werden, wenn möglich mit verschiedenen Verstärkern. Im Anschluss an das neue Spiel kann das Kind zum ersten Spiel zurückkehren, wenn es das möchte.

▪ Prompts

Die Steuerung der Aufmerksamkeit des Kindes kann durch Zeigegesten der Kotherapeutin auf die Therapeutin erfolgen. Wenn das Kind dies noch nicht als Hinweisreiz nutzen kann, erfolgt ein physischer Prompt durch die Kotherapeutin durch ein sanftes Hindrehen des Kindes zur Therapeutin an den Schultern. Diese Hilfestellung sollte jeweils zunehmend ausgeblendet werden.

▪ Verstärkung

Die Verstärkung erfolgt natürlicherweise durch das Aushändigen des beliebten Gegenstandes. Zusätzlich sollte soziale Verstärkung wie Lob und Jubel erfolgen.

9.2.2 Ablauf Fortgeschrittene: Unwichtiges Ausblenden und fokussiert bleiben

Bei dieser Übung soll das Kind lernen, unwichtige Reize und Ablenkungen auszublenden und den Fokus auf die aktuelle Handlung zu behalten. Dies erfordert auch, dass das Kind lernt, ein Handlungsziel im Blick zu behalten, auch wenn andere unwichtige Reize auftreten.

Die Übung kann am Tisch oder auf dem Boden erfolgen. Kind und Therapeutin sitzen sich gegenüber und führen eine gemeinsame Aktivität durch, z. B. Ausmalen oder ein Regelspiel. Es sollte sich um eine Aktivität handeln, die eine gewisse Konzentration erfordert, also einen Handlungsablauf beinhaltet.

Die Kotherapeutin setzt sich in Sichtweite des Kindes auf den Boden und beschäftigt sich mit einem Gegenstand, der für das Kind interessant ist, z. B. mit einem Auto, ohne Kontakt mit dem Kind aufzunehmen. Je beliebter der Gegenstand ist, desto schwieriger wird die Übung. Wenn die Aufmerksamkeit des Kindes auf die Kotherapeutin abschweift, wird noch einmal auf die aktuelle Aktivität mit der Therapeutin verwiesen, z. B. auf das Bild gedeutet. Dies wird auch verbal begleitet (z. B. »Erst Malen, dann Autos«). Die visuelle Stundenplanung kann die Fokussierung auf die aktuelle Handlung ebenfalls unterstützen, falls nötig. Die Therapeutin deutet hierfür auf die Malen-Karte auf dem Plan und dann wieder auf das Papier, das bemalt werden soll, sagt »Jetzt malen wir« und verstärkt unmittelbar das Fortsetzen der aktuellen Aktivität.

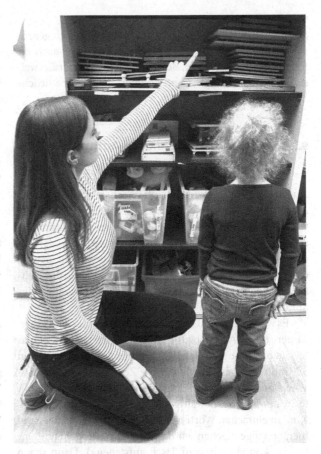

■ **Abb. 9.2** Strategie des unterstützten Suchens. (Foto: Elisabeth Mann)

● **Prompts**

Wie im Ablauf beschrieben, erfolgen zur Fokussierung visuelle Zeigeprompts sowie verbale Prompts unter Zuhilfenahme der Stundenplanung. Die Hilfestellungen werden schrittweise zurückgenommen.

● **Verstärkung**

Soziale Verstärker wie Lob (»Prima, wie du sitzen bleibst, Alexander«, »Toll, dass du weiter machst«). Zusätzlich kann auch gegenständliche Verstärkung mit beliebten Objekten am Ende der Übung erfolgen.

● **Variante (Steigerung)**

Diese Übung erfordert ein rezeptives Sprachniveau auf Satzebene. Man beginnt damit, dass man gemeinsam anhand der Stundenplanung schaut, was als nächstes dran kommt, z. B. ein Puzzle zu machen. Dann wird dem Kind gesagt, dass sich das Puzzle im Schrank befindet und jetzt geholt werden muss. Es sollte ein Schrank gewählt werden, in dem sich noch viele andere Spiele neben dem Puzzle befinden. Dann gehen Therapeutin und Kind mit dem Plan gemeinsam zum Schrank. Das Kind soll nun möglichst selbstständig das Puzzle im Schrank finden und es

zum Tisch holen. Wenn das Kind etwas anderes aus dem Schrank nehmen möchte und nicht mehr im Fokus hat, mit welchem Ziel es gerade zum Schrank gekommen ist, wird gefragt, »Was wollen wir holen?« und gegebenenfalls noch mal an das Puzzle erinnert (unter Zuhilfenahme des Plans). Wenn das Kind das Puzzle nicht findet, wird die Strategie des unterstützten Suchens mit dem Kind durchgeführt (■ Abb. 9.2), damit es sich auf das Ziel fokussieren kann. Nun wird gefragt »Ist das Puzzle auf dem untersten Bord?« (Therapeutin deutet auf das untere Brett). »Nein, genau. Ist es auf diesem Bord?« usw., bis es gefunden ist und zum Tisch gebracht werden kann. Es sollte ein beliebtes Puzzle oder ein anderer beliebter Gegenstand sein, um die Fokussierung auf die Aufgabe (Puzzle holen) natürlich verstärken zu können.

● **Prompts**

Hier sind verbale Prompts hilfreich, die auch später in Selbstinstruktionen übergehen können »Was suchen wir gerade?« oder »Was willst du holen?« oder das geschilderte »Erst …, dann …«. Zusätzlich kann mit visuellen Zeigeprompts die Lenkung oder Fokussierung der Aufmerksamkeit unterstützt werden.

- **Verstärkung**

Soziale Verstärker wie Lob und Lächeln, aber auch gegenständliche Verstärkung mit beliebten Objekten nach erfolgreichem Fokussieren. Bei der Variante wird idealerweise ein beliebter Gegenstand gesucht, der eine natürliche Verstärkung darstellt.

9.2.3 Ablauf Profis: Flexible Aufmerksamkeitskontrolle

Auf dieser Ebene ist der flexible Wechsel von Fokus und Abwendung der Aufmerksamkeit das Ziel. Damit soll eine (dem Entwicklungalter gemäße) Daueraufmerksamkeit möglich werden, die von relevanten Stimuli kurz unterbrochen und dann wieder aufgenommen wird. Zu Beginn dauert die Übung zunächst wenige Minuten, die Zeitspanne kann im Verlauf gesteigert werden. Das rezeptive Sprachniveau sollte auf Satzebene sein.

Es wird bei dieser Übung eine Sanduhr oder ein »Time-Timer« (siehe Arbeitsblatt 11.2 »Beispiele für Therapiematerialien; ▶ Abb 11.2) benötigt, der im Vorhinein z. B. auf 5 Minuten eingestellt wird. Diese Zeitdauer sollte realistische Anforderungen an das Kind stellen, die Aufgabe sollte in der Zeit zu bewältigen sein. Der Ablauf wird dem Kind in einfachen Worten erklärt (z. B. »Sieh mal der Sand hier. So lange machen wir das Puzzle. Wenn der Sand unten ist, können wir vom Tisch aufstehen«). Dann sitzen Therapeutin und Kind am Tisch und bearbeiten eine Aufgabe mit mittlerem Schwierigkeitsgrad, die für das Kind schon gewisse Herausforderungen beinhaltet, aber dennoch ohne zu viel Hilfestellung gemeistert werden kann. Gut geeignet ist ein Puzzle. Zwei bis drei benötigte Teile werden bei der Kotherapeutin platziert, ohne dass das Kind dies weiß. Die Kotherapeutin sitzt in Sichtweite des Kindes und beschäftigt sich mit einem anderen Spielgegenstand, z. B. einem Auto. Wenn das Kind an den Punkt kommt, an dem ein Teil fehlt, um weiter zu puzzeln, hält die Kotherapeutin das fehlende Puzzleteil hoch sagt: »Schau Toni, ich habe das Teil.« Das Kind soll seine Aufmerksamkeit dorthin wenden, um das fehlende Teil zu bekommen und sich anschließend wieder der Aufgabe widmen. Dies wird mit mehreren Teilen wiederholt. Dazwischen spielt die Kotherapeutin mit dem Spielgegenstand weiter. Lenkt das Kind hierbei seine Aufmerksamkeit auf das Spiel der Kotherapeutin, wird es von der Therapeutin wieder auf die Aufgabe ausgerichtet (»Das Auto brauchen wir gerade nicht. Wir machen das Puzzle fertig«). Andere Beispiele sind fehlende Farben bei Malstiften oder Perlen, ein Förmchen zum Ausstechen einer bestimmten Form für die Knete etc.

Die Therapeutin sollte genau auf die Sanduhr oder den »Time-Timer« achten und dem Kind Bescheid geben, wenn die Zeit abgelaufen ist.

- **Prompts**

Hier muss sowohl das Fokussieren als auch das richtige Abwenden der Aufmerksamkeit unterstützt werden.

Fokussierung Lässt das Kind sich durch das Spiel der Kotherapeutin ablenken, wird es verbal aufgefordert, die Sanduhr (oder den Time-Timer) zu berücksichtigen: »Schau mal, es ist noch Sand übrig. Wir müssen noch sitzen bleiben und das Puzzle fertig machen.«

Funktionales Abwenden der Aufmerksamkeit Wenn das Kind seine Aufmerksamkeit nicht auf den relevanten Reiz richtet (Kotherapeutin mit Puzzle), wird verbal geprompted (ggf. mit Deuten): »Schau, Nina hat das Teil.«

Im Anschluss kann die erneute Fokussierung auf die Aufgabe wieder verbal geprompted werden: »Schau, jetzt kannst du das Teil einfügen.«

Die Prompts sollten im Verlauf nach Möglichkeit ausgeblendet werden.

- **Verstärkung**

Bei dieser Übung sollte das Kind bereits zwischendrin für das Zielverhalten verbal verstärkt werden. »Prima, wie du sitzen bleibst und weitermachst!« oder »Toll, wie du das Teil geholt hast und zurückgekommen bist«. Es können auch nach Beenden der Übung gegenständliche Verstärker ausgehändigt werden. Wenn das Spielzeug der Kotherapeutin (z. B. Auto) auf dem Plan steht und das Kind dieses möchte, sollte es nach der Übung zugänglich gemacht werden. Idealerweise sollte im Anschluss an die Übung eine verstärkende motorische Handlung angeschlossen werden (die dem Kind gut gefällt und kaum oder keine Konzentration erfordert). Dies sollte auch verbalisiert werden: »Du hast so toll am Tisch gesessen, jetzt kommt das Trampolin dran.«

9.2.4 Beispielmaterialien

Anfänger Verstärkerspielzeug wie Seifenblasen, Autos, Knete.

Fortgeschrittene Regelspiele, Malutensilien, Fädelspiel, Puzzle, Spielzeuge für die Kotherapeutin.

Profis Malutensilien, Puzzle, Sanduhren, Ampel-Timer, »Time-Timer« etc., Spielzeuge für die Kotherapeutin.

9.2.5 Generalisierung im alltäglichen Umfeld

Die Reaktion auf den eigenen Namen kann in vielen alltäglichen Situationen geübt werden, z. B. wenn man etwas sieht, was dem Kind gefallen könnte, kann hier zuerst der Name des Kindes gesagt werden und nach der Aufmerksamkeitszuwendung wird der Gegenstand gezeigt oder übergeben. Wenn das Kind z. B. im Garten und ein Stück von einer Erzieherin entfernt ist, kann es gerufen werden und dann verstärkt werden, wenn es angemessen reagiert hat. Dies können Eltern auch gut auf dem Spielplatz üben.

Um die Verringerung der Ablenkbarkeit zu üben, kann die Umgebung bei Konzentrationsaktivitäten schrittweise mit immer mehr Reizen ausgestattet und die oben beschriebene Hilfestellung gegeben werden, um den Fokus auf der aktuellen Aktivität zu halten.

Daueraufmerksamkeit kann auch mittels des gemeinsamen Betrachtens eines Bilderbuchs im Kindergarten geübt werden, insbesondere im Gruppenraum, in dem sich noch andere Kinder befinden.

9.3 Grundfertigkeit gemeinsame Aufmerksamkeit I (Blickfolgeverhalten)

Gemeinsame Aufmerksamkeit ist eine vielschichtige und soziale Kompetenz, die sich aus vielen verschiedenen Verhaltensweisen zusammensetzt, wie z. B. Blickfolgeverhalten, Aufmerksamkeitsreaktion und -lenkung, Gestik und Spielelementen wie Sichabwechseln. Dabei sind immer mindestens zwei Personen involviert, von denen eine die Initiative zu solchen Verhaltensweisen zeigt und die andere entsprechend darauf reagiert. In den folgenden Übungen liegt der Fokus auf dem Blickfolgeverhalten, das die Entwicklung der emotional reichhaltigen und wirklich wechselseitigen gemeinsamen Aufmerksamkeit überhaupt erst ermöglicht. Für den Aufbau eines rezeptiven Wortschatzes ist diese Kompetenz unerlässlich, da erst die zeitgleiche Hinwendung zu einem Objekt (oder Ereignis), auf das sich eine andere Person verbal bezieht, eine entsprechende Verknüpfung zwischen dem Objekt und dem zugehörigen Wort möglich macht. Blickfolgeverhalten stellt somit ein Werkzeug für die soziale Interaktion, die Sprachentwicklung sowie zahlreiche weitere Lernprozesse dar. Die übrigen genannten Fähigkeiten, die man der gemeinsamen Aufmerksamkeit ebenfalls zuordnen kann (z. B. spielerisches Sichabwechseln, Gestik etc.), finden sich unter den entsprechenden Therapiezielen und sollten im Verlauf der Therapie ebenfalls geübt werden.

Ziel dieser Übung ist es, dass das Kind lernt, zunächst einem Gegenstand und schließlich dem Blick des Gegen-übers mit den Augen zu folgen. Voraussetzung für die Übung auf Profiebene ist, dass das Kind die Aufforderung »Gib mir ...« bereits versteht, da das Sprachverständnis hier nicht zentral geübt werden, sondern nur den Ablauf der Übung ermöglichen soll.

9.3.1 Ablauf Anfänger: Einem Gegenstand mit dem Blick folgen

Therapeutin und Kind sitzen sich gegenüber auf dem Boden oder am Tisch. Die Therapeutin platziert zwei verschiedenfarbige Gefäße (z. B. 2 Becher) nebeneinander, zwischen sich und dem Kind. Dann hebt sie einen Verstärker (z. B. eine kleine Brezel oder einen beliebten Gegenstand) auf Augenhöhe des Kindes, jedoch außerhalb seiner Reichweite, und »fährt« damit durch die Luft, bis sie den Gegenstand in einen der beiden Becher legt. Das Kind soll dem Gegenstand mit den Augen folgen, bis er im Becher liegt. Es soll erkennen, in welches der beiden Gefäße er gelegt wurde und kann ihn sich dann aus dem entsprechenden Behälter herausnehmen.

Die Therapeutin begleitet bei dieser Übung den »Flug« des Gegenstands mit Geräuschen. Dies verbindet im Sinne eines akustischen Begleitens der Spielhandlung den auf den Gegenstand fokussierten Ablauf auch mit einer sozialen und spielerischen Komponente, die bei Übungen zur gemeinsamen Aufmerksamkeit zentral ist. Indem das Kind durch das Blickfolgeverhalten sofort sieht, wo der beliebte Gegenstand landet, erhält die Übung auch einen inhaltlichen Sinn. Es soll demnach auch vermittelt werden, dass sich Blickfolgeverhalten lohnt.

Wenn das Kind die Übung verstanden hat und mehrfach umgesetzt hat, können die Rollen getauscht werden. Hierbei bietet es sich an, die Übung nun mit einem weniger beliebten Gegenstand zu machen, um den Ablauf nicht zu stören.

- **Prompts**

Wenn das Kind zunächst dem Gegentand nicht mit dem Blick folgen sollte, kann ein physischer Prompt eingesetzt werden. Dafür kann ein leichtes Drehen des Kopfes beim Kind erfolgen, wenn es sich problemlos am Kopf berühren lässt, um die Blickrichtung zu prompten. Wenn das ausreicht, kann auch ein visueller Zeigeprompt erfolgen, bei dem die Kotherapeutin dem Gegenstand mit dem Finger des Kindes folgt. Des Weiteren kann ein Gegenstand verwendet werden, der bei Bewegung Geräusche macht, was als eine Art akustischer Prompt die Aufmerksamkeit des Kindes zusätzlich auf den Gegenstand lenkt.

Bei der umgekehrten Durchführung der Übung erfolgen physische Prompts durch Führen der Hände des Kindes durch die Kotherapeutin.

■ **Verstärkung**

Die Verstärkung sollte so natürlich wie möglich erfolgen, deshalb sollte das Kind den Gegenstand, der verwendet wurde, auch mögen und anschließend erhalten bzw. sich aus dem Behältnis nehmen dürfen (z. B. Brezel, Gummibärchen oder jeden anderen Gegenstand, den das Kind als Verstärker erlebt). Zusätzlich erfolgt soziale Verstärkung durch Jubel und Lob.

Bei der umgekehrten Durchführung der Übung erhält das Kind ebenfalls einen beliebten Gegenstand im Anschluss.

9.3.2 Ablauf Fortgeschrittene: Blickfolgeverhalten in einer sozialen Situation

Auf dieser Ebene wird die Übung nun ohne gegenständliche Verstärker durchgeführt. Hierbei hält sich die Therapeutin die Hände in »Habachtstellung« vor das eigene Gesicht, um die Blickrichtung des Kindes bereits auf ihr Gesicht zu lenken. Wenn das Kind seine Aufmerksamkeit auf die Hände der Therapeutin gerichtet hat, sagt sie z. B. »Achtung, fertig, los!« oder »Achtung, hier kommen die Krabbelfinger« und fährt dann langsam und mit »Umwegen« mit den krabbelnden Fingern durch die Luft auf das Kind zu und kitzelt es. Das Kind sollte dabei den Fingern mit dem Blick folgen. Das Kitzeln sollte an Arm, Fuß, Bein etc. variiert werden, damit das Kind genau auf die Hände schaut, um zu sehen, wo die Finger landen. Der Erwartungscharakter der Situation sollte neben dem verbalen auch durch den mimischen Ausdruck der Therapeutin emotional begleitet werden. Dies ist eine soziale Situation, die möglichst viel Spaß machen soll.

Der gleiche Ablauf kann auch mit anderen Spielen erfolgen, z. B. wenn das Kind kitzeln nicht mag, kann man stattdessen ein Spiel spielen, bei dem z. B. die Hände »geschnappt« werden. Therapeutin und Kind legen dabei beide die flachen Hände mit den Handflächen nach unten auf den Tisch oder den Boden zwischen sich. Die Therapeutin hebt dann ihre Hände und versucht die des Kindes zu schnappen (z. B. »Achtung, ich fange dich«). In dieser Version können die Rollen im Anschluss ebenfalls getauscht werden, sodass das Kind die Hände der Therapeutin schnappt.

■ **Variante (Steigerung)**

Es kann auch eine einfache Version des Spiels »Spitz pass auf« (siehe Arbeitsblatt 11.2 »Beispiele für Therapiematerialien; ▶ Abb 11.2) durchgeführt werden. Hier verwendet die Therapeutin einen Becher anstelle ihrer Hände und versucht dann, eine kleine Figur, die das Kind an einer Schnur hält und entsprechend wegziehen soll, mit dem Becher zu fangen. Diese Variante ist etwas schwieriger, weil

das Kind neben dem Blickfolgeverhalten auf die Handlungen der Therapeutin auch auf den Ablauf der Spielhandlung achten muss, da es hier selber eine Reaktion (wegziehen) zeigen muss. Der Fokus liegt jedoch auch hier auf dem visuellen Folgen des Gegenstands (Becher) in der sozialen Spielsituation. Anders als in der klassischen Version des Spiels soll hier die Therapeutin nicht versuchen, so schnell wie möglich die Figur zu fangen, sondern auch wieder »Umwege« mit dem Becher durch die Luft fahren, den Moment spannend machen und hinauszögern, sodass das Kind visuell folgen muss, um zu sehen, wann die Therapeutin mit dem Becher »zuschnappt«.

Wenn das Kind die Übung verstanden und mehrfach durchgespielt hat, werden die Rollen wieder getauscht.

■ **Prompts**

Wenn das Kind zunächst den Händen (oder dem Becher etc.) nicht mit dem Blick folgen sollte, kann es entweder verbal gepromptet werden (z. B. »Schau mal, meine Hände. Pass auf, jetzt kommen sie angeflogen«) oder es kann ein visueller Zeigeprompt eingesetzt werden, indem der Zeigefinger der Kotherapeutin der »Flugbahn« der Hände oder des Bechers folgt. Bei vertauschten Rollen erfolgen physische Prompts

■ **Verstärkung**

Die Verstärkung liegt in der Regel natürlicherweise in dem Spiel selbst. Zusätzlich sollte jedoch Lob und Jubel (»super hingeschaut!«) erfolgen.

9.3.3 Ablauf Profis: Dem kommunikativen Blick eines anderen folgen

Bei dieser Übung soll das Kind nicht mehr einem Gegenstand mit dem Blick folgen, sondern dem Blick der Therapeutin auf einen Gegenstand (referenzieller Blickkontakt). Dafür werden 2 Gegenstände benötigt, z. B. ein großer und ein kleiner Löffel oder 2 verschiedene Memorykarten (oder Bausteine, Legos, Stifte). Therapeutin und Kind sitzen sich am Tisch oder auf dem Boden gegenüber. Zwei Objekte werden nebeneinander zwischen Kind und Therapeutin gelegt, mit mindestens einer Armlänge Abstand dazwischen. Das Kind soll zunächst Blickkontakt mit der Therapeutin aufnehmen. Wenn dies erfolgt ist, sagt die Therapeutin, während sie das Kind anschaut: »Gib mir …«, dann schaut sie zu einem der Gegenstände und sagt »das«. Diese Übung wird nicht mit Zeigegesten begleitet, da das Kind lediglich durch das visuelle Folgen des Blickes der Therapeutin erkennen soll, welches Objekt sie gemeint hat. Gesten werden daher nur als Prompt eingesetzt, falls nötig. Die Übung sollte mehrmals hintereinander wiederholt werden, wobei die Therapeutin zu verschiedenen Gegenständen schauen sollte, damit das Kind sich nicht einfach die Objekte oder eine bestimmte Reihenfolge merkt. Es können auch mehrere Gegenstände hingelegt werden. Je mehr Gegenstände verwendet werden und je dichter sie zusammen liegen, desto schwieriger ist die Anforderung, da umso genauer auf den Blick der Therapeutin geachtet werden muss. Im Verlauf kann auch das Folgen des Blickes auf einen entfernten Gegenstand (z. B. ein Ball auf der Fensterbank) geübt werden, den das Kind dann holen soll.

Wenn das Kind das Prinzip verstanden und mehrfach bewältigt hat, werden auch hier die Rollen getauscht. Es kann allerdings einige Zeit dauern, bis ein Kind lernt, seinen eigenen Blickkontakt entsprechend kontrolliert einzusetzen und die Therapeutin zu imitieren. Oftmals muss zunächst die natürliche Blickrichtung des Kindes auf einen der Gegenstände verwendet werden und als referenziell genutzt werden, bevor das Kind den spielerischen Charakter versteht und seinen Blickkontakt entsprechend einsetzen kann.

Es empfiehlt sich bei dieser Übung – anders als bei den vorigen Ebenen – solche Objekte zu verwenden, die das Kind nicht allzu interessant findet und die sich nicht zu sehr unterscheiden, damit das Kind nicht einen davon interessanter findet oder davon abgelenkt wird. Eine Ausnahme bildet das Folgen auf entfernte Gegenstände. Hier sind beliebte Gegenstände sinnvoll, um auf natürliche Weise den Sinn von Blickfolgeverhalten zu vermitteln.

■ **Prompts**
Greift das Kind zu dem falschen Objekt, weil es dem Blick nicht (richtig) gefolgt ist, wird die Übung wiederholt und die Therapeutin deutet dabei mit dem Finger erst auf die eigenen Augen und dann auf den Gegenstand. Es können somit anhand einer Zeigegeste die Aufnahme des Blickkontakts und das Finden des korrekten Gegenstands gepromptet werden. Verbale Prompts können bei ausreichendem Sprachniveau indirekt erfolgen (z. B. »Wohin habe ich geschaut?«) und für das Geben des Gegenstandes: »Genau, gib mir das«, wenn das Kind ihn in der Hand behält.

Folgt das Kind dem Blick korrekt von Therapeutin zu Gegenstand, versteht aber die verbale Aufforderung »Gib mir ...« noch nicht sicher, wird es durch die Kotherapeutin lediglich physisch geprompted, den richtigen Gegenstand zu übergeben.

Alle Prompts sollten schnellstmöglich ausgeblendet werden, damit das Folgen des Blickes allein als informativ verstanden werden kann.

Bei vertauschten Rollen kann ein visueller Zeigeprompt durch die Kotherapeutin die Blickrichtung des Kindes zunächst lenken, sollte im Verlauf aber auch möglichst zügig ausgeblendet werden.

Bei entfernten Gegenständen kann die Kotherapeutin das Hinwenden des Kindes zum Gegenstand und das Holen desselben behutsam physisch prompten.

■ **Verstärkung**
Da das Kind bei dieser Übung den Gegenstand abgibt, der auch an sich nicht verstärkend ist, wird es v. a. durch soziale Verstärker wie Lob und Jubel verstärkt. Nur ausnahmsweise kann es auch durch andere beliebte Gegenstände verstärkt werden, die direkt nach dem Übergeben des richtigen Gegenstandes an das Kind ausgehändigt werden.

Bei vertauschten Rollen kann nach dem richtigen Gegenstand auch ein Verstärker überreicht werden.

Beim entfernten Blickfolgeverhalten mit einem einzelnen beliebten Gegenstand erfolgt die Verstärkung damit auf natürliche Art.

9.3.4 Beispielmaterialien

Anfänger Kleine Plastikbecher sowie gegenständliche Verstärker wie kleine Brezeln, Gummibärchen oder Spielzeuge, die das Kind mag, wie z. B. Murmeln, kleine Figuren etc.

Fortgeschrittene Beliebige soziale Spiele mit »Achtung fertig los«-Charakter oder Materialien aus Reaktionsspielen wie »Spitz pass auf«.

Profis 2–3 ähnliche Gegenstände, die nicht zu interessant für das Kind sind, z. B. verschiedenfarbige Bauklötze, Legosteine, Stifte, Löffel etc.

9.3.5 Generalisierung im alltäglichen Umfeld

Die Übung kann im Alltag eingebaut werden, indem sozial-interaktive »Achtung-fertig-los«-Spiele gespielt und die oben genannten Abläufe dabei berücksichtigt werden. Auch Sing- und Klatschspiele können hierfür entsprechend abgewandelt und genutzt werden. Gut geeignet ist auch das »Ich-sehe-was-was-du-nicht-siehst«-Spiel, das nur mit dem Blick aufgelöst wird. Es kann auch ein großes Bilderbuch verwendet werden, in welchem Kind und Erwachsener bestimmte Dinge mit den Augen suchen und sie dann dem anderen zeigen (»Ich sehe einen Hund. Du auch?« »Schau mal ...« (Blick auf das Bild) »... da«).

Dem Kind kann auch im Alltag mit dem Blick etwas gezeigt werden. Dies sollte allerdings nicht dauerhaft ohne Gesten erfolgen, da diese grundsätzlich für das Kind auch wichtig sind und im Alltag natürlicherweise Sequenzen von gemeinsamer Aufmerksamkeit begleiten. Es ist immer eine gute Möglichkeit, auf etwas Interessantes oder Lustiges in der Umgebung hinzuweisen und die gemeinsame Aufmerksamkeit darauf zu richten, z. B.: »Schau mal ein Regenbogen! Der ist aber schön bunt, oder?«, »Sieh mal, ein Hund, der ist aber noch ganz klein«.

Das Ziel ist dabei immer, dass das Kind Gegenständen, die andere verwenden, oder dem Blick des anderen mit seinen eigenen Augen folgt. Hierbei geht es immer auch um soziale Interaktion, weshalb die Situationen so natürlich und positiv wie möglich gestaltet werden sollten.

9.4   Grundfertigkeit Imitation

Imitation ist ein bedeutsamer Lernmechanismus, da er eine soziale Form der Wissensvermittlung darstellt, indem durch Beobachtung und Nachahmung zahlreiche neue Verhaltensweisen von anderen erlernt werden können. Imitation hat eine starke soziale Komponente, da das Nachahmen einer anderen Person sowie das Nachgeahmtwerden das Erlebnis von Gemeinsamkeit und Wechselseitigkeit schafft. Insgesamt ist es wichtig, dass auch die Therapeutin das Kind häufig imitiert, z. B. seine Lautbildungen nachahmt, insbesondere wenn sich die Sprachentwicklung am Übergang von Lauten zu Wörtern befindet.

Ziel der Übungen ist es, das Grundprinzip »Imitation einer anderen Person« zu vermitteln. Dies schließt die Imitation einzelner und mehrerer Handlungsschritte ein. Letzteres fördert zusätzlich die Merkfähigkeit. Das Kind soll darüber hinaus lernen, andere verbal zu imitieren, da die verbale Imitation ein Grundwerkzeug der kindlichen Sprachentwicklung darstellt.

> Vor der Demonstration der Imitationshandlung muss die Aufmerksamkeit des Kindes auf die Therapeutin gerichtet sein, um sicherzustellen, dass es die Handlung auch tatsächlich gesehen hat. Deshalb ist es sinnvoll, sich bei diesen Übungen gegenüberzusitzen.

9.4.1   Ablauf Anfänger: Motorische Imitation einfacher Bewegungen

Gerade bei jüngeren Kindern ist es ratsam, die Übungen auf Anfängerebene in der Nestschaukel, auf einem Bobbycar oder einem anderen Spielzeug durchzuführen, bei dem die Therapeutin gute Kontrolle über die Aktivität haben kann (z. B. Schaukel anhalten, vor dem Bobbycar in die Hocke gehen).

Zu Beginn wird mit dem Kind z. B. geschaukelt. Dann wird die Schaukel durch die Therapeutin angehalten und die Aufmerksamkeit des Kindes auf die Therapeutin ge-

richtet. Dann demonstriert sie dem Kind eine motorische Handlung (z. B. sich die Hände auf den Kopf legen, winken, in die Hände klatschen), was sprachlich mit »Mach so« oder »Mach das« begleitet wird. Die Aufforderung sollte zu Beginn immer in der gleichen Formulierung erfolgen und im Verlauf, wenn das Kind die Anforderung verstanden hat, möglichst in der Wortwahl variiert werden, damit das Kind es generalisieren kann.

Eine Steigerung ist es, die Bewegungen zu einer Abfolge zu kombinieren, z. B. erst klatschen und dann die Hände auf den eigenen Kopf legen. So werden zusätzlich noch Gedächtnisprozesse gefördert. Am Ende der demonstrierten Handlung erfolgt die Aufforderung an das Kind »Jetzt du« oder »Mach es nach« etc. Imitiert das Kind die demonstrierte Handlung, kann die verstärkende Aktivität (z. B. Schaukeln) fortgesetzt werden.

Wenn das Kind eine Abfolge imitieren kann, bietet es sich an, Imitation mit ritualisierten Bewegungsspielen oder mit Kinderliedern zu üben, die sich mit Bewegungen begleiten lassen. Auch hier soll das Kind die Bewegungen der Therapeutin imitieren. Im Zuge dessen kann auch die spielerische und soziale Seite der Imitation Berücksichtigung finden.

Im Verlauf sollte Imitation auch wechselseitig durchgeführt werden, sodass Kind und Therapeutin abwechselnd demonstrieren und imitieren.

- **Prompts**
Physischer Prompt durch Führen der Hände/Arme des Kindes, am besten durch die Kotherapeutin hinter dem Kind, sowohl beim Imitieren als auch beim Demonstrieren.

- **Verstärkung**
Es bietet sich an, diese Übung in eine spielerische Situation einzubauen, in der unmittelbare Verstärkung wie beschrieben möglich ist, z. B. in der Schaukel. Nach der Imitation kann man das Kind mit erneutem Schaukeln direkt verstärken. Zusätzlich sind soziale Verstärker (z. B. Kitzeln, Jubel, Lob) sinnvoll.

Wenn das Kind eine motorische Handlung vormacht, sollte es in gleicher Weise dafür verstärkt werden, zunächst durch Jubel und Lob und, sobald die Therapeutin fertig imitiert hat, durch Fortsetzen der schönen Aktivität (Schaukeln etc.).

9.4.2   Ablauf Fortgeschrittene: Imitation mit Gegenständen

Die Übung erfolgt am Tisch oder am Boden, Kind und Therapeutin sitzen sich gegenüber. Zunächst muss die Aufmerksamkeit des Kindes auf die Therapeutin gerichtet sein. Dann demonstriert diese eine Handlung mit einem

Gegenstand, z. B. ein Stück Knete zu einer Kugel oder Schlange formen, einen senkrechten Strich auf ein Papier malen, etwas in eine Schale legen, und fordert das Kind auf, die gleiche Handlung durchzuführen: »Jetzt du«, »Mach das auch« etc.

Wenn das Prinzip verstanden wurde, können mehrere Handlungen mit Gegenständen zu einer Abfolge kombiniert werden, z. B. einen Legoturm in einer bestimmten farblichen Reihenfolge bauen, große Perlen in einer bestimmten Reihenfolge auffädeln oder erst einen Strich und dann einen Punkt malen. Am Ende der demonstrierten Handlung erfolgt immer die Aufforderung an das Kind »Jetzt du«, »Mach es genauso« etc.

Handlungen, die ein ersichtliches Ziel oder Ergebnis haben, z. B. einen Knopf drücken, damit ein Geräusch ertönt, fallen Kindern mit ASS meist leichter als solche ohne konkrete Bedeutung (z. B. mit einem Legostein einen Kreis über den Tisch fahren). Hier kann der Schwierigkeitsgrad schrittweise gesteigert werden.

Es bietet sich an, zu Beginn Gegenstände zu verwenden, die das Kind schon ansatzweise handhaben kann, sodass sich die Fähigkeit durch die Imitation nur leicht verbessert. Das Ziel ist zunächst, das Prinzip der Imitation zu vermitteln. Wenn das Kind dies verstanden hat, sollte es im Verlauf auch zum Erlernen gänzlich neuer Fertigkeiten eingesetzt werden, sodass das Kind den unmittelbaren Nutzen auch deutlich wahrnehmen kann und motiviert ist, den Ablauf auch zunehmend selbstständig zu nutzen.

> **Das Kind erlernt das Prinzip der Imitation, um es später für den Erwerb neuer Fähigkeiten selbstständig anzuwenden.**

■ **Prompts**

Physische Prompts erfolgen durch die Kotherapeutin, z. B. durch Führen der Hände des Kindes beim Malen. Die Prompts müssen sobald wie möglich wieder ausgeblendet werden. So kann der Anfang einer Linie noch mit geführt werden und dann die Hand des Kindes vorsichtig losgelassen werden, sodass es die Linie selber zu Ende malt. Es können zusätzlich verbale Prompts gegeben werden. Dies erfolgt indirekt durch die Therapeutin in Form von Anleitungen, z. B.: »Schau mal, so ein grader Strich, von hier nach hier.«

■ **Verstärkung**

Zu Beginn können anschließend an die imitierte Handlung gegenständliche Verstärker ausgehändigt werden. Soziale Verstärker wie Jubel, Lob, Kitzeln sollten zusätzlich erfolgen. Idealerweise wird die Handlung selber als verstärkend erlebt.

9.4.3 Ablauf Profis: Verbale Imitation

Verbale Imitation stellt ein Grundwerkzeug des Spracherwerbs dar. Sobald ein Kind begleitendes Lautieren zeigt, sollte dies als Kommunikation betrachtet werden. Produziert ein Kind spontan ein solches »Wort« (z. B. »Ba«, »Da« oder »O«), sollte dies von der Therapeutin imitiert und in Abhängigkeit vom Kontext darauf reagiert werden. Sagt das Kind z. B. »Ba«, während es mit einem Ball spielt, wird das ganze (beabsichtigte) Wort imitiert (»Ball«). Wesentliches Ziel ist es allerdings, dass auch das Kind Laute anderer Personen imitiert.

In den Übungen sollte das Imitieren von Lauten möglichst mit einer sinngebenden Konsequenz verknüpft werden, z. B. mit dem Beginn einer Aktivität oder dem Aushändigen eines beliebten Gegenstandes. Dadurch wird der Nutzen von verbaler Kommunikation direkt und in einem natürlichen Kontext vermittelt.

Es bietet sich an, diese Übung in einer Nestschaukel durchzuführen. Nach einer positiven und spielerischen Sequenz in der Schaukel hält die Therapeutin die Schaukel an und sagt mit deutlicher mimischer Begleitung sowie Spannungsaufbau in der Stimme »Uuuund ...« (hier macht sie eine kurze Pause, während sie die Schaukel an sich heranzieht) »... loooos!« und lässt die Schaukel wieder los, sodass sie schwingt und das Spiel weitergehen kann. Diese Sequenz wird ca. 3 Mal wiederholt, um dem Kind zu vermitteln, dass das Wort den Beginn der schönen Aktivität auslöst. Im Anschluss beginnt eine neue Sequenz, hier wird allerdings ab dem Wort »uuuund« die Pause länger gehalten und das Kind wird von der Kotherapeutin verbal geprompted »los« zu sagen. Dabei muss das Kind nicht das ganze Wort imitieren, zu Beginn reicht es aus, wenn es ein »oooo« nachspricht. Dies sollte dann schrittweise zu einem ganzen Wort »los« aufgebaut werden. Sobald das Kind einen passenden Laut produziert, wird das schöne Spiel fortgesetzt und die Kommunikation unmittelbar und natürlich verstärkt.

Es ist sinnvoll, die Wahl des Spiels an die bereits spontan produzierten Laute des Kindes anzupassen (wenn vorhanden). Lautiert ein Kind bereits ungerichtet ein »O«, sollte hier angesetzt werden wie in der Schaukelübung und der Laut mit einer entsprechenden Bedeutung (hier »los«) verknüpft werden. Die Übung kann in ähnlicher Weise mit anderen Gegenständen geübt werden z. B. mit einem Ball (»Ba«), der hin- und hergerollt wird, einem Aufziehkreisel (»Ei«), einem Auto (»Au«) usw. Es sollten Wörter gewählt werden, mit denen man Dinge bezeichnet, die das Kind besonders gerne mag und die es möglichst aus dem Alltag kennt.

▪ Prompts

Das Kind wird von der Kotherapeutin verbal geprompted (z. B. »los«), was schnellstmöglich wieder ausgeblendet wird.

▪ Verstärkung

Die Verstärkung erfolgt natürlicherweise mit dem Fortsetzen der unterbrochenen Aktivität oder dem Aushändigen des benannten Spielzeuges. Zusätzlich Jubel und Lob.

9.4.4 Beispielmaterialien

Anfängerebene Schaukel, Bobbycar.

Fortgeschrittenenebene Knete, Papier und Stift, Legosteine, große Perlen und Faden etc.

Profiebene Schaukel, Seifenblasen, Kreisel, Auto, Ball.

9.4.5 Generalisierung im alltäglichen Umfeld

Imitation kann auf verschiedene Weise im alltäglichen Umfeld geübt werden. Häufig ist sie Bestandteil der Kreisspiele im Kindergarten. Ggf. benötigt das Kind hierfür physische Prompts durch Führen der Hände, Arme etc. Es kann auch gut durch Eltern in einer Zweiersituation mit Sing- und Klatschspielen geübt werden. Im häuslichen Rahmen kann Imitation auch in Alltagsabläufe eingebaut werden, z. B. beim Tischdecken die Sachen so hinzulegen, wie die anderen es tun.

Darüber hinaus kann Imitation immer dann eingesetzt werden, wenn das Kind etwas nicht alleine schafft. Dann kann die Handlung demonstriert werden und das Kind aufgefordert werden, es nun genauso nachzumachen (z. B. eine Dose aufschrauben, Wasser einschenken). Durch dieses Lernen am Modell lässt sich der Nutzen von Imitation gut vermitteln, und die Verstärkung liegt direkt in der Situation, nämlich der Lösung des »Problems«.

Die Therapeutin sowie die Bezugspersonen sollten auch außerhalb von konkreten Imitationsübungen das Kind spielerisch imitieren. Dies stärkt das Erleben von Gemeinsamkeit und Reziprozität. Erfahrungsgemäß sind viele Kinder danach zugewandter und kooperativer und zeigen mehr Initiative zu sozialer Interaktion.

9.5 Grundfertigkeit Repräsentationsfähigkeiten

Diese komplexe Grundfertigkeit bezieht sich auf die Entwicklung des kindlichen Geistes zu einem repräsentationa-

len System. Repräsentationsfähigkeiten sind ein mentales »Werkzeug«, das uns ermöglicht, Dinge im Geiste abzuspeichern, auch wenn sie nicht mehr sichtbar sind (Objektpermanenz). Sie helfen auch zu verstehen, dass Dinge symbolisch durch andere Dinge repräsentiert werden können (Bilder, Wörter etc. stehen für reale Dinge) und dass Objekte oder Lebewesen mit bestimmten Eigenschaften eine Kategorie repräsentieren (Wissensrepräsentation). All diese Fähigkeiten bilden eine Basis für den Aufbau rezeptiver Sprachfähigkeiten (und somit indirekt auch expressiver), für die Fähigkeit zur Perspektivenübernahme und zahlreiche andere Mentalisierungskompetenzen.

Ziel dieser Übungen ist es, dass das Kind lernt, die zugrunde liegenden Prinzipien der Repräsentation zu verinnerlichen, indem es Objektpermanenz erreicht, die Zuordnung von Bild zu Objekt versteht und einen Prototyp einer Kategorie zu bilden lernt.

Die Übung auf fortgeschrittener Ebene ist eine gute Basis für die Bilderkartenkommunikation im Ziel »Unterstützte Sprachanbahnung expressiv« (▶ Abschn. 10.2.4). Das Ziel auf Profiebene ist eine gute Basis, um Klassifikationsprinzipien zu üben (▶ Abschn. 10.5.1). Auf der letzten Ebene sind gewisse rezeptive Sprachfähigkeiten hilfreich für die Umsetzung der Übung, aber nicht unbedingt Voraussetzung, um das Prinzip zu erlernen.

9.5.1 Ablauf Anfänger: Objektpermanenz

Kind und Therapeutin sitzen sich auf dem Boden oder am Tisch gegenüber, zwischen ihnen liegt eine kleine Decke. Zunächst muss die Aufmerksamkeit des Kindes auf die Therapeutin gerichtet sein. Dann zeigt sie dem Kind einen sehr beliebten Verstärker (wie z. B. einen kleinen Kreisel oder eine Minibrezel) und sagt: »Schau mal, ein Kreisel.« Diesen legt sie dann vor den Augen des Kindes unter eine Decke. Mit einer fragenden Geste fragt sie »Wo ist der Kreisel?« und hebt dann die Decke, sodass das Kind den Gegenstand wieder sehen kann: »Da!« Das Kind bekommt den Gegenstand ausgehändigt und darf kurz damit spielen. Nach dieser Demonstrationsphase wird die Übung wiederholt. Diesmal wird das Kind aufgefordert, den Gegenstand selbst zu suchen, indem es die Decke anhebt: »Wo ist der Kreisel hin?« Wenn das Kind den Ablauf beherrscht, können die Abstände zwischen Verstecken und Suchen verlängert werden. Dies erweitert die Merkspanne des Kindes. Die Übung sollte mit vielen verschiedenen Gegenständen, Decken, Schachteln usw. an verschiedenen Stellen im Raum geübt werden, um das Gelernte zu generalisieren.

▪ Prompts

Physischer Prompt durch Führen der Hand des Kindes, um die Decke anzuheben, oder visueller Zeigeprompt auf die

Decke. Wenn möglich auch verbale Prompts: »Wo ist es hin?«

■ **Verstärkung**

Die Verstärkung erfolgt auf natürliche Weise mit dem verwendeten Gegenstand. Wenn er gefunden wurde, darf das Kind damit spielen, bzw. wenn es ein Nahrungsmittel ist, ihn essen. Zusätzlich sollte soziale Verstärkung in Form von Jubel und Lob erfolgen (»Ja! Da ist der Kreisel, toll gefunden!«).

9.5.2 Ablauf Fortgeschrittene: Bilder repräsentieren reale Gegenstände

Hierbei soll ein Bild einem passenden Gegenstand zugeordnet werden, damit das Kind lernen kann, dass das Bild dem realen Gegenstand gleicht, ihn abbildet (repräsentiert). Man benötigt kleine Objekte (z. B. Legostein, Löffel, Stift, Figuren) und exakte Abbildungen dieser Gegenstände, am besten Fotos in Form laminierter Bilderkarten.

Es werden 2 verschiedene Gegenstände mit deutlichem Abstand vor das Kind gelegt und seine Aufmerksamkeit darauf gerichtet, z. B. ein Legostein und ein Stift. Zunächst wird die Aufmerksamkeit auf die Gegenstände gerichtet, indem die Therapeutin darauf deutet, während sie beide nacheinander benennt. Dann nimmt sie das Bild des Stiftes in die Hand und zeigt es dem Kind: »Stift« oder bei höherem Sprachniveau: »Das ist auch ein Stift. Wozu passt das?« Dann gibt sie dem Kind das Bild, das es zum passenden Gegenstand legen soll. Wenn das erfolgt ist, deutet die Therapeutin zur Verdeutlichung noch einmal von dem Bild zum Gegenstand: »Genau. Das ist gleich. Das sind beides Stifte.« Dann wird in gleicher Weise mit dem zweiten Bild verfahren. Im Verlauf können mehrere Gegenstände hingelegt und entsprechend mehrere Bilder zugeordnet werden.

Anschließend wird dies auch umgekehrt geübt, der Gegenstand soll zum Bild gelegt werden, um die reziproke Beziehung zwischen beiden zu verdeutlichen.

■ **Prompts**

Visuelle Zeigeprompts, indem auf den passenden Gegenstand gedeutet wird, oder physische Prompts durch Führen der Hand, um das Bild bzw. den Gegenstand richtig zu platzieren.

■ **Verstärkung**

Soziale Verstärker wie Lob und Jubel. Beliebte Gegenstände (Kreisel, Bälle etc.) können anfangs zusätzlich ausgehändigt werden.

9.5.3 Ablauf Profis: Prototypen bilden

Mit dieser Übung wird die Wahrnehmung von Eigenschaften geübt, die alle Vertreter einer Kategorie typischerweise aufweisen. Hierfür werden Fotos oder Bilderkarten benötigt, auf denen viele Exemplare einer Kategorie abgebildet sind, z. B. lauter Hunde, die sich leicht unterscheiden. Es sollte ausschließlich ein Lebewesen oder Objekt pro Karte abgebildet sein. Dieses sollte möglichst realitätsnah aussehen, nicht zu abstrakt und ohne ablenkenden Hintergrund.

Die Therapeutin legt ein Bild von einem Prototypen der Kategorie (ein typischer Hund, z. B. ein Labrador) vor das Kind und sagt: »Schau ein Hund. Hier sind die Beine, da ist die Schnauze. Das da ist Fell, und hier ist der Schwanz.« Währenddessen deutet sie auf die benannten Dinge. Dann werden nacheinander 2 weitere Abbildungen von typisch aussehenden Hunden mit geringen Abweichungen (z. B. in der Farbe oder Größe) vor das Kind gelegt, und es wird jeweils auf die gleichen Dinge gezeigt. Die beiden letzten Bilder werden dann wieder entfernt und nur der erste prototypische Hund bleibt liegen. Nun wird das Kind aufgefordert, die typischen Eigenschaften eines Hundes zu zeigen: »Zeig mir die Beine. Prima! Und wo ist die Schnauze? Genau, gut gezeigt.« Dann wird immer die nächste Karte hingelegt und genauso verfahren.

Das Kind soll mit dieser Übung eine Repräsentation dessen abspeichern, was alles einen Hund typischerweise ausmacht. Die Übung kann auch mit Geräuschen begleitet werden, z. B. »Der Hund macht »Wuff, wuff!« oder bei Verwendung eines Fühlbuches »Das Fell ist weich«.

Das Kind muss die typischen Aspekte nicht selber benennen können, es soll sie wahrnehmen und abspeichern und (ggf. mit Prompt) darauf zeigen können. Die Übung sollte im Verlauf mit anderen Lebewesen oder Objekten (Menschen, Autos, Häuser etc.) geübt werden, die das Kind höchstwahrscheinlich aus seinem Alltag kennt, um auch hier entsprechende Wissensrepräsentationen aufzubauen.

■ **Prompts**

Visuelle Zeigeprompts durch die Kotherapeutin zum Lenken der Aufmerksamkeit auf die Abbildung und die relevanten Eigenschaften, physische Prompts der kindlichen Zeigegeste auf die Eigenschaften, ebenfalls durch die Kotherapeutin. Auch indirekte verbale Prompts erfolgen durch Erläutern des Sachverhalts (»Der Hund hat aber eine große Schnauze«) sowie akustisches Unterstreichen der Eigenschaften.

■ **Verstärkung**

Es sollte immer Lob oder Jubel erfolgen, wenn das Kind richtig deutet. Zu Beginn können zusätzlich gegenständliche Verstärker überreicht werden, wenn das Kind auf alle Teile gezeigt hat.

9.5.4 Beispielmaterialien

Anfänger Decke oder Tuch, beliebte Gegenstände zum Verstecken: kleiner Ball, bunter Kreisel, Gummibärchen, Minibrezeln oder jeder beliebige Verstärker des Kindes.

Fortgeschrittene Gegenstände: z. B. Löffel, Legostein, Auto, Stift und passende Bilder.

Profis Bilderkarten oder Fotos mit ähnlichen Vertretern einer Kategorie (siehe Arbeitsblatt 11.2 »Beispiele für Therapiematerialien; ▶ Abb 11.2).

9.5.5 Generalisierung im alltäglichen Umfeld

Alle Arten von Versteckspielen (z. B. einen Gegenstand in der Hand verstecken und wieder auftauchen lassen) eignen sich, um die Objektpermanenz zu fördern. Kuckuckspiele, bei denen eine Bezugsperson sich hinter einem Tuch versteckt, sodass man sie nicht mehr sieht und sie dann wieder auftaucht, beinhalten dabei zusätzlich noch eine soziale spielerische Komponente und sind deshalb gut geeignet. Ein Buch anschauen und z. B. alle Hunde, suchen ist eine spielerische Übung, die unter Einsatz der beschriebenen Abläufe auch sehr gut von Eltern geübt werden kann, um Prototypenwahrnehmung zu stärken: »Hier ist auch ein Hund. Der hat aber weiches Fell. Und dieser hier ist noch ganz klein, aber er hat auch weiches Fell.«

9.6 Grundfertigkeit Handlungsplanung

Handlungsplanung ermöglicht, anstehende Handlungen im Voraus zu planen, damit das Ergebnis möglichst erfolgreich ausfällt, z. B. damit ein Ziel erreicht oder ein Problem gelöst wird. Auf diese Weise kann im Vorhinein überlegt werden, welche Gegenstände für einen Ablauf benötigt werden, was man tun kann, falls einer davon fehlt und in welcher Reihenfolge einzelne Schritte zur Zielerreichung erfolgen sollten. Die Fähigkeit der Handlungsplanung wird somit in zahlreichen Alltagsabläufen benötigt. Sie fördert die Autonomieentwicklung, bildet die Basis für das gezielte Abarbeiten von Aufgaben (wie später den Hausaufgaben für die Schule) und vermittelt ein basales Zeitverständnis (erst ..., dann). Handlungsplanung ist somit eine wesentliche Kompetenz, die für die Entwicklung anderer Fertigkeiten benötigt wird. Darüber hinaus bietet eine unterstützte Handlungsplanung Orientierung im Tagesverlauf und vermittelt somit auch ein Gefühl von Klarheit, Sicherheit und Vorhersagbarkeit, was für viele Kinder mit ASS zentral ist.

Ziel der folgenden Übungen ist es, dass die Kinder erkennen, dass Handlungsziele durch mehrere Schritte in einer bestimmten Reihenfolge erreichbar sind. Sie sollen lernen, einzelne Schritte zur Zielerreichung mit Unterstützung zu planen, das benötigte Material zu organisieren und die Handlungsschritte durchzuführen. Visuelle Strukturierungshilfen bieten dabei gute Unterstützung und können im Frühförderalter beibehalten werden. Sie bilden die Basis für die Stundenplanung (▶ Abschn. 8.7). Das Kind muss somit die genannten Ziele nicht autonom und ohne Hilfe durchführen können. Es soll aber zunehmend die Selbstinstruktionen »Was ist das Ziel?«, »Was brauche ich?« und »Was ist der nächste Schritt?« verinnerlichen, auch wenn es diese Überlegungen noch nicht selber bewältigen muss.

9.6.1 Ablauf Anfänger: Einen Handlungsplan bearbeiten

Auf dieser Ebene soll gelernt werden, dass sich ein Handlungsablauf in einzelne Schritte untergliedert, die nacheinander erfolgen müssen, um ein bestimmtes Ziel zu erreichen. Alle Schritte zum Ziel werden gemeinsam geplant und nacheinander vom Kind durchgeführt. Um dem Kind die Planung der einzelnen Handlungsschritte zu erleichtern, verwendet man auf der Anfängerebene Bilderkarten der einzelnen Schritte, die auf einen Plan aufgeklebt werden, der dann der Reihe nach »abgearbeitet« werden kann. Es sollten Abläufe gewählt werden, die das Kind bereits ansatzweise aus seinem Alltag kennt, jedoch noch nicht vollständig beherrscht. Die verwendeten Gegenstände befinden sich alle an einem anderen Ort, in diesem Beispiel beim Waschbecken.

Die Therapeutin sagt dem Kind, was das Handlungsziel ist, z. B.: »Wir waschen die Hände.« Dann werden mit dem Kind die einzelnen Bilderkarten angeschaut und benannt (Seife, Wasserhahn, Handtuch etc.). Wenn das Kind verbal dazu in der Lage ist, sollte es die Schritte benennen, andernfalls sollte es auf die entsprechende Karte zeigen, ggf. mit visuellem Zeigeprompt. So wird der gesamte Ablauf zusammen mit dem Kind auf den Plan geklebt, was durch die Therapeutin verbal angeleitet wird (◘ Abb. 9.3). Das Kind muss auf dieser Ebene die Reihenfolge der Bildkarten nicht selbstständig auswählen können.

Dann gehen Kind und Therapeutin mit dem Plan und einer »Fertig-Kiste« ins Bad. Die Therapeutin zeigt auf die erste Karte und fragt erneut: »Was machst du zuerst?« Wenn das Kind verbal dazu in der Lage ist, sollte es den ersten Schritt (auf der obersten Karte) benennen, andernfalls sollte es darauf zeigen, ggf. mit visuellem Zeigeprompt. Dann gibt die Therapeutin die Aufforderung »Gut, dann nimm dir Seife«. Immer wenn ein Handlungsschritt been-

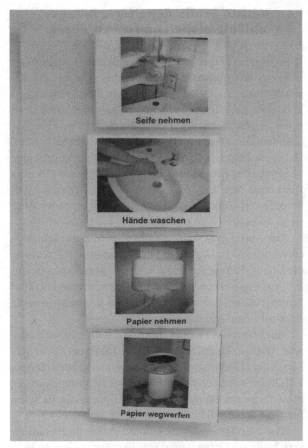

◘ Abb. 9.3 Visualisierter Handlungsplan mit Bilderkarten zum Thema Händewaschen. (Foto: Elisabeth Mann)

det ist, wird die entsprechende Karte vom Plan entfernt, in die »Fertig-Kiste« gelegt und die nächste Karte bearbeitet. So wird der ganze Ablauf durchstrukturiert abgearbeitet, bis alle Karten in der »Fertig-Kiste« sind und das Handlungsziel erreicht ist. Sollte das Kind über wenig Sprache verfügen, muss die Therapeutin die Planung und den Ablauf selber stärker strukturieren.

Für diese Übung sind viele verschiedene Alltagsabläufe geeignet (z. B. sich ein Brot schmieren, sich für den Garten anziehen). Die benötigten Dinge sollten auf dieser Ebene immer an einem Ort bereit liegen.

■ **Prompts**

Visuelle Zeigeprompts auf die richtigen Karten, direkte verbale Prompts wie »Jetzt die Seife« sowie ggf. indirekte: »Was machst du als nächstes?« Ggf. physische Prompts für die Handlungen und die Handhabung der Karten.

■ **Verstärkung**

Soziale Verstärker wie Lob und Jubel, ggf. beliebte Gegenstände nach Erreichen des Handlungsziels.

9.6.2 Ablauf Fortgeschrittene: Einen Handlungsplan erstellen und abarbeiten

Auf dieser Ebene werden Abläufe geplant und abgearbeitet, die das Kind noch nicht kennt und die mehrere Gegenstände erfordern. Alle benötigten Gegenstände befinden sich in Sichtweite des Kindes, auf dem Tisch oder Boden. Zunächst legt die Therapeutin ein Handlungsziel fest, z. B. mit einem Hammerspiel (siehe Arbeitsblatt 11.2 »Beispiele für Therapiematerialien; ▶ Abb 11.2) ein Teil aus Holz auf ein Korkbrett zu nageln. Das Kind kann sich das Motiv dabei aussuchen (Wolke, Sonne etc.). Dann werden alle benötigten Teile (Hammer, Korkbrett, »Nagel«, Holzwolke) sichtbar in einer Schachtel vor das Kind hingelegt. Zudem werden die Bilderkarten mit den benötigten Dingen, inklusive dem spezifischen Handlungsziel (z. B. dem Bild von einer Wolke), sowie ein Plan zum Aufkleben und eine Fertig-Kiste bereitgelegt.

Die Therapeutin sagt dem Kind zunächst was das Handlungsziel ist, z. B.: »Wir nageln ein Bild von einer Wolke auf das Brett.« Dann werden dem Kind die einzelnen Teile gezeigt und benannt: »Wir brauchen ein Korkbrett, einen Hammer, einen Nagel ...« Dann werden zusammen mit dem Kind die Karten in der richtigen Reihenfolge von oben nach unten auf den Plan geklebt, was ebenfalls verbal begleitet wird: »Zuerst kommt das Brett, dann nehmen wir den Hammer ...« Je nach Funktionsniveau des Kindes gibt die Therapeutin dabei dem Kind die nächste Karte an oder bezieht das Kind bereits in Planungsprozesse ein (z. B. »Wir haben Nägel, womit nageln wir sie auf das Brett?«, »Genau, wir brauchen einen Hammer«).

Wenn der Plan fertig ist, zeigt die Therapeutin auf die erste Karte und fragt: »Was kommt zuerst?« Wenn das Kind verbal dazu in der Lage ist, sollte es die Karte benennen (»Brett«), andernfalls sollte es darauf zeigen, ggf. mit visuellem Zeigeprompt der Kotherapeutin (◘ Abb. 9.4).

Das Kind soll sich das Brett nehmen, die erste Karte vom Plan entfernen und in die »Fertig-Kiste« legen. Auf diese Weise wird weiter verfahren, bis der gesamte Ablauf durchstrukturiert abgearbeitet ist und das Kind die Wolke auf dem Korkbrett befestigt hat. Am Schluss wird das Ziel noch einmal benannt: »Du hast eine Wolke auf das Brett genagelt«, und die letzte Karte wird entfernt.

Diese Übung kann mit verschiedenen Abläufen geübt werden. Beispielsweise kann mit Legosteinen etwas Bestimmtes nach Plan gebaut, bei einem Fädelspiel die Farben nach einer bestimmten Reihenfolge aufgefädelt oder bei Steckspielen ein Muster gebaut werden. Der Ablauf mit der gemeinsamen Planung, dem schrittweisen Erledigen der Handlungsschritte und dem Entfernen der fertigen Karten ist dabei immer gleich.

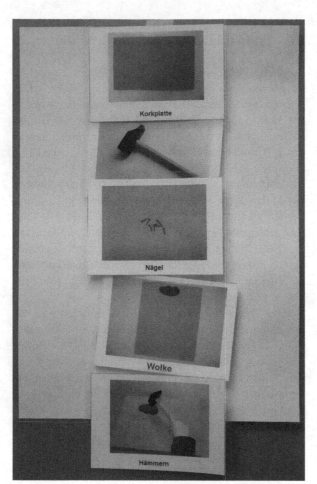

Abb. 9.4 Visualisierter Handlungsplan mit Bilderkarten am Beispiel »Hammerspiel«. (Foto: Elisabeth Mann)

■ **Prompts**

Visuelle Zeigeprompts, direkte verbale Prompts: »Jetzt den Hammer« sowie indirekte: »Was brauchen wir?« oder »Was kommt als nächstes?«. Physische Prompts durch die Kotherapeutin beim Durchführen der einzelnen Handlungen (z. B. Hämmern, Karte in die Kiste legen).

■ **Verstärkung**

Soziale Verstärker wie Lob und Jubel, ggf. beliebte Gegenstände nach Erreichen des Handlungsziels. Das Aussuchen des Motivs wirkt zusätzlich motivierend. Das Kind kann auch in die Auswahl der Aktivität einbezogen werden und entscheiden, ob es lieber ein Hammerspiel oder Lego spielen möchte.

9.6.3 Ablauf Profis: Erweiterte Alltagsabläufe planen und durchführen

Hier wird die Übung mit einer komplexeren Situation mit mehreren benötigten Gegenständen durchgeführt, die sich an verschiedenen Orten befinden. Hier bieten sich alltagspraktische Abläufe an, die mehrere Gegenstände erfordern wie z. B. Mikrowellen-Popcorn machen, kalten Tee machen (auflösbares Pulver) oder etwas Besonderes basteln. Dabei sind die benötigten Dinge nicht in unmittelbarer Sichtweite des Kindes und auch nicht an einem Ort. Das Kind muss nun im Vorhinein nicht nur überlegen »Was brauche ich?« sondern auch »Wo finde ich es?« oder »Wer weiß, wo es ist?«.

Der Ablauf der Übung am Beispiel »Mikrowellen-Popcorn machen« ist folgender: Die Therapeutin platziert vor der Übung die benötigten Sachen an verschiedenen Orten, z. B. das Popcorn im Schrank im Therapieraum und eine Schüssel in der Spülmaschine in der Küche, die Microwelle steht auf einem Tisch usw.

Auch hier werden visuelle Strukturierungshilfen eingesetzt. Wenn es für das Kind ausreicht, kann statt der Bilderkarten der Handlungsplan auch aufgemalt werden (■ Abb. 9.5). Dabei wird der ganze Ablauf wieder gemeinsam geplant (Popcorn holen, Mikrowelle finden, die Packung präparieren, eine Schüssel holen usw.).

Das Abarbeiten der einzelnen Schritte findet nun an verschiedenen Orten statt, da die benötigten Gegenstände nicht in Reichweite verfügbar sind. So müssen das Popcorn aus dem Schrank im Therapieraum geholt, die Mikrowelle gefunden, die Schüssel aus der Spülmaschine in der Küche geholt werden usw. Hier muss das Kind außer der Überlegung »Was brauchen wir?« auch noch die gezielte Suche und ggf. das Nachfragen nach Sachen bewältigen.

Nach Beendigung eines Handlungsschrittes wird vom Kind entweder die Karte vom Plan entfernt und in die Fertig-Kiste gelegt (wie auf den vorigen Ebenen) oder das zugehörige Bild auf dem gemalten Plan abgehakt oder durchgestrichen.

Im Verlauf soll das Kind lernen, ohne die visuelle Hilfe auszukommen; dieses Ziel wird allerdings im Frühförderalter selten erreicht. Der Übergang wird dabei so gestaltet, dass zwar ein Plan erstellt, dann jedoch abgedeckt und nur verwendet wird, wenn das Kind den nächsten Schritt nicht mehr erinnert. Schließlich kann er ganz weggelassen und die Planung nur im Vorhinein überlegt und gemerkt werden.

■ **Prompts**

Direkte verbale Prompts: »Dann brauchen wir eine Schüssel« und indirekte: »Was brauchen wir noch?«, »Was kommt als nächstes?« und »Weißt du, wo die Schüssel ist?«. Visuelle Zeigeprompts (der nächste Schritt auf dem Plan)

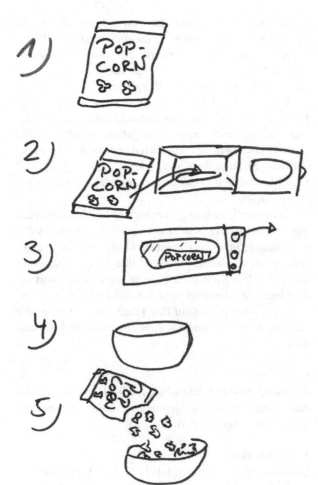

Abb. 9.5 Skizzierte Handlungsplanung am Beispiel »Mikrowellen-Popcorn machen«

und ggf. physische Prompts beim Handhaben der Planung oder der Durchführung eines Handlungsschrittes sind besonders anfangs erforderlich.

- **Verstärkung**

Meist ist es schon eine natürliche Verstärkung, das Handlungsziel zu erreichen (fertiges Popcorn etc.), soziale Verstärkung wie Lob und Jubel sollte zusätzlich erfolgen. Dabei sollten immer auch die Teilschritte verstärkt werden, da diese bereits eine Anforderung an das Kind stellen.

9.6.4 Beispielmaterialien

Alle Bilderkarten mit Fotos der einzelnen Schritte, Plan zum Aufkleben, Fertigkiste oder Papier- und Stift.

Anfänger Alltagsgegenstände wie Seife und Handtuch, Schuhe, Kleidung etc.

Fortgeschrittene Hammerspiel, Legosteine, große Fädelperlen, Steckspiele, zusammensteckbare Murmelbahnen.

Profis Popcorn für die Mikrowelle, Teepulver zum Anrühren.

9.6.5 Generalisierung im alltäglichen Umfeld

Ähnliche Übungen können auch im Alltag des Kindes anhand der oben geschilderten Prinzipien durchgeführt werden. Viele Routinesituationen im Alltag, z. B. das morgendliche Anziehen, Zähneputzen usw. können mit Handlungsplanung unterstützt werden (▶ Abschn. 10.6; dabei kommen die Prinzipien der Handlungsplanung ebenfalls zum Einsatz). Die Übungen sollten mit verschiedenen Materialien und verschiedenen Personen durchgeführt werden, um die Abläufe zu generalisieren und die dahinterstehenden Selbstinstruktionen zu verinnerlichen (»Was brauche ich?«, »Was kommt als nächstes?« usw.). Die Nutzung von visuellen Handlungsplänen sollte allerdings mit den Eltern in der Therapiestunde angeleitet geübt werden, bevor sie im Alltag eingesetzt werden können.

9.7 Grundfertigkeit Selbstwahrnehmung

Dieses Therapieziel bezieht sich auf Wahrnehmungen, Gedanken und Einstellungen zu sich selbst, aus denen ein Selbstkonzept (»Das bin ich«) entsteht. Dies beinhaltet auch die Wahrnehmung des eigenen Körpers, des Eigentums (mein/dein) und die Entwicklung einer eigenen Rolle in spielerischer Interaktion. Die genannten Aspekte spielen in sozial-interaktiven Prozessen eine Rolle, da sie in Spielsequenzen intensiv genutzt werden. Darüber hinaus bietet die Selbstwahrnehmung auch eine Basis für die Fremdwahrnehmung und somit für Fähigkeiten der Perspektivenübernahme. Das Selbstkonzept bildet darüber hinaus die Basis für die spätere Entwicklung eines stabilen Selbstwertes.

Ziel dieser Übungen ist es, dass das Selbstkonzept des Kindes gefördert wird. Dabei soll die Körperwahrnehmung gestärkt und ein Konzept des »ich/du« bzw. »mein/dein« aufgebaut werden. Mit diesen Übungen kann auch an der Pronominalumkehr gearbeitet werden, falls ein Kind diesbezügliche Schwierigkeiten zeigt.

Es ist sinnvoll, parallel zu diesem Ziel Abwechslungsspiele durchzuführen.

9.7.1 Ablauf Anfänger: Das bin ich

Therapeutin und Kind sitzen sich gegenüber. Um das Spiel motivierend zu gestalten, kann diese Übung erfolgen, während das Kind in einer Nestschaukel sitzt, die für die Übung angehalten wird. Das Kind kann so unmittelbar nach der Übung mit Schaukeln verstärkt werden.

Die Therapeutin fragt das Kind: »Wo ist dein Bein?« Das Kind soll darauf deuten, was die Kotherapeutin physisch durch Führen der Hand des Kindes zu seinem Bein oder einen visuellen Zeigeprompt unterstützt. Wenn das Kind auf das eigene Bein gedeutet hat, wird es mit Jubel und Lob verstärkt: »Super gezeigt, genau da ist dein Bein.« Dann zeigt die Therapeutin auf ihr Bein und sagt: »Schau, ich habe auch ein Bein. Das ist **mein** Bein.«

Dann werden in gleicher Weise verschiedene Körperteile »gesucht« (»Wo ist ... deine Nase/deine Hand/dein Fuß?« etc.).

Die Übung kann auch vor einem Spiegel durchgeführt werden, damit das Kind sich dabei sehen kann. Dies ist allerdings motorisch für manche Kinder schwieriger. Zusätzlich können die Körperteile auf einem Foto des Kindes gesucht und benannt werden.

- **Prompts**

Physische Prompts durch Führen der Hand des Kindes, visuelle Zeigeprompts, zusätzlich Modellprompts der Therapeutin.

- **Verstärkung**

Soziale Verstärkung erfolgt durch Jubel und Lob. Anschubsen in der Schaukel wird als Handlungsverstärker eingesetzt.

9.7.2 Ablauf Fortgeschrittene: Mein/Dein

Hierfür wird eine Anzahl ähnlicher Gegenstände benötigt, z. B. eine Kiste mit Legosteinen, Autos oder kleinen Figuren. Dabei sollten die Vorlieben des Kindes berücksichtigt werden. Diese Übung kann gut einer anderen Übung mit Spielzeugen vorangestellt werden. Die Therapeutin sagt: »Wir spielen jetzt mit den Autos. Jeder bekommt welche.« Nun verteilt sie die Autos abwechselnd an das Kind und sich selbst, was verbal begleitet wird. »Das ist dein Auto, das ist meins.« Dies sollte mehrmals hintereinander erfolgen (immer mit den Bezeichnungen »deins und meins«), sodass schließlich beide etwa 10 Autos vor sich haben. Dann nimmt sich jeder eines von seinen Autos, und es wird kurz damit gespielt. Dann fragt die Therapeutin: »Wo ist deins?« und »Zeig mir meins«, was ggf. durch die Kotherapeutin geprompt wird. Anschließend wird weiter gespielt.

Die verbale Begleitung der Übung sollte zunächst in der gleichen Weise immer mit mein/dein erfolgen. Wenn das Kind zunehmend sicher wird, sollte die verbale Begleitung auch variiert werden, z. B. »Eins für dich und eins für mich« oder »Das gehört mir, das gehört dir«.

Wenn das Kind die Übung auf diese Weise verstanden hat und seine verbalen Fähigkeiten es zulassen, kann die Bezeichnung auch expressiv abgefragt werden. Dafür nimmt sich die Therapeutin nach dem Verteilen der Autos entweder ein Auto des Kindes oder eines der eigenen und fragt: »Ist das meins oder deins?«, was das Kind dann beantworten soll.

Bei diesen Übungen geht es auch um das Verstehen der eigenen Perspektive vs. der des Gegenübers. Deshalb sollte mein/dein nicht verbal von »vorne« durch die Therapeutin geprompt werden. Stattdessen sollte die Kotherapeutin, die hinter dem Kind sitzt, leise die korrekte Antwort ins Ohr sagen. Andernfalls wird das Kind schnell verwirrt, wenn die Therapeutin auf ihre Frage, wem etwas gehört »meins« vorspricht und aus ihrer Sicht eigentlich »deins« meint.

- **Prompts**

Physische Prompts durch Führen der Hand des Kindes zum Deuten, visuelle Zeigeprompts, verbale Prompts wie in der Übung beschrieben.

- **Verstärkung**

Soziale Verstärkung durch Jubel und Lob, Handlungsverstärkung durch Herumfahren mit dem Auto und spielerische Interaktion.

9.7.3 Ablauf Profis: Ich bin dran

Auf dieser Ebene soll das Kind von sich als »Ich« sprechen lernen. Kinder verwenden den eigenen Namen bevor sie »Ich« sagen (»Andreas möchte trinken«). Manche Kinder mit ASS tun dies sehr lange und schaffen nicht alleine den Schritt zum »Ich«. Einige zeigen auch eine sog. Pronominalumkehr wie »Du bist dran« oder »Möchtest du hüpfen?«, wenn sie eigentlich selbst etwas tun oder haben wollen.

Pronominalumkehr stellt in sozialen Situationen mit anderen Kindern häufig eine Schwierigkeit dar, die zu Missverständnissen führt, da andere Kinder diese Form der Kommunikation (z. B. »Du bist dran« wenn eigentlich »Ich bin dran« gemeint ist) wörtlich nehmen und entsprechend reagieren, was von autistischen Kindern dann oftmals als frustrierend erlebt wird. Daher sollte diese Fähigkeit möglichst frühzeitig in den Alltag generalisiert werden.

Diese Übung kann in interaktiven Spielsequenzen geübt werden, die das Kind gerne mag, z. B. beim Seifenblasenspielen, Trampolinspringen oder Rutschen etc. Dabei wird sich abgewechselt, sodass das Kind sagen lernt »Ich bin dran«, um an die Reihe zu kommen.

Dafür macht die Therapeutin das Zielverhalten zunächst als Modell vor, dann ist das Kind an der Reihe. Wenn das Kind gerade Seifenblasen gepustet hat, sagt die Therapeutin beispielsweise: »Ich bin dran« und pustet. Dann soll das Kind in gleicher Weise einfordern, dass es an der Reihe ist. Dafür kann auch eine »Ich-Hand« (siehe Arbeitsblatt »Materialvorlage Ich-Hand«; ▶ Abb. 11.16) als visuelle Hilfestellung verwendet werden, um den Ablauf für das Kind zu erleichtern und das Perspektivenproblem beim Prompting zu umgehen. Dafür wird eine Hand aus Papier ausgeschnitten und laminiert, die immer hochgehalten werden muss, wenn man an die Reihe kommen möchte. Diese kann auch mit dem Kind zuvor gebastelt werden (Abzeichnen der Hand). Es bietet sich an, dass auch die Therapeutin eine »Ich-Hand« verwendet, damit vermittelt wird, dass jeder ein »Ich« hat, was die Besonderheit der Perspektivenspezifität verdeutlicht (das gleiche Wort bezieht sich auf unterschiedliche Personen, je nachdem, wer es benutzt). Andere Beispiele geeigneter Aktivitäten für diese Übung sind Bobbycar, Trampolin, Hüpfpferd, Gymnastikball, Schaukel oder einfache Regelspiele (»Wer ist dran mit Würfeln?«, »Ich bin dran«).

▪ **Prompts**

Diese Übung ist durch die Perspektivenspezifität der Wörter verbal schwierig zu prompten. Dadurch kann das Kind sogar noch mehr verwirrt werden, da die Selbst-/Fremdperspektive dann vertauscht ist, die es eigentlich lernen soll. Falls verbale Prompts unumgänglich sind, sollten diese zumindest von einer unauffällig hinter dem Kind sitzenden Kotherapeutin, die nicht in das Spiel involviert ist, erfolgen, indem sie die richtige Antwort vorspricht. So wird zumindest vermieden, dass das Gegenüber »Ich« vorspricht, obwohl es eben gerade nicht an der Reihe ist. Am sinnvollsten ist es, mit Modellprompts zu arbeiten und den Ablauf vorzumachen. Wenn das Kind Modellprompts noch nicht nutzen kann, sollte die oben beschriebene visuelle Hilfe (»Ich-Hand«) eingesetzt werden. Alle Hilfestellungen sollten im Verlauf ausgeblendet werden.

▪ **Verstärkung**

Die Verstärkung erfolgt natürlicherweise in der Situation, indem das Kind nach der Aussage (»Ich bin dran« oder »Ich«) die verstärkende Aktivität beginnen kann. Zusätzlich sollten Jubel und Lob erfolgen.

> ❯ Der richtige Gebrauch von Pronomina muss besonders geübt und in Alltagssituationen generalisiert werden, da Pronominalumkehr die Interaktion mit Gleichaltrigen sehr erschwert.

▪ **Variante (Steigerung)**

Das Ziel kann auch auf rein verbaler Ebene geübt werden, wenn das Kind bereits über gute sprachliche Fähigkeiten verfügt. Es kann ein Fragespiel gespielt werden, bei dem auch die »Ich-Hand« verwendet werden kann. Dabei werden zwei »Ich-Hände« benötigt, da hier evtl. beide Interaktionspartner sie gleichzeitig hochhalten möchten. Die Therapeutin fragt: »Wer mag Spaghetti gerne?«, »Wer am Tisch hat braune Haare?«, »Wer hat einen Bruder?«, »Wer kann schnell rennen?«, »Wer ist ein Junge?« usw. Dann kann immer derjenige, auf den es zutrifft, seine Papierhand hoch halten und »Ich« rufen. Thematisch bietet es sich an, hier Fragen zu verwenden, die auch inhaltlich die Wahrnehmung des Selbstkonzeptes fördern (Erscheinungsbild, Vorlieben, Stärken usw.). Wenn das Sprachniveau des Kindes es zulässt, kann auch abgewechselt werden, und das Kind kann sich Fragen ausdenken. Im Verlauf sollte das Kind ohne die »Ich-Hand« auskommen, eine Zwischenstufe ist das Hochhalten der eigenen Hand.

▪ **Prompts**

Physische Prompts durch Unterstützen beim Hochhalten der »Ich-Hand«, verbale Prompts beim Stellen einer Frage oder der Beurteilung, ob es zutrifft (»Ja, deine Haare sind braun, du kannst »Ich« rufen«).

▪ **Verstärkung**

Soziale Verstärkung wie Jubel, Lob. In der Regel ist das Spiel an sich auch schon verstärkend. Ggf. zusätzliche Handlungsverstärker wie Kitzeln.

9.7.4 Beispielmaterialien

Anfänger Schaukel, Rutsche, Bobbycar, Spiegel, Fotos des Kindes, Trampolin.

Fortgeschrittene Legos, Autos, Spielsteine, Murmeln.

Profis Bobbycar, Trampolin, Seifenblasen, Hüpfpferd, Gymnastikball, Schaukel, einfache Regelspiele mit Würfeln, »Ich-Hand« zur visuellen Unterstützung.

9.7.5 Generalisierung im alltäglichen Umfeld

Die Körperwahrnehmung kann in viele Alltagsroutinen eingebaut werden, indem die Aufmerksamkeit des Kindes darauf gelenkt wird, z. B. beim Schuheanziehen oder beim Zähneputzen. Auch das Mein/dein-Konzept kann dabei von Eltern gut geübt werden, z. B. »Du putzt deine Zähne, ich putze meine«, »Jetzt wasche ich mir meine Hände.

Deine sind schon sauber«. Dies kann auch mit Alltagsob-
jekten geübt werden, die ausgegeben werden, z. B. »Hier ist
dein Teller, hier ist meiner«.

»Ich bin dran« oder im Verlauf »Du bist dran« kann
bei zahlreichen Spielen geübt werden, bei denen man sich
abwechselt. Man kann genauso vorgehen wie in der Übung
und dabei den Zugang zu einem Spiel nicht direkt zur
Verfügung stellen, sondern dem Kind einen Kommunikationsanlass geben, um zu sagen »Ich bin dran« oder
»Jetzt ich«.

9.8   Zusammenfassung

In Kap. 9 werden die 6 Grundfertigkeiten beschrieben, die
in der autismusspezifischen Frühförderung mittels A-FFIP
einen Schwerpunkt bilden. Sie sind einerseits für das Erreichen weiterer Kompetenzen zentral und andererseits bekanntermaßen bei den meisten Kindern mit Autismus nur
eingeschränkt entwickelt. Sie sollten daher immer, in Abhängigkeit vom jeweiligen Fertigkeitenniveau, bei jedem
Kind über einen längeren Zeitraum geübt werden. Es ist
sinnvoll, frühzeitig in der Therapie mit der Förderung dieser Kernkompetenzen zu beginnen. In Kapitel 9 werden zu
den Grundfertigkeiten praktische Beispielübungen geschildert. Dabei werden 3 Schwierigkeitsebenen berücksichtig, für Anfänger, Fortgeschrittene und Profis. Ebenfalls beschrieben sind die erforderlichen Hilfestellungen
(Prompts) sowie Tipps zur passenden Verstärkung und
geeigneten Materialien. Auch Vorgehensweisen für die
Generalisierung der neu gelernten Fähigkeiten sind zu
finden.

Entwicklungsbereiche: Therapieziele und Übungen

Karoline Teufel, Christian Wilker, Jennifer Valerian, Christine M. Freitag

K. Teufel et al., *A-FFIP – Autismusspezifische Therapie im Vorschulalter,*
DOI 10.1007/978-3-662-50500-7_10, © Springer-Verlag GmbH Deutschland 2017

10.1 Einführung

In diesem Kapitel werden Therapieziele bezogen auf die folgenden Entwicklungsbereiche beschrieben:
- Kommunikation und Sprache,
- Interaktion und Spielverhalten,
- Emotionen,
- kognitive Fertigkeiten,
- alltagspraktische Fertigkeiten.

Für jedes Therapieziel werden Übungen in 3 Schwierigkeitsebenen beschrieben (Anfänger, Fortgeschrittene, Profis). Es finden sich für jede Übung Hinweise zu Prompts, Verstärkung, Beispielmaterialien und Generalisierung in den Alltag des Kindes. Manche Übungen erscheinen ähnlich, da sie in Abwandlung für verschiedene Therapieziele beschrieben werden. Dies hat den Hintergrund, dass mit einer Übung mehrere Ziele gleichzeitig geübt werden können. Zur besseren Übersicht wurden die Übungen jedoch nach Therapiezielen sortiert und dann jeweils mit den entsprechenden Schwerpunkten gesondert beschrieben. Natürlich können auch mehrere Therapieziele in einer Übung gleichzeitig geübt werden, wenn die Konzentration und Motivation des Kindes es erlauben und dieses davon profitiert.

Die Basis für die Auswahl der Therapieziele und der Schwierigkeitsebenen bildet die »Checkliste zur Interventionsplanung«. Der dieses Kapitel betreffende Ausschnitt findet sich in ◘ Abb. 10.1. Siehe auch Arbeitsblatt 11.10 (► Abb. 11.10)

10.2 Kommunikation und Sprache

10.2.1 Therapieziel: Blickkontakt aufnehmen

Blickkontakt ist die Voraussetzung für gemeinsame Aufmerksamkeit und ein wesentlicher Aspekt nonverbaler Kommunikation. Ziel der folgenden Übungen ist, dass das Kind lernt, Blickkontakt aufzunehmen und aktiv zur Kommunikation einzusetzen. Vor diesen Übungen sollte das Ziel Blickfolgeverhalten (► Abschn. 9.3) geübt werden.

Ablauf Anfänger: Blickkontakt aufnehmen beim Erhalten eines Gegenstandes

Therapeutin und Kind sitzen sich am Boden oder Tisch gegenüber. Neben der Therapeutin befindet sich eine Kiste mit verschiedenen Gegenständen, die das Kind wahrscheinlich interessant findet. Sie nimmt ein Spielzeug aus der Kiste und hält es hoch, jedoch außerhalb der direkten Reichweite des Kindes. Dabei schaut sie dem Kind direkt ins Gesicht. Vermutlich wird das Kind nach dem Spielzeug greifen, es bekommt den Gegenstand jedoch erst überreicht, wenn es Blickkontakt aufgenommen hat. Hierfür

kann die Therapeutin das Spielzeug auf die Höhe ihrer Augen halten, um einen Hinweisreiz für die Blickrichtung zu geben. Wenn das Kind den Gegenstand nicht haben möchte, wird ihm ein anderer aus der Kiste angeboten. Der Ablauf wird mit verschiedenen Gegenständen wiederholt und in einer Therapiestunde mehrmals durchgeführt. Um regelmäßigen Blickkontakt aufzubauen, muss diese Übung sehr oft und meist über einen langen Zeitraum wiederholt werden, da Blickkontakt vielen Kindern mit ASS schwer fällt. Das Aufnehmen von Blickkontakt sollte deshalb innerhalb der Stunde immer dann eingefordert werden, wenn Gegenstände an das Kind überreicht werden oder wenn das Kind der Therapeutin etwas geben möchte (siehe Variante).

Wenn ein Kind bereits sprachlich kommuniziert, darf die Sprache (z. B. »Auto«) nicht versehentlich »gelöscht« werden, indem die Therapeutin auf den Blickkontakt wartet. Hier muss die Sprache zunächst sozial verstärkt werden (»Prima, wie du nach dem Auto gefragt hast«) und im Anschluss dennoch Blickkontakt eingefordert werden, bevor der Gegenstand überreicht wird. Das Kind soll langfristig lernen, Blickkontakt und Sprache zu kombinieren.

❯ Sprache wird hier nicht explizit eingefordert, es wird jedoch immer verstärkt, wenn das Kind spontan verbalisiert.

- **Prompts**

Zu Beginn kann die Therapeutin den Gegenstand auf die Höhe ihrer Augen halten, um den Blick des Kindes dorthin zu lenken. Es kann auch ein visueller Zeigeprompt auf die Augen erfolgen. Diese Prompts sollten allerdings schnellstmöglich ausgeblendet werden. Wenn das Kind das Zielverhalten verstanden hat, aber nicht durchgängig zeigt, sollten eine abwartende Haltung und eine auffordernde Mimik der Therapeutin als Prompt ausreichen. Verbale Prompts wie »Schau mal« oder »Du musst erst gucken« sollten vermieden werden, da dies einen sehr deutlichen Prompt darstellt, das Verhalten jedoch möglichst schnell automatisiert werden soll.

- **Verstärkung**

Die Verstärkung erfolgt auf natürliche Art durch das Überreichen des gewünschten Gegenstandes. Es sollten zusätzlich Jubel und Lob erfolgen.

- **Variante**

Blickkontakt soll auch aufgenommen werden, um eine Handlung einzufordern. Hier eignen sich Situationen, in denen das Kind möglichst motiviert ist, mit der Therapeutin zu interagieren. Solche Situationen sind meist dann gegeben, wenn das Kind ein besonderes Interesse für die Handlung der Therapeutin zeigt und möchte, dass sie etwas Bestimmtes tut oder fortsetzt. Das Kind sitzt z. B. in

Patient:		Ausgefüllt von: Datum:		Bisherige Std.:		
Therapieziel	**Abschn.**	**Schwierigkeitsebenen (Anfänger, Fortgeschrittene, Profis)**	*X/✓*	*X/✓*	**Priorität**
Kommunikation und Sprache	Blickkontakt aufnehmen	10.2.1.1	Nimmt Blickkontakt auf, um einen Gegenstand zu erhalten			
		10.2.1.2	Nimmt Blickkontakt auf, um einen Gegenstand zu übergeben			
		10.2.1.3	Zeigt Blickkontakt in einer sozialen Situation mit mehreren Personen			
	Rezeptiver Wortschatz	10.2.2.1	Gibt auf Aufforderung den richtigen Gegenstand			
		10.2.2.2	Versteht Verben			
		10.2.2.3	Versteht Präpositionen			
	Gestik	10.2.3.1	Nickt, schüttelt den Kopf			
		10.2.3.2	Deutet (proximal und distal)			
		10.2.3.3	Zeigt beschreibende Gesten			
	Sprachanbahnung expressiv (unterstützt)	10.2.4.1	Kommuniziert ein Bedürfnis mit einer (angebotenen) Bilderkarte			
		10.2.4.2	Kommuniziert ein Bedürfnis an verschiedene Personen			
		10.2.4.3	Kommuniziert Bedürfnisse spezifisch (wählt aus mehreren Bilderkarten die richtige aus)			
	Erweiterung des expressiven Wortschatzes	10.2.5.1	Benennt/fordert Gegenstände auf Einwortebene (ein)			
		10.2.5.2	Benennt Tätigkeiten auf Einwortebene (Verb)			
		10.2.5.3	Kommuniziert auf Mehrwortebene (ganze Sätze, »Ich möchte ...«, »Das ist ein Auto«)			
	Fragen beantworten und Fragen stellen	10.2.6.1	Beantwortet Ja/Nein-Fragen			
		10.2.6.2	Beantwortet und stellt einfache W-Fragen (Was, wer, wo)			
		10.2.6.3	Beantwortet und stellt komplexe W-Fragen (Wann, wie, warum)			
	Kontaktgestaltung	10.2.7.1	Begrüßt und verabschiedet (konventionelle Geste oder verbal)			
		10.2.7.2	Reagiert positiv auf Kontaktangebote von anderen			
		10.2.7.3	Nimmt altersangemessen Kontakt auf			
Interaktion und Spielverhalten	Gemeinsame Aufmerksamkeit II: Wechselseitigkeit	10.3.1.1	Zeigt spielerisches Abwechseln (z.B. mit einem Ball oder Auto)			
		10.3.1.2	Reagiert auf gemeinsame Aufmerksamkeit: »Schau mal«			
		10.3.1.3	Zeigt proaktive gemeinsame Aufmerksamkeit (teilt Interesse, zeigt Sachen)			
	Tauschen	10.3.2.1	Tauscht auf Aufforderung			
		10.3.2.2	Akzeptiert Tauschen			
		10.3.2.3	Fordert Tauschen verbal ein			
	Teilen	10.3.3.1	Teilt auf Aufforderung Spielzeuge mit einer Person (reagiert auf »Gib mir etwas ab«)			
		10.3.3.2	Teilt auf Aufforderung ein beliebtes Nahrungsmittel mit einer anderen Personen			
		10.3.3.3	Teilt auf Aufforderung mit mehreren Personen			
	Nicht-interaktives Spiel	10.3.4.1	Zeigt sensumotorisches Spiel (für sich alleine)			
		10.3.4.2	Zeigt Ursache-Wirkungs-Spiel (für sich alleine)			
		10.3.4.3	Zeigt Konstruktionsspiel			
	Einfaches gemeinsames Spiel	10.3.5.1	Verbleibt in einer spielerischen Situation mit einer anderen Person (Parallelspiel)			
		10.3.5.2	Akzeptiert, dass andere sich in das Spiel einbringen			
		10.3.5.3	Bezieht andere in einfache Spielhandlungen ein			
	Regelspiel	10.3.6.1	Kann in einfachen Regelspielen abwarten und sich abwechseln (z.B. Angelspiel)			
		10.3.6.2	Kann einfache Würfelspiele mit Farb- und Formenzuordnung spielen			
		10.3.6.3	Spielt komplexere Regelspiele mit mehreren Regeln (Zahlenwürfeln, Merkfähigkeit etc.)			

◘ **Abb. 10.1** Ausschnitt zu Kap. 10 aus der »Checkliste zur Interventionsplanung«

Patient:		Ausgefüllt von: Datum:		Bisherige Std.:		
Therapieziel	Abschn.	Schwierigkeitsebenen (Anfänger, Fortgeschrittene, Profis)	X/✓	X/✓	Priorität	
Interaktion und Spielverhalten — Fantasiespiel	10.3.7.1	Zeigt So-tun-als-ob-Spiel mit realen Gegenstäden (z.B. aus Puppentasse trinken)				
	10.3.7.2	Zeigt So-tun-als-ob-Spiel mit Platzhaltern (z.B. Bauklotz als Auto)				
	10.3.7.3	Verwendet kurze Spieleskripte mit Platzhaltern (z.B. Auto fährt in die Werkstatt)				
Rollenspiel	10.3.8.1	Verwendet vorgegebene Spieleskripte, in denen es selber Rollen einnimmt (z.B. Verkäufer)				
	10.3.8.2	Kann kurze Spieleskripte gemeinsam entwickeln (Aus einem Angebot von Spielmaterial)				
	10.3.8.3	Kann Rollenspiel mit Figuren zeigen				
Emotionen — Emotionserkennung	10.4.1.1	Kann Basisemotionen (auf Bildern) in positive und negative unterscheiden				
	10.4.1.2	Kann Basisemotionen (auf Bildern) benennen				
	10.4.1.3	Kann benennen, welche Ursache (in einem Bilderbuch) zu einer Emotion geführt hat				
Emotionaler Ausdruck	10.4.2.1	Kann Grimassen imitieren				
	10.4.2.2	Imitiert verschiedene Basisemotionen				
	10.4.2.3	Kann Basisemotionen mimisch an andere richten				
Emotionsregulation	10.4.3.1	Kann sich bei negativen Emotionen beruhigen lassen				
	10.4.3.2	Zeigt altersentsprechende Selbstberuhigung bei Wut oder Anspannung				
	10.4.3.3	Kann erkennen, wenn etwas emotional zuviel wird (fordert Pausen ein »Es ist mir zu laut«)				
kognitive Fertigkeiten — Klassifikationsprinzipien	10.5.1.1	Ordnet einen Gegenstand einem gleichen zu				
	10.5.1.2	Kann aus mehreren Gegenständen Kategorien bilden (sortieren)				
	10.5.1.3	Erkennt was nicht in eine Kategorie passt				
Eigenschaften	10.5.2.1	Kann Gegenstände mit einer bestimmten Eigenschaft finden				
	10.5.2.2	Kann Gegenstände mit zwei gleichen Eigenschaften finden				
	10.5.2.3	Kann Gegensatzpaare finden				
Gedächtnis	10.5.3.1	Kann Nichtwörter nachsprechen (auditive Merkfähigkeit)				
	10.5.3.2	Kann sich Zahlenreihen merken und wiederholen (auditive Merkfähigkeit)				
	10.5.3.3	Kann sich zuvor gesehene Gegenstände merken und abrufen (visuelle Merkfähigkeit)				
Malen	10.5.4.1	Kann einen Stift benutzen				
	10.5.4.2	Malt einfache Formen (imitiert)				
	10.5.4.3	Zeigt die richtigte Stifthaltung (Tripodengriff)				
Mengenverständnis	10.5.5.1	Kann zwischen einem und zwei Gegenständen unterscheiden (nicht gleich)				
	10.5.5.2	Versteht die Konzepte mehr/weniger				
	10.5.5.3	Erkennt Mengen ohne (lautes) Zählen				
Perspektivenübernahme (Theory of Mind)	10.5.6.1	Versteht die visuelle Perspektive von anderen (Wer kann was sehen, nicht sehen?)				
	10.5.6.2	Versteht, wer was wissen oder nicht wissen kann				
	10.5.6.3	Versteht, dass andere unterschiedliche Vorlieben/Wünsche haben				
Allgemeines Wissen	10.5.7.1	Hat Wissen über die eigene Person (Name, Alter, Wohnort)				
	10.5.7.2	Hat altersentspr. Weltwissen über alltägliche Abläufe (z.B. Wo kaufe ich Brot?)				
	10.5.7.3	Hat altersentspr. Weltwissen über spezifische Themen (Berufe, menschl. Körper etc.)				

☐ **Abb. 10.1** (Fortsetzung)

Patient:			Ausgefüllt von: Datum:			Bisherige Std.:		
	Therapieziel	**Abschn.**	**Schwierigkeitsebenen (Anfänger, Fortgeschrittene, Profis)**			**X/✓**	**X/✓**	**Priorität**
Alltagspraktische Fertigkeiten	Alltagsroutinen	10.6.1.1	Bleibt für einen angemessen Zeitraum am Tisch sitzen (z.B. beim Essen)					
		10.6.1.2	Kann Schuhe an- und ausziehen (Kleidung)					
		10.6.1.3	Kann Hygieneroutinen bewältigen (z.B. Hände waschen)					
	Sauberkeits-erziehung	10.6.2.1	Akzeptiert auf die Toilette gesetzt zu werden					
		10.6.2.2	Kann tagsüber gewisse Zeiten ohne Windel sein					
		10.6.2.3	Kann nachts ohne Windeln sein					
	Problemlösen	10.6.3.1	Kann um Hilfe bitten (verbal oder mit Bilderkarte)					
		10.6.3.2	Kann um fehlende Gegenstände bitten (verbal oder mit Bilderkarte)					
		10.6.3.3	Kann sich an andere wenden, um ein Problem zu lösen					
	Gefahren-bewusstsein	106.4.1	Reagiert in Gefahrensituationen auf verbale Signale von Bezugspersonen (z.B.: »Stopp«)					
		10.6.4.2	Versteht den Umgang mit Ampeln					
		10.6.4.3	Kennt wichtige Gefahrenquellen					
	Räumliche Orientierung	10.6.5.1	Orientiert sich innerhalb des Raumes (Wo ist was? Sitzplatz, Schrank, etc.)					
		10.6.5.2	Orientiert sich innerhalb des Gebäudes (findet Räume: Küche, Spielzimmer etc.)					
		10.6.5.3	Orientiert sich außerhalb eines Gebäudes (kennt Wege)					
	Zeitliche Orientierung	10.6.6.1	Versteht einfache zeitliche Abläufe (z.B. erst – dann)					
		10.6.6.2	Hat ein Konzept von kurz/lang (zeitlich)					
		10.6.6.3	Kennt Zeiteinteilungen (Tage, Wochen, Monate)					

◧ **Abb. 10.1** (Fortsetzung)

einer Nestschaukel, und die Therapeutin schubst es von vorne an, sodass eine spielerische Situation entsteht. Nun wird das Spiel unterbrochen, z. B., indem die Therapeutin die Schaukel zu sich heranzieht und diese festhält. Dann schaut sie dem Kind ins Gesicht und sagt: »Auf die Plätze, fertig uuuuund …?« – hier muss Blickkontakt vom Kind aufgenommen werden – »… looooos«. Die Aktivität (Schaukel anschubsen) beginnt somit erst dann wieder, wenn das Kind kurz Blickkontakt zur Therapeutin aufgenommen hat.

Ein ähnlicher Ablauf kann bei einem Kitzelspiel, bei Seifenblasen sowie beim Fangen oder Drehen des Kindes geübt werden, indem auch hier die Therapeutin erst (wieder) aktiv wird, nachdem das Kind Blickkontakt aufgenommen hat.

- **Prompts**

Zu Beginn kann ein Zeigeprompt auf die Augen erfolgen. Wenn das Kind das Zielverhalten verstanden hat, aber nicht durchgängig zeigt, sollten eine abwartende Haltung und eine auffordernde Mimik der Therapeutin als Prompt ausreichen. Auch kann die Therapeutin anfangs den Blick des Kindes einfangen und – sobald Blickkontakt besteht – verstärken. Im Verlauf soll das Kind den Blickkontakt selber herstellen. Verbale Prompts wie »Schau mal« oder »Du musst erst gucken« sollten vermieden werden, da dies

einen sehr deutlichen Prompt darstellt, das Verhalten jedoch möglichst schnell automatisiert werden soll.

- **Verstärkung**

Die Verstärkung erfolgt bei dieser Übung auf natürliche Weise, indem die gewünschte Aktivität fortgesetzt wird (z. B. Schaukeln oder Fangen). Dies wird durch soziale Verstärkung (Jubel, Lob) begleitet.

Ablauf Fortgeschrittene: Blickkontakt aufnehmen, um dem anderen etwas zu geben

Es werden große Schaumstoffbauklötze (siehe Arbeitsblatt 11.2 »Beispiele für Therapiematerialien; ▶ Abb 11.2) im Raum verteilt. Dem Kind wird erklärt, dass nun ein Turm gebaut wird. Das Kind soll dafür Bauklötze holen und der Therapeutin überreichen, damit diese sie auf den (hohen) Turm legen kann (»Gib mir einen Bauklotz« oder »Gib mir einen Roten«). Die Therapeutin nimmt den Bauklotz erst entgegen, wenn das Kind Blickkontakt mit ihr aufgenommen hat. Ist dies geschehen, legt sie ihn auf den Turm. Am Ende wird der Turm gemeinsam umgeworfen. Die Übung kann mehrmals hintereinander wiederholt werden.

- **Prompts**

Die Kotherapeutin promptet physisch, indem sie die Hände des Kindes beim Überreichen des Bauklotzes führt. So kann auch der Moment des Gebens (erst nach Blickkontakt) vorsichtig mitgesteuert werden. Die Kotherapeutin befindet sich dafür hinter dem Kind und muss daher sehr genau auf die Reaktion der Therapeutin achten (Jubel, Lob), um das Loslassen zu prompten.

Sollte das Kind die Aufforderung »Gib mir einen Bauklotz« noch nicht verstehen, kann die Kotherapeutin das Kind mittels visuellem Zeigeprompt und ggf. physischem Prompt unterstützen, einen Bauklotz in die Hand zu nehmen und zur Therapeutin zu bringen.

- **Verstärkung**

Das »Turmbauen« wird von den meisten Kindern als motivierend erlebt. Nach Aufnahme des Blickkontakts sollte Jubel und Lob erfolgen und der Bauklotz auf dem Turm platziert werden. Nachdem etwa 4 große Schaumstoffwürfel aufeinander gebaut wurden, kann der Turm zusammen umgeworfen werden, was spielerisch und verstärkend gestaltet werden sollte (»Achtung, fertig, los!«).

Ablauf Profis: differenzierten Blickkontakt mit mehreren Personen zeigen

Nun wird geübt, Blickkontakt in einer sozialen Situation mit mehreren Personen einzusetzen. Dies kann besonders gut mit Kreisspielen geübt werden. Beispielsweise können Kind, Therapeutin und Bezugsperson ein Ballspiel mit einem weichen Ball spielen. Dafür setzen sie sich im Dreieck hin und rollen sich den Ball zu. Wenn das Kind die entsprechenden motorischen Koordinationsfertigkeiten hat, kann der Ball auch geworfen werden. Die Kotherapeutin sitzt hinter dem Kind. Durch den Blickkontakt soll das Kind einzuschätzen lernen, ob die Interaktionspartnerin bereit ist, den Ball zu fangen. Der Blickkontakt, den das Kind aufnimmt, um zu prüfen, ob das Gegenüber bereit ist, kann von kurzer Dauer sein, sollte aber deutlich und gerichtet eingesetzt werden. Hier wird das Anschauen zu Beginn der Übung als Spielregel erklärt (»Man schaut denjenigen an, zu dem man den Ball rollen möchte«). Sollte das Kind den Ball ohne vorherigen Blickkontakt rollen oder werfen, fängt die Interaktionspartnerin den Ball nicht auf. Je nach Sprachniveau wird das Prinzip erklärt (»Ich wusste nicht, dass du mich meinst«). Der Ball wird wieder an das Kind zurückgegeben, und das Kind kann den Ball nochmals rollen.

Das Kind soll langfristig möglichst lernen, Blickkontakt nicht nur kurz aufzunehmen, um ein Bedürfnis zu kommunizieren (Gegenstand oder Handlung), sondern in der Interaktion mit Anderen Blickkontakt zu halten, entsprechend zu variieren bzw. sozial zu modulieren.

- **Prompts**

Indirekter verbaler Prompt durch die Therapeutin, die dem Kind hilft, seine visuelle Aufmerksamkeit auf die andere Person zu richten: »Zu wem?«, »Zu wem möchtest du den Ball werfen?« usw. Dies kann auch durch behutsames Hinwenden an den Schultern (durch die Kotherapeutin) unterstützt werden.

Modellprompt Die Therapeutin und Bezugsperson nehmen bei der jeweiligen Übung selber deutlich Blickkontakt auf, bevor sie den Ball zu einer Person rollen.

- **Verstärkung**

Natürliche Verstärkung durch die spielerische Interaktion, zusätzlich Jubel und Lob.

Beispielmaterialien

Anfänger Interessante Gegenstände bzw. Spielzeuge in einer Kiste, alle Dinge, die dem Kind überreicht werden. Motivierende Aktivitäten wie z. B. Schaukeln, Rutschen, Kitzeln, Seifenblasen.

Fortgeschrittene Große Schaumstoffbauklötze.

Profis Ballspielen, Kreisspiele.

Generalisierung im alltäglichen Umfeld

Da die Fähigkeit, Blickkontakt einzusetzen, eine erhebliche Rolle für alle Interaktionssequenzen im Alltag des Kindes darstellt, bietet es sich an, die Übungen von der ersten Ebene an auch im Alltag anzuwenden, z. B. beim gemeinsamen Essen, wenn dem Kind etwas überreicht wird. Auch wenn das Kind selber etwas aushändigen möchte, kann Blickkontakt eingefordert werden. Übungen zum Blickkontakt können auch bei zahlreichen sozial-interaktiven Spielen wie Kitzeln oder Fangen von Eltern gut zuhause umgesetzt werden.

10.2.2 Therapieziel: Sprachaufbau rezeptive Sprache

Das Verknüpfen von Objekten, Tätigkeiten, Ereignissen oder Tatsachen mit ihrer jeweils spezifischen sprachlichen Bezeichnung erfolgt in der Interaktion mit anderen Menschen, die sich auf diese beziehen und sich sprachlich dazu äußern. Deshalb sollten hierfür die Grundfertigkeiten Aufmerksamkeitskontrolle und Blickfolgeverhalten geübt werden. Auch ein beginnendes Repräsentationsverständnis ist für die Sprachentwicklung hilfreich (▶ Abschn. 9.5).

Nur wenn ein rezeptiver Wortschatz vorhanden ist, können Wörter aus dem Gedächtnis abgerufen und aktiv benutzt werden. Daher muss dieser Bereich (auf Anfängerebene) den Übungen zur expressiven Sprachentwicklung vorangestellt werden.

Ziel dieser Übung ist es, einen rezeptiven (passiven) Wortschatz aufzubauen, zu erweitern und bestimmte sprachliche Konzepte zu vermitteln. Das Kind sollte im Verlauf ein Verständnis für die Bedeutung einzelner Worte bis hin zu komplexen Sätzen entwickeln.

Ablauf Anfänger: auf Aufforderung den richtigen Gegenstand geben/zeigen

Als Materialien sollten zu Beginn Objekte verwendet werden, die das Kind aus seinem Alltag kennt und die es mag. Zwei Gegenstände (z. B. ein Trinkpäckchen und Knete) werden zwischen Therapeutin und Kind gelegt und die Aufmerksamkeit des Kindes auf diese Gegenstände gelenkt. Die Therapeutin benennt beide nacheinander mit dem jeweiligen Wort, während sie darauf deutet. Dann stellt sie dem Kind die Aufforderung, ihr einen der beiden Gegenstände zu übergeben (»Saft«) und hält dabei auffordernd die Hand auf. Im Anschluss fordert sie den anderen Gegenstand ein (»Knete«). Die Übung wird mehrmals mit beiden Gegenständen wiederholt. Dabei werden die Positionen der Gegenstände variiert. Im Verlauf können auch mehr als 2 Gegenstände gleichzeitig hingelegt werden und in der gleichen Weise verbal eingefordert werden.

Anfangs sollte nur das jeweilige Wort benannt und die Aufforderung des Gebens zusätzlich über die Gestik (ausgestreckte Hand der Therapeutin) vermittelt werden. Im Verlauf und mit steigendem Sprachverständnis kann auch die Aufforderung variiert werden zu »Gib mir den Saft«, »Zeig mir den Saft« oder »Ich möchte bitte Saft«. Es kann im Verlauf auch von realen Gegenständen zu Bildern übergegangen werden, um den Wortschatz zu erweitern (»Zeig mir ...«/»Wo ist ...?«). Mit den beschriebenen Prinzipien kann der rezeptive Wortschatz zunehmend aufgebaut bzw. erweitert werden.

Zu Beginn sollten Gegenstände ausgewählt werden, die

- das Kind gerne mag,
- es im Alltag häufig sieht,
- eine einfache Wortstruktur haben (z. B. nicht zu viele Silben),
- sich im Klang nicht zu sehr ähneln.

■ Prompts

Die geöffnete Handfläche unterstützt die geforderte Handlung (Geben). Möglich sind auch Modellprompts, um den Ablauf zu demonstrieren, wobei die Therapeutin die Kotherapeutin um einen Gegenstand bittet.

Anfangs sind besonders visuelle Zeigeprompts nötig, indem die Kotherapeutin auf den entsprechenden Gegenstand oder das jeweilige Bild deutet.

Physische Prompts können durch die Kotherapeutin gegeben werden, indem die Hand des Kindes zum geforderten Gegenstand geführt wird, der dann gemeinsam der Therapeutin übergeben wird. Dies ist nur dann erforderlich, wenn das Kind die Zeigegeste der Kotherapeutin noch nicht als Hinweis nutzen kann. Sobald das Kind den Sinn der Übung verstanden hat, sollen die Prompts reduziert werden.

■ Verstärkung

Die Verstärkung erfolgt unmittelbar, nachdem das Kind eine Übung (auch mit Hilfe von Prompts) korrekt ausgeführt hat. Das Kind sollte nach dem Überreichen des richtigen Gegenstandes deutlich sozial verstärkt werden durch Jubel und Lob. Zusätzlich kann Handlungsverstärkung erfolgen, z. B. durch Kitzeln, wenn das Kind das mag. Eine Verstärkung auf natürliche Art erfolgt dadurch, dass sich die Therapeutin Dinge geben lässt, die das Kind mag (z. B. Saft) und die sie dann dem Kind zurückgeben kann (z. B. geöffnetes Trinkpäckchen). Es können auch Dinge verwendet werden, die benötigt werden, um eine angenehme Aktivität zu beginnen (z. B. »Knete«, um einen Ball daraus zu formen, der dann zum Kind gerollt wird, den Schrankschlüssel, damit ein Spielzeug aus dem Schrank geholt werden kann).

Ablauf Fortgeschrittene: Verben verstehen

Diese Übung zur Erweiterung des rezeptiven Wortschatzes wird mit Bilderkarten (siehe Arbeitsblatt 11.2 »Beispiele für Therapiematerialien; ▶ Abb. 11.2) geübt, auf denen man eine Person sieht, die eine Tätigkeit ausführt. Es bietet sich an, Abbildungen zu verwenden, die sehr realitätsnah, nicht zu abstrakt und visuell nicht zu ablenkend sind (z. B. nicht zu viele Personen zeigen, keinen ablenkenden Hintergrund haben).

Es werden 2 Karten nebeneinander vor das Kind gelegt, z. B. ein Junge, der schwimmt, und einer, der schläft. Die Karten werden nacheinander von der Therapeutin benannt (»schwimmen«, »schlafen«), während sie darauf deutet. Dann wird das Kind aufgefordert: »Zeig mir: der Junge schwimmt.« Die Übung wird mehrmals wiederholt, wobei die Position der Karten variiert wird. Je nach Merkfähigkeiten des Kindes können in einer Übung mehrere Verben geübt werden. Idealerweise hat man mehrere Bilder zur Verfügung, auf denen eine Person schwimmt, und mehrere, auf denen eine Person läuft, um ein umfassendes Konzept von den Tätigkeiten aufzubauen. Die Übung kann im Verlauf auch mit einem Bilderbuch durchgeführt werden, wenn es visuell nicht zu ablenkend ist und passende Verben beinhaltet.

Wann immer sich die Gelegenheit bietet, sollten die entsprechenden Verben auch in natürlichen Situationen benannt werden, um die Aufmerksamkeit des Kindes darauf auszurichten und das Abspeichern der Begriffe zu unterstützen. Wenn das Kind z. B. zum Therapieraum läuft oder eine Brezel isst, sollte dies sprachlich begleitet werden (»Du läufst« oder »Du isst eine Brezel, wie der Junge eben auf dem Bild« etc.).

- **Prompts**

Physische Prompts können durch die Kotherapeutin gegeben werden, indem die Hand des Kindes mit einer Zeigegeste zum richtigen Bild geführt wird, sodass es darauf deuten kann. Es kann auch ein visueller Zeigeprompt gegeben werden, den das Kind dann imitiert.

- **Verstärkung**

Die Verstärkung erfolgt unmittelbar, nachdem das Kind eine Übung (auch mit Hilfe von Prompts) korrekt ausgeführt hat, durch Jubel, Lob und soziale Handlungsverstärkung (z. B. Kitzeln).

Ablauf Profis: Präpositionen verstehen

Für diese Ebene sollte das Kind bereits Mehrwortsätze verstehen. Therapeutin und Kind sitzen sich am Tisch oder auf dem Boden gegenüber. Vor dem Kind steht ein kleines, einfach gestaltetes, leeres Spielhaus, das möglichst vorne offen ist. Es kann auch eine kleine auf die Seite gestellte Kiste verwendet werden. Die Therapeutin hält ein Gummitier hoch und benennt es (»Maus«). Dann gibt sie die Maus dem Kind, das sie sich anschauen darf. Dann sagt die Therapeutin »Leg die Maus in das Haus.« Wenn das erfolgt ist, bekommt es die Maus wieder ausgehändigt und darf kurz damit spielen. Dann werden in gleicher Weise die anderen Präpositionen abgefragt (»Leg die Maus hinter/neben/auf/unter das Haus/zwischen Haus und Wand« etc.).

- **Prompts**

Anfangs kann die Therapeutin die Präposition besonders betonen:»**Auf** das Haus«, dieser verbale Hinweisreiz sollte allerdings zügig ausgeblendet werden. Die Kotherapeutin kann die Hand des Kindes physisch führen oder auf die richtige Position deuten (visueller Zeigeprompt).

- **Verstärkung**

Die Verstärkung erfolgt auf natürliche Art, indem das Kind das Tier im Anschluss ausgehändigt bekommt und damit spielen darf. Um sicher zu stellen, dass das Kind das Tier auch interessant findet, kann es vorher auswählen, mit welchem Tier es spielen möchte. Alternativ können auch andere Gegenstände für die Übung verwendet werden, die das Kind als verstärkend erlebt.

Nach jeder richtigen Platzierung erfolgt Jubel und Lob.

- **Variante (Steigerung)**

Kind und Therapeutin bekommen je einen kleinen weichen Ball ausgehändigt. Sie stellen sich nebeneinander etwa in die Raummitte. Die Therapeutin erklärt das Spiel »Jetzt spielen wir ein Suchspiel mit dem Ball.« Dann wird das Spiel demonstriert, indem die Therapeutin ruft »Auf die Fensterbank«, dort hinläuft und den Ball darauf legt. Das Kind wird aufgefordert, es genauso zu machen. Dann

wird eine erneute Aufforderung von der Therapeutin gegeben, z. B. »Jetzt unter den Tisch«. Dann laufen beide los und legen, so schnell sie können, den Ball unter den Tisch. Um das Spiel lustiger zu gestalten, kann geschaut werden, wer schneller war. In dieser Weise wird das Spiel fortgesetzt (»Auf den Tisch«, »Auf den Stuhl«, »Hinter die Kiste«, »Zwischen die Füße« usw.). Im Verlauf kann das Kind auch den expressiven Part übernehmen und Kind und Therapeutin rufen abwechselnd, wohin beide als nächstes laufen.

- **Prompts**

Modellprompts erfolgen, indem die Therapeutin selbst an den entsprechenden Ort läuft und den Ball platziert. Im Verlauf sollte sie zunehmend abwarten, bis das Kind seinen Ball zuerst platziert hat. Die Kotherapeutin kann auch die Hand des Kindes physisch führen oder auf die richtige Position deuten.

- **Verstärkung**

Die Verstärkung erfolgt unmittelbar durch Lob und Jubel, nachdem das Kind eine Aufforderung (auch mit Hilfe von Prompts) korrekt ausgeführt hat. Meist macht das Spiel an sich dem Kind Freude und wird auf natürliche Art als verstärkend erlebt. Im Verlauf kann man auch um die Wette laufen, sodass das Gewinnen dazu motiviert, möglichst schnell die richtige Lösung zu finden.

Beispielmaterialien

Anfänger Kleine beliebte Spielzeuge aus dem Alltag des Kindes wie Knete, Ball, Kreisel, Gummitiere, kleine Figuren sowie (Alltags-)Gegenstände wie Becher, Tasse, Löffel, Stifte, Bilderkarten, Memorykarten.

Fortgeschrittene Bilderkarten, Bilderbücher

Profis Ein kleines, einfach gestaltetes Spielhaus, Gummitiere. Variante: 2 kleine Bälle, Gummihände oder andere weiche Gegenstände, mit denen man gut laufen und die man gut platzieren kann.

Generalisierung im alltäglichen Umfeld

Es können alle Gegenstände, auf die das Kind gerade seine Aufmerksamkeit richtet, benannt werden. Auch Aufforderungen, etwas zu zeigen oder zu geben, können in vielfältigen Alltagssituationen geübt werden (»Gib mir den Teller«). Motivation beim Kind kann dadurch erzeugt werden, dass Aufforderungen gestellt werden, die direkt mit Verstärkung verbunden sind. Beispielsweise wird die Aufforderung »Gib mir den Teller« gestellt, worauf dem Kind auf dem Teller ein Brot mit seinem Lieblingsaufstrich geschmiert wird. Das sprachliche Begleiten von Tätigkeiten, die im Aufmerksamkeitsfokus des Kindes sind, ist hilf-

reich, um seinen rezeptiven Wortschatz für Verben aufzubauen (»Schön, du malst«).

Das sprachliche Begleiten im Alltag ist insbesondere
bei Kindern, die noch nicht sprechen, wichtig. Nur wenn
ein rezeptiver Wortschatz vorhanden ist, können Wörter
aus dem Gedächtnis abgerufen und auch aktiv benutzt
werden (expressiver Wortschatz). Dabei sind das richtige
Ausmaß und der richtige Komplexitätsgrad von Bedeutung, um genügend Verknüpfungsmöglichkeiten zwischen
Objekten und Wörtern zu bieten, ohne jedoch zu viele
sprachliche Informationen auf das Kind einströmen zu lassen, sodass die Bezeichnungen nicht mehr differenziert
wahrgenommen werden können.

10.2.3 Therapieziel: Gestik

Gesten dienen der Ergänzung und Unterstützung sprachlicher Äußerungen, begleiten den Ausdruck von Gefühlen
und beinhalten gesellschaftliche Konventionen.

Ziel der Übungen ist, dass das Kind den Gebrauch von
Gesten erlernt, um Bedürfnisse zu äußern (Nicken/Kopf
schütten), das Interesse anderer zu lenken (Deuten) und
Sachverhalte zu beschreiben. Hierfür sollte das Kind in der
Lage sein, motorisch zu imitieren (▶ Abschn. 9.4). Konventionelle Gestik wie Winken wird im Ziel »Kontaktgestaltung« (▶ Abschn. 10.2.7) geübt.

Ablauf Anfänger: Nicken und Kopfschütteln

Gesten sollen mit dem Äußern eines Bedürfnisses verknüpft werden. Hierfür bietet die Therapeutin dem Kind
einen beliebten Gegenstand an und fragt in Abhängigkeit
des rezeptiven Sprachverständnisses: »Kreisel?« oder
»Möchtest du einen Kreisel?«. Sie gibt dabei unmittelbar
einen Prompt, indem sie selber ihre Frage durch ein Nicken begleitet. Das Kind soll die Antwort ebenfalls durch
ein Nicken geben, wenn es den Kreisel haben möchte. Sobald das Kind das Nicken imitiert, erhält es sofort den
Kreisel. Wenn das Prinzip verstanden ist, wird auch das
Kopfschütteln geübt. Dafür wird vor dem beliebten Gegenstand ein uninteressanter angeboten: »Möchtest du ein
Taschentuch?« (Kopfschütteln). Wenn das Kind das Kopfschütteln imitiert, sagt die Therapeutin: »Dann kommt das
weg« (deutliches Weglegen des Gegenstandes). »Möchtest
du eine kleine Brezel?« (Nicken). Sobald das Kind das
Nicken imitiert, erhält es die Brezel.

Das Kind muss zu Beginn die Geste noch nicht spontan
(ohne Prompts) einsetzen, sondern vorerst nur imitieren.
Dadurch soll ihm der Sinn dieser Geste vermittelt werden.
Wenn das Kind merkt, dass es sich auf diese Weise deutlich
mitteilen kann, wird es die Geste zunehmend in sein Verhaltensrepertoire aufnehmen.

- **Prompts**

Modellprompts erfolgen durch das Nicken/Kopfschütteln
der Therapeutin. Physische Prompts der Kotherapeutin
durch Berühren des Kopfes des Kindes sollten sehr umsichtig erfolgen und auch nur, wenn das Kind sich problemlos am Kopf berühren lässt. Verbale Prompts können
erfolgen, indem die Therapeutin das Kind verbal auffordert, die Geste zu imitieren (»Mach das«).

Die Prompts werden entsprechend reduziert, sobald das
Kind beginnt, die Geste ansatzweise selber auszuführen.

- **Verstärkung**

Das Kind wird unmittelbar sozial verstärkt (Jubel, Lob),
sobald es eine Geste imitiert. Die Verstärkung erfolgt
zusätzlich auf natürliche Weise, indem dem Wunsch des
Kindes nachgekommen wird (z. B. bekommt das Kind
nach Imitation einer Geste einen Kreisel oder eine Brezel
ausgehändigt, bzw. ein unerwünschter Gegenstand wird
entfernt).

Ablauf Fortgeschrittene: proximales und distales Deuten

Vor dieser Übung sollte das Ziel »Reaktion auf gemeinsame Aufmerksamkeit« (▶ Abschn. 10.3.1) geübt werden.
Das Kind soll auf dieser Ebene lernen, Zeigegesten auf
nahe und entfernte Dinge zu vollziehen. Die Therapeutin
bietet für das nahe Deuten dem Kind 2 Dinge an, z. B.
2 verschiedene Kreisel: »Möchtest du den oder den?«, sie
hält beide mit genügend Abstand hoch. Das Kind soll nun
mit ausgestrecktem Zeigefinger auf den Kreisel deuten,
den es haben möchte. Wenn diese Übung gut funktioniert,
soll das Kind auch auf entfernte Gegenstände deuten. Hierzu werden Gegenstände auf einem Regal platziert, sodass
das Kind darauf deuten kann (◘ Abb. 10.2). Auch kann die
Therapeutin mit dem Kind durch den Raum laufen und
sich verschiedene Gegenstände zeigen lassen (»Wo ist die
Uhr?« oder »Zeig mir die Uhr«). Hierfür ist ein gewisser
passiver Wortschatz nötig.

- **Prompts**

Physische Prompts für die Zeigegeste, Modellprompts der
Kotherapeutin.

- **Verstärkung**

Unmittelbare Verstärkung erfolgt auf natürliche Art durch
Erhalt des Gegenstandes, auf den das Kind gedeutet hat,
zusätzlich erfolgt soziale Verstärkung. Wenn es keine Bedürfnisäußerung darstellt (z. B. »Wo ist der Stuhl?«) erfolgt
soziale Verstärkung sowie ggf. soziale Handlungsverstärkung, falls nötig (z. B. Kitzeln, Drehen oder Fangen).

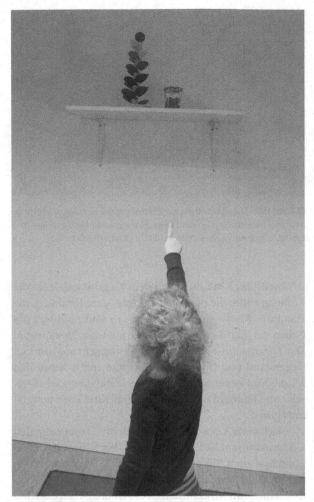

◘ Abb. 10.2 Das Kind deutet auf einen gewünschten Gegenstand, um diesen zu bekommen. (Foto: Elisabeth Mann)

Ablauf Profis: beschreibende Gesten verwenden

Nun soll das Kind lernen, dass Menschen Erläuterungen mit Gesten begleiten. Es bietet sich an hierfür parallel das Ziel »Eigenschaften« (▸ Abschn. 10.5.2) zu üben.

Die Therapeutin übt mit dem Kind zu zeigen, wie groß oder wie hoch etwas ist. Hierbei misst sie beispielsweise mit beiden Händen die Länge eines Stofftieres ab und zeigt dann dem Kind mit zugehöriger Geste »Der Hund ist so groß«. Anschließend legt sie den Hund vor das Kind und fordert das Kind auf: »Zeig auch mal, wie groß der Hund ist.« Dann wird der Hund weggelegt und erneut gefragt: »Wie groß war der Hund?« Daraufhin soll sich das Kind umdrehen und, ohne den Hund zu sehen, der Kotherapeutin zeigen, wie groß der Hund war. Die Kotherapeutin sollte sich entsprechend sozial dafür interessieren (»So groß war der Hund, das ist ja toll!«).

Anschließend wird ein kleiner Gegenstand beschrieben, um den Unterschied zu verdeutlichen, der Ablauf ist gleich.

Alternativ baut die Therapeutin vor dem Kind einen Turm und demonstriert dem Kind mittels entsprechender Geste »Mein Turm ist so hoch« + beschreibende Geste – »Wie hoch kannst du bauen?« Im Anschluss baut das Kind einen Turm und demonstriert mittels einer beschreibenden Geste, wie hoch es den Turm gebaut hat. Nach der Stunde kann die Geste noch einmal bei einer Bezugsperson angewendet werden, die nicht im Raum war, um ihr zu zeigen, wie groß der Hund oder wie hoch der Turm war. Dies vermittelt auch den kommunikativen und informativen Nutzen einer beschreibenden Geste. Dieser Sinn sollte verbal von der Therapeutin begleitet werden (»Zeig mal der Mama, wie groß der Turm war. Sie hat ihn ja eben nicht gesehen«).

Konventionelle Gesten (z. B. Winken) werden in natürlich entstehenden Alltagssituationen geübt sowie in der Übung (Therapieziel Kontaktgestaltung; ▸ Abschn. 10.2.7) beim Begrüßen und Verabschieden.

■ **Prompts**

Physische Prompts beim Ausführen der Gesten. Mittels Modellprompts demonstriert die Therapeutin dem Kind verschiedene Gesten, die es imitieren soll.

■ **Verstärkung**

Die Verstärkung erfolgt in dieser Ebene meist in Form von unmittelbarer sozialer Verstärkung und ggf. zusätzlicher sozialer Handlungsverstärkung, falls nötig (z. B. Kitzeln, Drehen, Fangen).

Beispielmaterialien

Anfänger und Fortgeschrittene Beliebte Spielzeuge und Gegenstände wie Kreisel, Murmeln, Nahrungsmittel.

Profis Stofftiere, Bauklötze, verschiedene kleine/große, dicke/dünne Gegenstände.

Generalisierung im alltäglichen Umfeld

Zur Generalisierung im alltäglichen Umfeld bieten sich Sing- und Bewegungsspiele an, bei denen Gesten imitiert werden können. Außerdem sollten in Zusammenarbeit mit Eltern und Erziehern alle im therapeutischen Rahmen beherrschten Gesten in natürlichen Situationen im Alltag angewendet werden. Dazu muss mit den entsprechenden Personen genau besprochen werden, welche Gesten geübt wurden und wie diese gepromptet und verstärkt werden können.

10.2.4 Therapieziel: Sprachanbahnung expressiv

Expressive Sprachanbahnung wird grundsätzlich zuerst über gemeinsame Aufmerksamkeit, verbale Imitation und die Verwendung von sprachbegleitenden Gesten geübt, wie in den Grundfertigkeiten sowie in ▶ Abschn. 10.2.3 (Gestik) beschrieben. Wenn die Sprachanbahnung erfolgreich war und das Kind sprachliche Laute zur Kommunikation anwendet, kann direkt zum Ziel »Erweiterung des expressiven Wortschatzes« übergegangen werden (▶ Abschn. 10.2.5). Die folgenden 3 Übungen sind bei diesen Kindern dann nicht nötig.

Sollte ein Kind über die o. g. Lernprinzipien jedoch nicht in die gesprochene Sprache finden, wird diese im A-FFIP anhand von Bilderkarten angebahnt. Diese visuelle Hilfsmaßnahme wird gewählt, da die meisten Kinder mit ASS eine Präferenz für visuelle Reize haben. Diese Maßnahme hat zum Ziel, die Anbahnung gesprochener Sprache zu unterstützen, indem sie das Prinzip der Kommunikation vermittelt.

Zur Erstellung der Bilderkarten siehe ▶ Abschn. 6.1.1. Die Bilderkarten sollten mit der Bezeichnung des Gegenstandes beschriftet sein, sodass der Gegenstand durch die Therapeutin (bzw. Kotherapeutin, Bezugspersonen) immer gleich benannt wird.

Es werden zur Sprachanbahnung im A-FFIP keine Sprachcomputer benutzt, da diese in der Regel so interessant und verstärkend gestaltet sind, dass das Kind oftmals nicht bereit ist, den Computer im Verlauf durch gesprochene Sprache zu ersetzen. Ein weiterer Vorteil der Bilderkarten ist, dass sie vom Kind aktiv motorisch an eine andere Person übergeben werden, was das Prinzip der Kommunikation sehr gut verdeutlicht.

Ziel der Übungen ist, dass das Kind lernt, dass es für eine erfolgreiche Kommunikation ein Symbol an den anderen herantragen muss (erst eine Bilderkarte, perspektivisch ein Wort). Dafür soll es lernen, seine Bedürfnisse durch das Überreichen von spezifischen Bilderkarten zu kommunizieren. Durch die Verknüpfung von Gegenstand, Bild und zugehörigem Wort soll der verbale Sprachgebrauch angebahnt und die Bilderkarten sollen langfristig möglichst überflüssig werden.

Ablauf Anfänger: ein Bedürfnis mit einer Bilderkarte kommunizieren

Die Therapeutin und das Kind sitzen einander gegenüber, z. B. auf dem Boden. Vor dem Kind liegt eine Bilderkarte mit dem Foto eines beliebten Gegenstandes. Die Therapeutin hält den entsprechenden Gegenstand (z. B. ein Spielzeug oder Nahrungsmittel) in der einen Hand und hält dem Kind die geöffnete Handfläche ihrer anderen Hand entgegen (◻ Abb. 10.3).

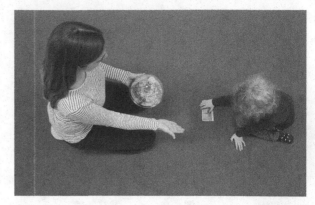

◻ **Abb. 10.3** Therapiesetting zur Förderung der Bedürfnisäußerung mit einer Bilderkarte: Das Kind übergibt eine Bilderkarte mit einem Kreisel, um diesen zu bekommen. (Foto: Elisabeth Mann)

Greift das Kind nun nach dem Gegenstand, lenkt die Kotherapeutin, die unmittelbar hinter dem Kind sitzt, die Hand des Kindes zur Bilderkarte um und promptet das Geben der Karte in die geöffnete Hand der Therapeutin. Die Therapeutin nimmt die Karte entgegen und hält sich Gegenstand und Bilderkarte links und rechts neben den Mund. Nun benennt sie den Gegenstand deutlich (»Kreisel«) und übergibt ihn dem Kind. Das Kind kann nun damit spielen.

Nach einer kurzen Zeit lässt sich die Therapeutin den Gegenstand vom Kind zurückgeben (bei Nahrungsmitteln nimmt sie ein weiteres in die Hand, z. B. eine Minibrezel), legt die Bilderkarte erneut vor das Kind hin und wiederholt die Übung. Am wirksamsten ist die Übung, wenn das Kind maximal motiviert ist, einen Gegenstand zu bekommen. So können Sinn und Nutzen von Kommunikation gut vermittelt werden. Beginnt das Kind, das Interesse an dem Gegenstand zu verlieren, wird die Übung sofort mit einem anderen, beliebten Gegenstand umgesetzt. Der Ablauf sollte im Verlauf mit unterschiedlichen Gegenständen geübt werden. Dabei wird auf Anfängerebene immer nur eine (passende) Bilderkarte zur Verfügung gestellt. Der Gegenstand wird jeweils vor dem Aushändigen durch die Therapeutin benannt, um das Merken des Wortes zu unterstützen (◻ Abb. 10.4).

Die Therapeutin muss lückenlos das gesprochene Wort mit der Bilderkarte verknüpfen, damit das Kind das Wort abspeichern und später selber gesprochene Sprache entwickeln kann. Sobald das Kind anfängt, die spezifische sprachliche Bezeichnung des Gegenstandes zu imitieren (auch wenn es nur Anlaute sind wie »Ba« für »Ball«), wird dies ab dann zusätzlich zum Überreichen der Karte eingefordert. Im Verlauf soll das Kind sich an das ganze Wort annähern und auf Einwortebene kommunizieren. Verwendet das Kind zuverlässig spontan das Wort, muss für diese Gegenstände das Übergeben der Karte ausgeschlichen

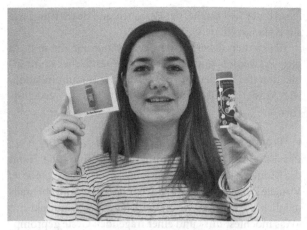

◘ Abb. 10.4 Benennung des gewünschten Gegenstandes am Beispiel von Seifenblasen durch die Therapeutin. (Foto: Elisabeth Mann)

werden. Sobald das Kind diese Phase erreicht hat, wird das Ziel »Erweiterung des expressiven Wortschatzes« (▶ Abschn. 10.2.5) geübt.

- **Variante (Steigerung)**

Nun wird die Bilderkarte nicht mehr unmittelbar vor das Kind gelegt, sondern ein Stück entfernt, z. B. hinter das Kind, auf einen Stuhl oder die Fensterbank. Der Abstand wird im Verlauf graduiert erweitert. Auf diese Weise soll das Kind lernen, aktiv nach den Bilderkarten zu schauen und sie der Therapeutin zu übergeben, wenn es einen Wunsch kommunizieren möchte.

- **Prompts**

Physischer Prompt durch Umlenken der Hand des Kindes auf die Bilderkarte, sobald es nach dem Gegenstand greift, anschließend gemeinsames Übergeben der Bilderkarte. Ausblenden des Prompts, indem nur noch die Hand auf die Karte umgelenkt wird, das Überreichen aber selbstständig erfolgt. Im Anschluss kann ein leichtes Schieben am Arm ausreichen und schließlich ein visueller Zeigeprompt auf die Bilderkarte. Zudem kann das Kind behutsam in Richtung der Bilderkarte gedreht werden, wenn diese nicht mehr vor ihm liegt und das Kind sie nicht gleich sieht bzw. holen geht.

- **Verstärkung**

Die Verstärkung erfolgt auf natürliche Art, indem das Kind den gewünschten Gegenstand erhält. Das Überreichen des Gegenstandes wird durch soziale Verstärkung (deutliches Lob) unterstützt.

❯ **Das gesprochene Wort der Therapeutin wird mit der Bilderkarte verknüpft, dies führt dann über Imitation (Anlaute und Einwortebene) zur Anbahnung gesprochener Sprache.**

Ablauf Fortgeschrittene:
eine Person auswählen, an die ein Bedürfnis per Bilderkarte kommuniziert wird

Hat das Kind das Prinzip verinnerlicht, wird die Übung mit verschiedenen Personen durchgeführt. Hierzu wechseln sich Therapeutin und Kotherapeutin ab, zudem werden die Eltern in die Übungen einbezogen. Dafür muss das Kind beachten, wer den gewünschten Gegenstand in der Hand hält. In diesem Fall befinden sich mehrere Personen im Raum, von denen eine den gewünschten Gegenstand in der Hand hält. Das Kind kann dann lernen, dass es mit der Bilderkarte eine bestimmte Person auswählen kann, an die es sich wendet, um sein Bedürfnis zu kommunizieren. Die Person, mit der das Kind kommuniziert, benennt jeweils weiterhin den entsprechenden Gegenstand. Der Ablauf bleibt gleich, wie auf der vorherigen Ebene.

Im Verlauf kann der gewünschte Gegenstand zwar in Sichtweite des Kindes, aber außerhalb direkter Reichweite einer Person (z. B. auf einem hohen Regalbrett) platziert werden. Dafür sollten das Kind und alle Erwachsenen sehen, dass der Gegenstand dort hingelegt wurde. Das Kind kann dann auswählen, wem es die Karte gibt, um den Gegenstand vom Bord gereicht zu bekommen.

Mittels Klettpunkten und Hakenband können Bilderkarten an zugehörigen Gegenständen befestigt werden, die das Kind noch nicht alleine bedienen kann (z. B. an einer Nestschaukel, die erst aufgehängt werden muss, oder an einem Schrank, der abgeschlossen ist). Wenn das Kind mit den Gegenständen spielen will, muss es zuvor die entsprechende Karte an die Therapeutin/die Eltern/die Erzieherin überreichen. Dies fördert die Spontaneität der Kommunikation und hat echten Mitteilungscharakter.

- **Prompts**

Das Kind kann behutsam in Richtung der Person gedreht werden, die den Gegenstand in der Hand hält, falls es sich aus Gewohnheit mit der Bilderkarte an die Therapeutin wendet. Die Person kann weiterhin durch das Ausstrecken ihrer geöffneten Handfläche prompten, dass das Kind eine Bilderkarte übergeben soll.

Wenn der Gegenstand sich nicht in der Hand einer Person befindet, kann ein visueller Zeigeprompt erfolgen, um die Auswahl einer Person zu erleichtern.

Bei den Bilderkarten, die an Gegenständen befestigt sind, kann ein visueller Zeigeprompt auf die Karte erfolgen oder die Hand des Kindes physisch darauf umgelenkt werden, um den Gebrauch des Kommunikationsmittels zu prompten.

- **Verstärkung**

Die Verstärkung erfolgt auf natürliche Art, indem das Kind den gewünschten Gegenstand erhält. Das Überreichen des

Gegenstandes wird durch soziale Verstärkung (deutliches Lob) unterstützt.

Ablauf Profis: aus mehreren Bilderkarten die richtige auswählen, um ein Bedürfnis zu kommunizieren

Nachdem das Kind gelernt hat, sein Bedürfnis durch das Übergeben einer Bilderkarte zu kommunizieren und dies sowohl bei unterschiedlichen Gegenständen als auch mit unterschiedlichen Personen anwendet, wird nun geübt, dass es zwischen verschiedenen Bilderkarten diskriminiert. Das Kind soll nun das gelernte Prinzip – eine Bilderkarte gegen einen Gegenstand einzutauschen – dahingehend erweitern, dass es von mehreren möglichen die passende Bilderkarte auswählt und übergibt. Hierzu muss das Kind lernen, dass ein Bild nur einen bestimmten Gegenstand repräsentiert. Dieser Lernprozess sollte parallel durch die Zuordnung Bild zu Objekt (»Repräsentationsfähigkeiten«; ▶ Abschn. 9.5) geübt werden.

Das Kind sitzt erneut der Therapeutin gegenüber. Sie hat nun neben dem beliebten Gegenstand (z. B. ein Kreisel) einen weiteren Gegenstand, den das Kind höchstwahrscheinlich nicht haben möchte (z. B. einen Löffel). Vor dem Kind liegt ein laminiertes Blatt mit mehreren Klettstreifen, auf dem diesmal beide Bilder für die jeweiligen Gegenstände angebracht sind. Das laminierte Blatt sollte sich farblich von der Stundenplanung unterscheiden, um das Kind nicht zu verwirren. Sobald das Kind nach einem Gegenstand greift, wird die Hand auf die passende Karte umgelenkt. Das Kind soll nun die passende Bilderkarte für den gewünschten Gegenstand übergeben, die Therapeutin benennt diesen und übergibt ihn an das Kind. Übergibt das Kind die »falsche« Bilderkarte (z. B. Löffel), wird entsprechend der zugehörige Gegenstand übergeben. Entweder wollte das Kind tatsächlich diesen Gegenstand und spielt zufrieden damit oder es zeigt, dass es diesen nicht haben wollte (Protest, Greifen nach dem anderen etc.). Im zweiten Fall wird es geprompt, die andere Karte zu übergeben, und das Kind erhält den gewünschten Gegenstand. Der jeweilige Gegenstand wird dabei immer vor dem Aushändigen von der Therapeutin verbal benannt, wie auf Anfängerebene beschrieben.

Nachdem das Kind die zu seinem Bedürfnis passende Bilderkarte übergeben hat, nimmt die Therapeutin das laminierte Blatt aus dem Sichtfeld des Kindes, tauscht die Position der beiden Karten, legt das Blatt wieder vor das Kind, lässt sich den Gegenstand vom Kind zurückgeben (oder nimmt ein weiteres Nahrungsmittel in die Hand) und wiederholt die Übung. Dies soll verhindern, dass sich das Kind lediglich die Position der Karte auf dem Plan merkt.

Kann das Kind zwischen mehreren Karten diskriminieren, erfolgt auch hier eine Flexibilisierung durch Veränderung der Reichweite, der Personen und des Settings wie auf Anfängerebene.

Es können dabei auch 2 Gegenstände auf einem Bord platziert werden, um den Vorteil von spezifischer Kommunikation (im Vergleich zu unspezifischer Kommunikation, wie An-der-Hand-Ziehen oder Schreien) zu verdeutlichen.

- **Prompts**

Physische Prompts: Die Kotherapeutin führt die Hand des Kindes nach falschen Versuchen zur richtigen Karte. Visuelle Zeigeprompts auf die richtige Karte sind ebenfalls möglich. Es kann auch von der Therapeutin indirekt mit »Was möchtest du?« und einer fragenden Geste gepromptet werden.

Ausblenden der physischen und Zeigeprompts wie auf Anfängerebene.

- **Verstärkung**

Das Kommunizieren per Bilderkarte wird auch hier auf natürliche Weise durch den Erhalt des gewünschten Gegenstandes verstärkt. Zusätzlich erfolgt soziale Verstärkung (Lob, Jubel).

Beispielmaterialien:

Alle Ebenen Verschiedene beliebte Spielzeuge und Nahrungsmittel, zugehörige Bilderkarten.

Generalisierung im alltäglichen Umfeld

Zur Generalisierung bieten sich v. a. gemeinsame Mahlzeiten und gemeinsames Spiel an, bei denen das Kind etwas einfordern kann. Hierfür sollte das Kind den Ablauf der Bilderkartenkommunikation weitgehend verstanden haben. Die Bezugspersonen sollten für die Umsetzung sorgfältig in der Therapiestunde angeleitet werden, bevor eine Übertragung in den Alltag stattfindet. Dabei ist es wichtig, dass dieselben Gegenstände – wenn einmal geübt – konsistent anhand der Bildkarten eingefordert werden. Das Kind sollte in allen Kontexten mit denselben Bildkarten üben.

10.2.5 Therapieziel: Erweiterung des expressiven Wortschatzes

Der expressive Wortschatz beinhaltet die Wörter, die ein Kind selbst zu sagen in der Lage ist. Voraussetzung für diese Übungen ist, dass das Kind das Prinzip der verbalen Imitation verstanden hat und nutzen kann (▶ Abschn. 9.4.3). Ein Wort kann zudem nur expressiv genutzt werden, wenn es rezeptiv verstanden und abgespeichert wurde. Für den Aufbau und die Erweiterung aktiver Sprache muss somit der passive Wortschatz berücksichtigt werden (▶ Abschn. 10.2.2). Wenn das Kind das Kommunikationsprinzip noch nicht verstanden hat, sollte das Ziel in ▶ Abschn. 10.2.4 »Sprachanbahnung expressiv« zuvor mit ihm geübt werden.

Ziel dieser Übungen ist es, den expressiven Wortschatz des Kindes auf Ein- und schließlich Mehrwortebene auszubauen.

Ablauf Anfänger: Gegenstände auf Einwortebene benennen/einfordern

Benötigt werden beliebte Gegenstände in mehrfacher Ausführung, z. B. ein Becher voller Murmeln (und eine Kugelbahn) oder eine Dose mit kleinen Salzbrezeln. Kind und Therapeutin sitzen sich gegenüber, am Tisch oder auf dem Boden. Die Therapeutin hält eine Murmel hoch und spricht das Wort vor: »Murmel«. Sobald das Kind den Gegenstand benennt, bekommt es ihn ausgehändigt und darf damit spielen, z. B. die Murmel auf die Murmelbahn legen. Die Übung wird mehrmals hintereinander wiederholt. Die Therapeutin spricht dabei das Wort immer weniger vor und blendet diesen Prompt schrittweise aus (»Mur...«, »Mu...«, »M...«), bis das Kind den Gegenstand selbstständig einfordert. Das Ausblenden erfolgt in Abhängigkeit vom Fortschritt des Kindes, für vollständiges Ausblenden sind in der Regel mehrere Durchgänge nötig.

Zu Beginn sollte es sich um beliebte Gegenstände handeln, die das Kind gerne haben möchte (Bedürfnisäußerung). Es sollten Dinge gewählt werden, die das Kind aus seinem Alltag kennt und die eine einfache Lautstruktur haben.

Im Verlauf kann die Übung auf Gegenstände erweitert werden, die das Kind weniger interessant findet, aber gerade benötigt. z. B. Löffel, Stift, Becher, Schuhe, Jacke etc.

▪ Variante

Wenn das Prinzip des Abfragens von Bezeichnungen verstanden wurde, kann die Übung auf Abbildungen erweitert werden. Dies kann zunächst mit einem einfachen bunten Holzpuzzle geübt werden. Die Puzzleteile sind vor der Therapeutin aufgereiht und so ausgerichtet, dass das Kind sie gut sehen, aber nicht erreichen kann. Die Therapeutin nimmt dann ein Teil in die Hand und hält es so, dass das Kind sehen kann, was darauf abgebildet ist. Nun spricht sie die Bezeichnung vor und das Kind soll sie nachsprechen (dieser Prompt wird ausgeblendet, sodass sie im Verlauf nur noch das Teil hochhält). Sobald das Kind das Puzzleteil benannt hat, wird es ihm ausgehändigt und darf in die Vorlage gepuzzelt werden. Die meisten Kinder mögen diese Aktivität gerne und erleben das Aushändigen als Verstärkung. Falls dies nicht der Fall ist, sollte das richtige Benennen anders verstärkt werden.

Hat das Kind das Prinzip des verbalen Einforderns verstanden, können mehrere Puzzleteile auf dem Tisch liegen (sichtbar, aber außer Reichweite für das Kind), sodass es

aussuchen kann, welches Teil es als nächstes möchte, ohne dass die Therapeutin ein bestimmtes Teil anbietet. Sobald das Kind eines der Teile benannt hat, übergibt die Therapeutin es dem Kind, das es in das Puzzle einsetzen kann. Auch das Benennen von Bildern auf Memorykarten kann dem Aufbau des expressiven Wortschatzes dienen.

Der Schwierigkeitsgrad kann durch Spiele gesteigert werden, bei denen das Kind nicht nur gesehene Gegenstände benennen soll, sondern Sachen erfühlen (z. B. »Verfühlt nochmal« von Haba) oder anhand eines Geräusches erkennen soll.

▪ Prompts

Mittels verbaler Prompts können die Therapeutin oder die Kotherapeutin dem Kind die Bezeichnung eines Gegenstandes vorsprechen. Das Kind soll dies im Anschluss imitieren. Im Verlauf sollte es genügen, nur den Anlaut des Wortes vorzusprechen. Ein Wort ist sicher im expressiven Wortschatz des Kindes, wenn es ohne Vorsprechen benannt werden kann.

Mittels Modellprompt können der Ablauf durch die Therapeutin und die Kotherapeutin demonstriert werden.

Physische Prompts werden in diesem Ziel kaum verwendet. Bei strukturierteren Übungen wie dem beschriebenen Puzzlespiel kann es jedoch erforderlich sein, dass die Kotherapeutin eine physische Hilfestellung beim Einsetzen des Puzzleteils gibt.

▪ Verstärkung

Die Verstärkung erfolgt in diesem Beispiel meist auf natürliche Art, indem das Kind einen gewünschten Gegenstand erhält. Dies wird durch soziale Verstärkung (Lob, Jubel) unterstützt.

Ablauf Fortgeschrittene: Tätigkeiten benennen

Vor dieser Übung sollte das Ziel »Sprachaufbau rezeptive Sprache« auf Fortgeschrittenenebene geübt werden (▶ Abschn. 10.2.2).

Um den Gebrauch von Verben zu üben, werden dem Kind Fragen zu Tätigkeiten verschiedener Personen gestellt. Die Handlungen (Laufen, Hüpfen, Malen, Schaukeln etc.) sollten zunächst von der Therapeutin demonstriert und entsprechend abgefragt werden: »Was mache ich?« Dafür sollten sich pro Übungsdurchgang 3 Aktivitäten überlegt werden, z. B. Hüpfen, Malen, Laufen.

Schließlich sollte die Übung auf Bilder erweitert werden z. B. »Was macht der Junge?«. Die Antworten erfolgen zunächst auf Einwortebene (»Laufen«) und können im Verlauf erweitert werden.

▪ Prompts

Mittels verbaler Prompts kann die Kotherapeutin dem Kind die Tätigkeit vorsprechen. Das Kind soll dies im Anschluss imitieren. Im Verlauf sollte es genügen, nur den Anlaut des Wortes vorzusprechen, bis es schließlich ohne Hilfe benannt werden kann.

■ **Verstärkung**

Die Verstärkung erfolgt in der Regel in Form von sozialer Verstärkung wie deutlichem Lob, nachdem das Kind eine Tätigkeit korrekt benannt hat. Zusätzlich kann soziale Handlungsverstärkung erfolgen, z. B. durch Kitzeln, Fangen etc.

Ablauf Profis: auf Mehrwortebene kommunizieren

Nun soll die Verwendung kurzer Sätze erlernt werden. Auch hier wird zunächst die Bedürfnisäußerung geübt, indem der Ausdruck »Ich möchte ...« vermittelt wird. Entsprechend sollten beliebte Gegenstände mit ganzen Sätzen eingefordert werden. Dafür bietet die Therapeutin dem Kind Dinge an, die es gerne mag. Sie hat dafür eine Kiste mit interessanten Gegenständen und bietet dem Kind Sachen daraus an, indem sie sie hoch hält. Sobald das Kind nach dem Gegenstand greift, wird es gepromptet, ihn mit einem ganzen Satz einzufordern (»Ich möchte den Kreisel«). Nachdem das Prinzip »Ich möchte ...« in einem eher strukturierten Setting vermittelt wurde, muss es auch hier möglichst schnell in natürlichen Situationen geübt werden.

Diese Übung wird deshalb mit vielen verschiedenen Gegenständen und Aktivitäten in natürlichen sozial-interaktiven Situationen geübt (»Ich möchte schaukeln«, »Ich möchte mehr Seifenblasen«, »Ich möchte Musik«). Beispielsweise. kann ein Bewegungsspiel mit Musik gespielt werden. Dabei drückt die Kotherapeutin in gewissen Abständen auf »Pause« und alle müssen in der Bewegung einfrieren. Das Kind wird dann gepromptet, das erneute Abspielen der Musik mit einem Satz einzufordern (»Ich möchte Musik«). Es kann auch mit dem Kind an den Schrank gegangen werden, damit es sich ein Spiel aussuchen kann (»Ich möchte Memory«, oder »Ich möchte malen« etc.).

■ **Variante (Steigerung)**

Wenn dieses Prinzip verstanden wurde, kann die Verwendung ganzer Sätze über die Bedürfnisäußerung hinaus erweitert werden. Dies kann mit kurzen Geschichten geübt werden, die anhand von jeweils zwei Bilderkarten erklärt werden sollen, z. B. »Der Junge wäscht den Apfel«. »Der Junge isst den Apfel«. Dabei wird die Reihenfolge der Karten von der Therapeutin zunächst vorgegeben, im Verlauf kann auch das durch das Kind erfolgen (Therapeutin: »Was passiert zuerst?«). Die Anzahl der Karten kann zunehmend gesteigert werden.

■ **Prompts**

Mittels verbaler Prompts kann die Kotherapeutin dem Kind einen kompletten Satz vorsprechen, was jedoch rasch ausgeblendet werden soll (»Ich möchte eine Brezel«, »Ich möchte ...«, »Ich ...«, »I ...«). Auch über die Bedürfnisäußerung hinaus werden die Sätze in der gleichen Weise verbal geprompted. Mittels Modellprompt können die Übungen durch die Therapeutin und die Kotherapeutin demonstriert werden.

■ **Verstärkung**

Bei der Bedürfnisäußerung auf Satzebene erfolgt die Verstärkung durch Aushändigen des gewünschten Gegenstandes oder Beginn der gewünschten Aktivität (z. B. »Ich möchte schaukeln«). Beim Beschreiben von Geschichten oder Sachverhalten erfolgt die Verstärkung in der Regel nur noch in Form von spezifischem Lob und Jubel, kann aber anfangs durch gegenständliche Verstärkung am Ende der Übung unterstützt werden.

Beispielmaterialien

Anfänger Murmeln, Lego, Bauklötze, Schienen, Würfel, Puzzle, Memory, Bilderlotto sowie Löffel, Stift, Becher, Schuhe, Jacke etc. Zudem sämtliche Spielmaterialien, die das Kind haben möchte.

Fortgeschrittene Bilderkarten mit Tätigkeiten, Bildergeschichten, Bilderbücher.

Profis Jegliche Gegenstände, die das Kind haben möchte; Tätigkeiten die es einfordern kann, Bildergeschichten.

Generalisierung im alltäglichen Umfeld

Wann immer das Kind etwas möchte, sollte im Alltag das verbale Einfordern von Dingen auf dem jeweiligen Niveau des Kindes geübt werden. Bereits auf Anfängerebene sollte das Kind möglichst viele Dinge in natürlichen Situationen benennen. Dafür sind zahlreiche Spielsituationen geeignet (Schienen einfordern beim Eisenbahnaufbauen, Legosteine oder Bauklötze einfordern beim Bauen, Tiere einfordern beim Spiel mit dem Bauernhof, Farben auswählen, Hilfe einfordern usw.). Hier gibt die Therapeutin (bzw. die Eltern/Erzieherinnen) den Gebrauch von Wörtern nicht durch gezieltes Abfragen vor, sondern nutzt vielmehr ein entstehendes Bedürfnis des Kindes, etwas zu erhalten, um expressive Sprache zu fördern. Solche Lerngelegenheiten sollten auch gezielt hervorgerufen werden, z. B. indem Dinge sich in verschlossenen, aber durchsichtigen Behältern befinden (»Brezel« oder »auf«), die Therapeutin einen automatischen Gegenstand (z. B. elektrische Lokomotive) nicht gleich selber anschaltet (»an«, »los«), das Kind beim Spiel mit Tieren auswählen kann, welches es haben möchte usw. Wenn es um das Erlernen von Verben geht, kann der Fokus hierauf gelegt werden (»Schau mal da, was macht der Junge?«). Wenn das Kind dazu bereits in der Lage ist, sollten ganze Sätze eingefordert werden. Das gemeinsame Anschauen von Bilderbüchern mit den Eltern kann für die Erweiterung des expressiven Sprachniveaus ebenfalls gut genutzt werden.

10.2.6 Therapieziel: Fragen beantworten und stellen

Das Beantworten konkreter und geschlossener Fragen gelingt Kindern leichter als die Beantwortung abstrakter oder offener Fragen. Das Stellen von Fragen ermöglicht es dem Kind, Informationen von anderen Personen zu erhalten und sein Wissen zu erweitern.

Ab der Fortgeschrittenenebene sind gewisse sprachliche Kompetenzen erforderlich, z. B. ein guter Wortschatz. Das Ziel ist hier, dass das sprachliche Konzept von Fragewörtern vermittelt wird. Ab dem Fortgeschrittenenniveau sind die Übungen somit v. a. für hochfunktionale Kinder kurz vor der Einschulung geeignet.

Ziel dieser Übungen ist, dass das Kind lernt, Fragen zu beantworten und zu stellen. Dies erfolgt auf sprachlicher Ebene, da die Beantwortung durch Gesten (Nicken/Kopfschütteln, Deuten), bereits im Ziel Gestik (▶ Abschn. 10.2.3) beschrieben wurde. Neben dem Beantworten von Ja/Nein-Fragen soll auch das Beantworten und Stellen von W-Fragen geübt werden.

Ablauf Anfänger: Beantworten von Ja/Nein-Fragen

Die Therapeutin bietet zwei Dinge an, von denen das Kind höchstwahrscheinlich eines mag und eines nicht. Zuerst fragt sie nach dem uninteressanten Gegenstand: »Möchtest du eine Schachtel?« Wenn das Kind die Frage mit »Nein« beantwortet hat, wird der Gegenstand deutlich zur Seite gelegt, was auch verbalisiert wird: »Okay, dann kommt das weg.« Dann wird nach dem beliebten Gegenstand gefragt: »Möchtest du Seifenblasen?« Wenn dies mit »Ja« beantwortet wird, kann unmittelbar verstärkt werden. Dieser Ablauf kann mit vielen verschieden Gegenständen geübt werden.

Über die bedürfnisorientierten Fragen hinaus können nun verschiedene Ja/Nein-Fragen, je nach Entwicklungsstand und Interesse des Kindes, gestellt werden. Hierbei bietet sich die Verwendung von Gegenständen und im Verlauf Bilderkarten an, zu denen konkrete Fragen gestellt werden: »Ist das ein Hund, ja oder nein?«

- **Prompts**

Verbale Prompts durch Vorsprechen der richtigen Antwort durch die Kotherapeutin. Ob das Kind etwas möchte oder

nicht, lässt sich meist an seinen körperlichen Reaktionen abschätzen (Greifen oder Abwenden). Modellprompts erfolgen, indem die Therapeutin die richtige Antwort durch Nicken oder Kopfschütteln demonstriert, wenn das Kind dies als Prompt bereits nutzen kann.

- **Verstärkung**

Beim Beantworten von Ja/Nein-Fragen erfolgt die Verstärkung auf natürliche Art, indem das Kind den gewünschten Gegenstand erhält oder der unerwünschte entfernt wird. Bei »Richtig/falsch«-Aufgaben sollte zusätzlich Handlungsverstärkung erfolgen (z. B. Kitzeln oder Seifenblasen). Es sollte immer soziale Verstärkung (Jubel, Lob) erfolgen.

- **Variante (Steigerung)**

Kinder, die den Umgang mit Bilderkarten für die Stundenplanung schon kennen (▶ Abschn. 8.7), sollen bei der Planung die Materialien der Aktivitäten mitbestimmen. Die Alternativen werden von der Therapeutin vor der Stunde als Bilderkarten bereitgelegt. So kann das Therapieziel »Aufmerksamkeitskontrolle« (▶ Abschn. 9.2) z. B. mit verschiedenen Puzzles geübt werden, von denen das Kind eines aussuchen darf. Es sollte sich um eine Aktivität handeln, die das Kind grundsätzlich gerne mag. Die Therapeutin legt für diese Ja/Nein-Übung 3 Bilderkarten, die jeweils ein Puzzle abbilden, vor das Kind und benennt die einzelnen Besonderheiten (Tierpuzzle, Autopuzzle, Strandpuzzle). Dann fragt sie das Kind »Das?« oder »Möchtest du das?«, während sie auf eine Karte deutet. Dies wird so lange fortgesetzt, bis das Kind etwas bejaht. Das ausgewählte Puzzle wird dann auf den Plan aufgeklebt. Nach einem »Nein« des Kindes wird die jeweilige Karte entfernt. Sollte das Kind von 3 Puzzles keines auswählen, sollte die Therapeutin noch weitere Karten zur Verfügung haben, die sie dem Kind anbieten kann.

- **Prompts**

Verbale Prompts durch Vorsprechen von Ja oder Nein. Dabei sollte sich daran orientiert werden, ob das Kind z. B. nach etwas greift oder etwas wegschiebt.

- **Verstärkung**

Natürliche Verstärkung erfolgt, indem das ausgewählte Material in der Stunde verwendet und das nicht Gewünschte weggelegt wird. Zusätzlich erfolgt soziale Verstärkung in Form von Lob.

Ablauf Fortgeschrittene: Beantworten und Stellen einfacher W-Fragen (was, wer und wo)

Dieses Ziel erfordert einen gewissen Wortschatz. Dabei geht es nicht allein um den Austausch von Wissen, sondern darum, dass das Kind das Konzept der unterschiedlichen

Fragewörter erlernen soll. Die Therapeutin kann in natürlich entstehenden Situationen verschiedenste W-Fragen einfließen lassen. In Bezug auf Gegenstände kann gefragt werden, worum es sich dabei handelt (»Was ist das?«). Dies kann auch auf der auditiven Ebene geübt werden, z. B. mit einem Geräusche-Memory (z. B. Tier- oder Alltagsgeräusche). Es kann in echten Situationen oder auf Bildern nach Personen gefragt werden (»Wer ist das?«). Zudem kann gefragt werden, wo sich Dinge im Raum befinden (»Wo ist die Murmelbahn?«). Gerade Letzteres kann auch spielerisch gestaltet werden, indem man ein Wettlaufen zu den gefundenen Sachen macht.

Hier können im Verlauf auch die Rollen getauscht werden, indem das Kind nach etwas fragt. Dafür sollten Anlässe geschaffen werden, z. B. indem etwas im Schrank ist, nach dem das Kind fragen soll (»Wo ist das?«). Es können auch Dinge in einer undurchsichtigen Schachtel platziert werden und das Kind unterstützt werden danach zu fragen (»Was ist da drin?«).

- ▪ **Prompts**

Es kann verbal durch Vorsprechen der Antwort oder Frage gepromptet werden, was mit der Zeit ausgeblendet werden sollte. Beim Geräusche-Memory kann als visueller Zeigeprompt auf Bilderkarten gedeutet werden (diese sind üblicherweise bei solchen Spielen dabei).

- ▪ **Verstärkung**

Soziale Verstärkung (Lob und Jubel) erfolgt immer. Ggf. kann zusätzlich Handlungsverstärkung erfolgen (z. B. Kitzeln, Fangen, Seifenblasen). Das Stellen von W-Fragen wird durch den Erhalt der Antwort verstärkt, sollte aber immer zusätzlich sozial verstärkt werden.

Ablauf Profis: Beantworten und Stellen komplexerer (W-)Fragen (wann, wie, warum)

In der Profiebene wird geübt, auch komplexere W-Fragen zu beantworten und zu stellen. Hierzu wird seitens des Kindes immer mehr Hintergrundwissen vorausgesetzt. Offene Fragen stellen in der Regel eine größere Herausforderung dar, da sie beim Finden der Antwort vorerst wenig Orientierung bieten. Das Kind muss hier wissen oder erschließen können, welche Informationen für die andere Person wichtig oder interessant sein könnten. Daher sollten zunächst geschlossene Fragen gestellt werden.

Die Therapeutin bietet dem Kind dafür Materialien an, die zu seinem Interessensgebiet passen (Bilder, Bücher). Dann stellt sie Fragen an das Kind, passend zu dessen Wissensstand (Wann hat das Mädchen gefrühstückt, morgens oder abends? Warum hat das Kind den Ball versteckt? Wie ist der Mann zum Bäcker gefahren?). Im Anschluss können die Rollen getauscht werden und das Kind stellt die Fragen. Diese müssen zu Beginn in der Regel vollständig

von der Kotherapeutin vorgesprochen werden. Hat das Kind das Prinzip verstanden und beginnt, selbst einzelne Fragen zu stellen, kann der Prompt allmählich zurückgenommen werden.

- ▪ **Prompts**

Das Prompting erfolgt auf dieser Ebene verbal, entweder durch direktes Vorgeben einer Antwort oder indirekt durch weitere Erläuterungen: »Der Mann ist in ein Fahrzeug gestiegen, was war das denn für eines?« Die Kotherapeutin promptet das Stellen der W-Fragen zu Beginn vollständig.

- ▪ **Verstärkung**

Soziale Verstärkung in Form von Lob und Jubel. Bei Bedarf können allerdings auch Handlungs- oder materielle Verstärker verwendet werden, da dies eine sehr schwere Übung darstellt.

Beispielmaterialien

Anfänger Interessante und weniger interessante Objekte, Bilderkarten mit mehreren Alternativen.

Fortgeschrittene Gegenstände im Raum, Bilder von Personen, Geräusche-Memory.

Profis Bilder, Bücher.

Generalisierung im alltäglichen Umfeld

Bereits auf der Anfängerebene können die Ziele im alltäglichen Umfeld des Kindes geübt werden, sobald es die Übungen im Therapiesetting weitgehend beherrscht. Dazu sollte mit den Bezugspersonen besprochen werden, welche Fragen und Übungen in den Alltag übertragen werden können. Zu Beginn bieten sich insbesondere Spiel- oder Essenssituationen an. Hierbei können gut Situationen genutzt werden, in denen das Kind besonders motiviert ist, eine Frage zu beantworten (»Was möchtest du trinken, Saft oder Wasser?«). Nach der Therapiestunde können die Eltern das Kind auch befragen, was es gespielt hat, in welchem Raum es war, wie es etwas gemacht hat oder wer alles mitgespielt hat etc.

Auch im Bereich Fragenstellen sollte eine Generalisierung ab der Anfängerebene erfolgen, sobald das Kind einfache Fragen im Therapiesetting anzuwenden beginnt. Hierbei können spontan Situationen im Alltag aufgegriffen aber auch provoziert werden (z. B. wird etwas versteckt, sodass das Kind die Frage »wo« stellen muss). Häufige Wiederholungen sind dabei hilfreich, um ein Konzept des Frageworts aufzubauen.

10.2.7 Therapieziel: Kontaktgestaltung

Um in eine interaktive Situation (z. B. ein Spiel mit anderen Kindern) hinein zu finden, ist die Kontaktaufnahme, und -aufrechterhaltung wesentlich. Ziel der folgenden Übungen ist, dass das Kind lernt, altersangemessen Kontakt aufzunehmen und zu beenden (Begrüßen und Verabschieden), positiv auf die Kontaktaufnahme anderer zu reagieren und selber Kontakt für eine Interaktion zu initiieren.

Ablauf Anfänger: Begrüßen und Verabschieden

Diese Situation ist natürlicherweise Bestandteil der Therapiestunde, da sie bereits beim Abholen des Kindes im Wartezimmer entsteht. Dieser Erstkontakt muss jedoch bewusst gestaltet werden, damit das Kind die Anforderung auch umsetzen kann.

Die Therapeutin betritt das Wartezimmer, um das Kind zur Therapie abzuholen (evtl. kommt das Kind auch mit der Bezugsperson zum Therapieraum). Es bietet sich an, für diesen Ablauf vor dem Kind in die Hocke zu gehen, um die Aufmerksamkeit des Kindes auf sich zu fokussieren und sich auf seine Augenhöhe zu begeben. Die Therapeutin nimmt nun Blickkontakt mit dem Kind auf, hebt die Hand in einer Art Winkegeste und sagt »Hallo«.

Ist das Kind nonverbal, wird es nun von der Kotherapeutin (perspektivisch von der Bezugsperson) physisch gepromptet, die Geste zu erwidern. Im Verlauf soll das Kind lernen, die Geste selbst zu initiieren und schließlich verbal zu begleiten. Ist das Kind bereits auf der lautsprachlichen Ebene, wird in Abhängigkeit des Sprachniveaus ein passendes Wort eingefordert (Laut oder ganzes Wort).

Der Ablauf für die Verabschiedung nach der Therapiestunde ist äquivalent.

Der Name des Kindes sollte anfangs zunächst weggelassen werden, damit das Kind den Ablauf auf Einwortebene klar wahrnehmen und sich einprägen kann, es sei denn, es ist bereits verbal und kann den Ablauf schon sprachlich mit Hallo/Tschüss begleiten.

Zudem können neben der Therapeutin weitere Personen zum Begrüßen und Verabschieden einbezogen werden.

▪ **Variante**

Innerhalb kleiner Rollenspiele kann das Begrüßen und Verabschieden weiter geübt werden. Die Therapeutin spielt mit dem Kind beispielsweise Einkaufen, Taxifahren oder Telefonieren (▶ Abschn. 10.3.8). Wenn das Kind den Laden/das Taxi betritt oder der Gesprächspartner das Telefon abnimmt, begrüßt es die Therapeutin in der oben beschriebenen Weise und nimmt dabei Blickkontakt auf. Erst wenn dies erfolgt ist, wird das Spiel fortgesetzt. Ebenso wird das Verabschieden am Ende der Spielsequenz geübt.

▪ **Prompts**

Physische Prompts durch Führen der Hand beim Winken. Mittels verbalem Prompt sagt die Kotherapeutin oder die Bezugsperson dem Kind vor, was es zum Begrüßen oder Verabschieden äußern kann. Als Modellprompts dienen auch die Begrüßung/Verabschiedung der Therapeutin (und Kotherapeutin) mit der Begleitperson des Kindes zu Beginn und Ende einer Therapiestunde. Sich mit dem Kind auf Augenhöhe zu begeben, dient als zusätzlicher Hinweisreiz.

▪ **Verstärkung**

Die Verstärkung erfolgt bei dieser Übung in der Regel auf natürliche Weise, indem die Therapeutin den Gruß des Kindes erwidert und dies mit Lächeln und Lob kombiniert. Wenn möglich, sollte im Anschluss direkt eine angenehme Interaktion beginnen.

Ablauf Fortgeschrittene: positiv auf Kontaktaufnahme von anderen reagieren

Die Therapeutin wählt mehrere Spielzeuge aus, die das Kind gerne mag und die man am besten zusammen spielen kann (z. B. ein aufziehbarer Kreisel, der für das Kind nicht alleine zu bedienen ist oder Seifenblasen, wenn das Kind noch nicht alleine pusten kann). Sie platziert sie in einer verschließbaren Kiste. Nun nimmt sie eines davon heraus, geht auf das Kind zu und fragt: »Möchtest du mit mir spielen?« Dabei hält sie das Spiel hoch und zeigt es dem Kind. Das Kind soll äußern, ob es mitspielen möchte oder nicht. Je nach Entwicklungsstand kann das eine Geste sein (Nicken/Kopfschütteln) oder ein Wort (»Ja/Nein«). Bejaht das Kind, wird gemeinsam gespielt. Hat das Kind geäußert, dass es nicht mitspielen möchte, bietet die Therapeutin ein weiteres Spiel aus der Kiste an, bis das Kind motiviert ist mitzumachen. Wenn das Kind nur nach dem Gegenstand greift oder sich abwendet, wird es verbal (»ja/nein«) bzw. physisch gepromptet (Nicken/Kopfschütteln) zu kommunizieren.

▪ **Prompts**

Die Kotherapeutin kann bei nonverbalen Kindern das Nicken/Kopfschütteln als Modellprompt vormachen oder behutsam physisch prompten (allerdings nur, wenn das Kind sich am Kopf berühren lässt).

Mittels verbaler Prompts kann die Kotherapeutin dem Kind vorsprechen, was es auf das Spielangebot der Therapeutin erwidern kann. Dabei wird das aktuelle Sprachniveau berücksichtigt (»Ja« oder »Ja, ich spiele mit« oder »Nein« bzw. »Nein, ich möchte nicht«).

Mittels Modellprompts kann auch der gesamte Ablauf durch die Therapeutin und die Kotherapeutin demonstriert werden, falls das Kind dies schon nutzen kann.

- **Verstärkung**

Die Verstärkung erfolgt bei dieser Übung in der Regel auf natürliche Art, indem sich ein beliebtes Spiel anschließt. Es sollte jedoch immer auch durch soziale Verstärkung wie Lob und den Ausdruck von Freude verstärkt werden (»Ich freue mich, dass du mitspielst«).

Ablauf Profis: selber altersangemessen Kontakt aufnehmen

Hier wird der umgekehrte Fall geübt: Das Kind soll selbst die Initiative zum gemeinsamen Spiel ergreifen. Dies wird zunächst mit der Therapeutin geübt, im Verlauf sollte die Übung mit Gleichaltrigen durchgeführt werden (Geschwister, Kindergartenkinder etc.). Die Übung wird umso natürlicher, je weniger die Therapeutin ihre Aufmerksamkeit beim Kind hat, z. B. wenn sie sich erst auf die Kontaktaufnahme hin umdreht.

Eine passende Übungssituation ist die Aufforderung zum gemeinsamen Spiel (»Spielen«, »Spielst du mit?« oder »Möchtest du mit mir spielen?«). Die Kotherapeutin begleitet hierfür das Kind zur Therapeutin und promptet die Frage verbal. Auch hier sind besonders Spiele geeignet, die man zusammen besonders gut spielen kann (Schaukeln, Aufziehkreisel) und die das Kind noch nicht alleine betätigen kann.

Wenn die Übung gut funktioniert, werden die Rollen von Therapeutin und Kotherapeutin getauscht, um das Gelernte zu generalisieren.

- **Prompts**

Der Ablauf wird dabei von der Kotherapeutin strukturiert. Das Kind hält etwas in der Hand, mit dem es spielen möchte. Die Kotherapeutin promptet die passende verbale Aufforderung an die Therapeutin.

- **Verstärkung**

In dieser Übung nimmt das Kind aktiv Kontakt auf, der dann entsprechend als verstärkend erlebt werden sollte. Es sollte sich somit ein beliebtes Spiel anschließen, idealerweise eines, was durch die andere Person lustiger bzw. überhaupt erst möglich wird. Die Kontaktaufnahme des Kindes sollte zudem durch eine deutliche soziale Reaktion des Gegenübers verstärkt werden (Lächeln, deutliche Freude und ggf. entsprechende Verbalisierungen wie z. B. »Ich spiele gerne mit dir. Da freue ich mich!«).

Beispielmaterialien

Anfänger Keine Gegenstände benötigt.

Fortgeschrittene Beliebte interaktive Spielzeuge in einer verschließbaren Kiste.

Profis Beliebte interaktive Spielzeuge.

Generalisierung im alltäglichen Umfeld

Der Ablauf beim Begrüßen/Verabschieden sollte schnellstmöglich durch die Eltern auf andere Situationen übertragen werden. Die meisten Eltern versuchen dies bereits von sich aus umzusetzen und benötigen hier lediglich Anleitung beim Prompten und Verstärken ihres Kindes. Die Kontaktgestaltung kann gut im Kindergarten oder auf dem Spielplatz mit anderen Kindern geübt werden, wenn das Kind in der Therapiestunde bereits Ansätze davon gut umsetzen kann.

10.3 Interaktion und Spielverhalten

10.3.1 Therapieziel: gemeinsame Aufmerksamkeit II

Diese Fähigkeit erlaubt, dass der eigene Aufmerksamkeitsfokus mit dem einer anderen Person abgeglichen wird. Dabei finden triadische Prozesse statt, in denen zwei Personen sich gemeinsam auf einen Gegenstand oder ein Ereignis beziehen. Dabei ist eine Person proaktiv, die andere reaktiv, sodass Wechselseitigkeit entstehen kann. Diese Abläufe beinhalten dabei mehrere Komponenten, indem sie Blickwechsel, Gestik und spielerische Handlungen mit einschließen.

Es ist sinnvoll, vorher die Grundfertigkeiten Aufmerksamkeitskontrolle und Gemeinsame Aufmerksamkeit I zumindest auf Anfängerebene zu üben (▶ Kap. 9).

Ziel dieser Übung ist es, dass das Kind lernt, basale Wechselseitigkeitsprozesse motorisch durchzuführen (Sichabwechseln), mit seiner Aufmerksamkeit dem Interesse einer anderen Person zu folgen und selber jemand anderem etwas zu zeigen.

Ablauf Anfänger: spielerisches Sichabwechseln

Die Therapeutin legt einen Ball, ein großes Auto und weitere Spielsachen, die man gut rollen kann und die das Kind mag, auf den Boden vor das Kind. Es darf auswählen, womit es spielen möchte und darf sich einen Moment damit beschäftigen. Dann setzt sich die Therapeutin mit etwas Abstand dem Kind gegenüber und die Kotherapeutin (hinter dem Kind) promptet physisch, dass das Spielzeug zur Therapeutin gerollt wird. Diese rollt es umgehend zurück. Dieses Wechselspiel wird fortgesetzt und dabei mit Geräuschen, Jubel und deutlicher Mimik begleitet. Idealerweise denkt sich die Therapeutin lustige Handlungen aus, die das Spiel noch schöner machen. Dem Kind soll vermittelt werden, dass Wechselseitigkeit Spaß machen kann.

- **Prompts**

Die Kotherapeutin promptet physisch hinter dem Kind das Hinrollen und Auffangen des Spielzeugs, indem sie seine

Hände führt. Das Ausblenden des Prompts kann erfolgen, indem das Kind schließlich nur noch an den Armen geführt wird, bis es die Handlung alleine schafft.

- **Verstärkung**

Indem das Kind das Spielzeug auswählt, wirkt der Gegenstand an sich bereits verstärkend. Jede Abwechslungshandlung des Kindes sollte zusätzlich deutlich sozial verstärkt werden durch Jubel und Lob, da die Handlung selber trotzdem eine Anforderung darstellt.

Ablauf Fortgeschrittene: Reaktion auf gemeinsame Aufmerksamkeit

Diese Übung wird innerhalb der Therapiestunde mehrmals durchgeführt. Sie wird in eine Sequenz eingebaut, in der das Kind und die Therapeutin sich gegenübersitzen, während das Kind sich mit einem Spielzeug beschäftigt (z. B. knetet, malt oder ein Puzzle macht). Die Therapeutin deutet mit gut sichtbar ausgerichtetem Zeigefinger auf ein ansprechendes oder besonders lustiges Bild an der Wand hinter dem Kind und sagt: »Schau mal da!« Diesen Ablauf begleitet sie durch Mimik und Stimmlage, die Interesse und Begeisterung ausdrücken. Das Kind soll sich umdrehen und dem Interesse der Therapeutin folgen. Ist das erfolgt, erklärt die Therapeutin ihr Interesse: »Da ist ein Teddy, der macht einen Kopfstand. Hast du gesehen?« Dann wird weiter gespielt bzw. eine andere Übung durchgeführt. Nach einiger Zeit wird der Ablauf wiederholt. Diesmal deutet die Therapeutin auf etwas anderes und teilt ihr Interesse darüber dem Kind mit. Diese Spielzeuge müssen mit genügend Abstand hinter dem Kind oder seitlich von ihm platziert werden, damit es sich anders ausrichten muss, z. B. auf einer Fensterbank, einem Bord oder einem Stuhl. Idealerweise handelt es sich um Dinge, die das Kind ebenfalls interessant findet, sodass es lernen kann, dass es sinnvoll ist und Freude macht, dem Interesse einer anderen Person zu folgen. Die Gegenstände, auf die sich die Therapeutin bezieht, können sinnvollerweise für die sich anschließenden Spiele und Übungen genutzt werden, sodass die kindliche Reaktion auf die Aufmerksamkeitslenkung der Therapeutin direkt damit verstärkt werden kann.

- **Prompts**

Die Kotherapeutin promptet die Hinwendung zum Interessensfokus der Therapeutin physisch, indem sie das Kind behutsam an den Schultern dreht. Sollte das Kind trotzdem nicht dorthin schauen, kann sie zu dem Gegenstand gehen und darauf deuten, während sie ihn berührt. Es können auch Modellprompts eingesetzt werden, indem die Kotherapeutin selber sehr deutlich ihre eigene Aufmerksamkeit auf den neuen Interessenfokus der Therapeutin lenkt (Hinwenden, Hinschauen, Hingehen etc.). Dafür sitzt die Kotherapeutin anders als sonst nicht hinter dem Kind, da-

mit es den Ablauf gut beobachten kann. Prompts sollten wie üblich alsbald ausgeblendet werden.

Die Therapeutin unterstützt die Reaktion des Kindes automatisch, indem sie ihre Handlung sprachlich begleitet (»Schau«) und dabei eine Zeigegeste macht. Dies sind keine eigentlichen Prompts, sondern Hinweisreize, die im Alltag üblich sind und daher nicht ausgeblendet werden. Das Kind soll vielmehr lernen, auf die Kombination des Wortes und der Zeigegeste zu reagieren.

Ablauf Profis: proaktive gemeinsame Aufmerksamkeit

Nun soll das Kind lernen, selbst etwas zu zeigen, was es interessiert. Diese Übung wird ebenfalls mehrmals in einer Therapiestunde durchgeführt und von der Kotherapeutin initiiert. Sie muss darauf achten, ob das Kind etwas Interessantes entdeckt oder etwas Schönes gemacht hat (z. B. gemalt, gebastelt, mit Lego oder Bausteinen konstruiert). Wenn dies der Fall ist, promptet sie eine proaktive Lenkung der Aufmerksamkeit der Therapeutin durch das Kind. Hat das Kind z. B. ein Bild gemalt, promptet die Kotherapeutin physisch, dass das Kind es hochhält und – wenn sprachlich möglich – »Schau« sagt, um es der Therapeutin zu zeigen. Sie kann auch eine Zeigegeste prompten, mit der das Kind auf etwas deutet. Das Bild kann am Ende der Stunde in gleicher Weise der Bezugsperson gezeigt werden. Innerhalb der Stunde können auch die Rollen gewechselt werden und die Therapeutin promptet das proaktive Zeigen an die Kotherapeutin.

Bei dieser Übung sollten alle natürlich sich ergebenden Situationen genutzt werden. Wenn das Kind aus dem Fenster schaut und sich die bewegten Blätter eines Baumes anschaut, ein Auto oder ein Eichhörnchen betrachtet etc. kann es gepromptet werden, sein Interesse mit Therapeutin oder Kotherapeutin in der oben beschriebenen Weise zu teilen.

- **Prompts**

Wie im Ablauf beschrieben promptet die Kotherapeutin die Lenkung der Aufmerksamkeit der Therapeutin physisch. Dabei kann sie ein »Herzeigen« prompten, indem das Kind etwas hoch hält, sodass die Therapeutin es sehen kann, oder eine Zeigegeste auf ein entfernteres Ereignis oder Objekt. Die sprachliche Aufmerksamkeitslenkung (»Schau« oder »Schau mal, ein Eichhörnchen«) kann ebenfalls verbal gepromptet werden, wenn das Kind dazu prinzipiell in der Lage ist.

- **Verstärkung**

Die Therapeutin (oder Kotherapeutin) sollte dem Aufmerksamkeitsfokus des Kindes nicht nur durch motorische Hinwendung folgen, sondern auch sprachlich und anhand der Mimik emotional vermitteln, dass das Gezeigte interessant ist: »Oh toll, ein Eichhörnchen! Prima gezeigt!« Anfangs kann auch im Anschluss soziale Handlungsverstärkung (z. B. Kitzeln) eingesetzt werden.

Beispielmaterialien

Anfänger Bälle, Autos, Aufziehspielzeuge die sich bewegen.

Fortgeschrittene Interessante Bilder an der Wand, beliebte Gegenstände auf Bord, Fensterbank etc.

Profis Sämtliche Materialien oder Dinge, die das Kind interessant findet.

Generalisierung im alltäglichen Umfeld

Abwechselspiele werden häufig durch Eltern im Alltag automatisch mit den Kindern geübt. Dabei können die Eltern angeleitet werden, wie sie die Reaktionen des Kindes prompten und das aktive Verhalten verstärken können. Auch im Kindergarten können wechselseitige Spiele gut angeleitet und gefördert werden. Das reaktive und proaktive Lenken des Interessenfokus kann in zahlreiche natürliche Situationen eingebaut werden, immer dann, wenn jemand etwas interessantes entdeckt (Kind oder Eltern). Es kann auch gut mit einem Bilderbuch geübt werden, wenn das Kind daran Spaß hat.

10.3.2 Therapieziel: Tauschen

Tauschen ist ein wechselseitiger Prozess. Er beinhaltet, einer anderen Person etwas zu geben und dafür etwas anderes zu erhalten. Tauschen stellt damit auch ein basales Werkzeug der Kompromissbildung und Konfliktlösung dar. Für dieses Ziel ist eine genaue Kenntnis der Vorlieben des Kindes nötig (▶ Abschn. 8.1).

Ziel dieser Übung ist es, zunächst auf Aufforderung innerhalb einer sozial-interaktiven Situation zu tauschen und schließlich den Ablauf reaktiv und proaktiv verbal zu bewältigen.

Ablauf Anfänger: auf Aufforderung Spielzeug tauschen

Die Therapeutin sitzt dem Kind gegenüber am Tisch oder auf dem Boden. Zwischen ihnen liegen Spielzeuge, die das Kind mag. In einer Kiste hinter sich hat die Therapeutin ein Spielzeug oder Nahrungsmittel, dass das Kind ganz besonders gerne hat. Das Kind darf sich etwas von den Sachen, die vor ihm liegen, aussuchen und eine kurze Zeit damit spielen. Nun präsentiert die Therapeutin dem Kind das zweite, noch beliebtere Spielzeug (oder Nahrungsmittel) mit der einen Hand, die andere Hand streckt sie dem Kind mit der geöffneten Handfläche entgegen und fragt:

»Tauschen?« Ggf. mit Hilfe der Kotherapeutin werden die Spielzeuge getauscht.

In dieses Spiel kann auch die Kotherapeutin einbezogen werden, die ebenfalls mit einem interessanten Spielzeug spielt. Beispielsweise kann jeder einen bunten Leuchtkreisel in der Hand haben und damit spielen. Nun tauschen nicht nur das Kind und die Therapeutin, sondern alle, z. B. immer reihum. Dies erhöht den Modellcharakter der Übung und kann eine zusätzliche spielerische Komponente einbringen (»Achtung, fertig und tauschen!«).

■ **Prompts**

Physische Prompts, indem das Kind von der Kotherapeutin leicht geführt wird, sein Spielzeug oder die Aktivität zu tauschen. Verbale Prompts, indem die Therapeutin dem Kind ankündigt, dass und ggf. wie getauscht wird (Therapeutin: »Jetzt tauschen wir. Ich gebe dir den Kreisel, du gibst mir den Ball«). Die geöffnete Hand dient als Hinweisreiz, um etwas zu übergeben. Mittels Modellprompts können Therapeutin und Kotherapeutin den Vorgang zunächst demonstrieren.

■ **Verstärkung**

Die Verstärkung erfolgt zunächst auf natürliche Art durch den Tausch selbst, indem das Kind lernt, dass es durch den Tausch auch ein attraktiveres Spielzeug bekommen kann. Der Ablauf wird von unmittelbarem Lob und Jubel begleitet.

Ablauf Fortgeschrittene: ein gleichwertiges oder nicht so beliebtes Spielzeug tauschen

Nun können zunehmend auch Sachen getauscht werden, die das Kind nicht lieber mag als das Objekt, das es gerade benutzt. Dies ist eine gute Übung für Alltagssituationen, in denen zwei Kinder das gleiche Spielzeug mögen.

Die Übung kann z. B. mit einer Spielzeugeisenbahn umgesetzt werden. Das Kind darf zunächst mit seiner selbst ausgewählten Lieblingslokomotive spielen, die Therapeutin spielt parallel mit einer anderen Lock, einem Auto, dass die Gleise überquert, oder einem Männchen, dass in den Zug steigt. Sie verwendet hierfür ein Spielzeug, das das Kind vorher nicht gewählt hat. Sie kündigt dem Kind vor dem Spiel an, dass die Materialien nach Ablauf einer bestimmten Zeit (z. B. einer Minute) getauscht werden. Unterstützend kann der Ablauf mit einer Sanduhr visualisiert werden. Nach Ablauf der Zeit sagt die Therapeutin »Wir tauschen« und fordert das Kind auf, die Spielzeuge zu tauschen. Nach erneutem Verstreichen der Zeit wird wieder zurückgetauscht.

■ **Prompts**

Physische Prompts beim Aushändigen der Spielzeuge, visuelle Zeigeprompts auf die Sanduhr.

- **Verstärkung**

Da das Kind hier das interessante Spielzeug für eine gewisse Zeit abgibt, muss diese Akzeptanz deutlich sozial verstärkt werden durch Jubel und Lob und das anschließende Zurücktauschen zum beliebten Gegenstand.

Ablauf Profis: Tauschen (verbal) einfordern

Nun wird geübt, dass das Kind das Tauschen eines Gegenstandes selbst einfordert. Die Therapeutin kann dazu erneut ein sehr beliebtes Spielzeug präsentieren, während das Kind ein nicht so interessantes Spielzeug oder noch kein Spielzeug in der Hand hält. Das beliebte Spielzeug gibt sie dem Kind, nachdem dieses der Therapeutin aktiv sein Spielzeug zum Tausch anbietet und/oder verbal einfordert: »Tauschen.«

- **Prompts**

Physische Prompts, indem das Kind von der Kotherapeutin geführt wird, sein Spielzeug anzubieten.

Wenn das Kind keinen Gegenstand hat, kann es zu einem passenden Tauschgegenstand geführt werden (physisch oder mit visuellem Zeigeprompt). Verbale Prompts sind ebenfalls möglich, indem die Therapeutin das Kind auffordert, einen passenden Tauschgegenstand zu suchen (Therapeutin: »Was gibst du mir zum Tauschen?«).

Verbale Prompts »Tauschen« (komplett oder angedeutet), um das Überreichen einzuleiten. Mittels Modellprompts kann die Kotherapeutin in der Interaktion mit der Therapeutin auch demonstrieren, wann und wie ein Tausch eingefordert werden kann.

- **Verstärkung**

Die Verstärkung erfolgt auf natürliche Art durch den Tausch selbst, indem das Kind lernt, dass es durch den Tausch ein interessanteres Spielzeug bekommen kann. Zusätzlich wird die Übung durch unmittelbares Lob begleitet.

Beispielmaterialien

Alle Ebenen Verschiedene interessante Spielzeuge oder Lebensmittel, die sich zum Tauschen eignen.

Generalisierung im alltäglichen Umfeld

Im Alltag kommt es häufig vor, dass ein Kind etwas haben möchte, was ein anderes Kind gerade hat. Unter Berücksichtigung der obigen Prinzipien kann die Bezugsperson das Kind darin anleiten, anderen nicht einfach etwas wegzunehmen, sondern Dinge zu tauschen. Dabei kann sie helfen, passende Tauschgegenstände zu finden und anzubieten. Es sollte dabei darauf geachtet werden, dass der Tausch für beide Kinder akzeptabel ist. Ggf. lassen sich auch hier Visualisierungen für die Zeitdauer nutzen, wie z. B. eine Sanduhr.

10.3.3 Therapieziel: Teilen

Teilen beinhaltet das Abgeben von etwas, was eine Person besitzt und die andere nicht. Dabei bekommt man nicht unmittelbar etwas zurück, sondern hat zunächst einfach weniger. Allen Kindern fällt es in den ersten 3 Lebensjahren schwer, beliebte Dinge an eine andere Person abzugeben. Im Rahmen der fortschreitenden Entwicklung lernen Kinder unter Anleitung, dass Teilen ein prosoziales Verhalten darstellt. Sie merken, dass sich andere Personen freuen, wenn etwas mit ihnen geteilt wird, dass diese dann selber auch lieber teilen und dass außerdem die eigene Beliebtheit steigt. Dies führt letztendlich dazu, dass sich beide beteiligten Personen am Ende freuen können.

Ziel der Übung ist, dass das Kind lernt, Nahrungsmittel und Spielzeuge mit anderen zu teilen. Hierbei soll es die Erfahrung machen können, dass sich andere Personen über das Teilen freuen.

Ablauf Anfänger: auf Aufforderung Spielzeuge teilen

Für diese Übung wird ein Spiel gespielt, bei dem es einen interessanten Gegenstand in mehrfacher Ausführung gibt, z. B. Murmeln, Lego, Puzzle oder einfach 2 gleiche Kreisel. Dabei wird ein Behälter mit den Teilen (Murmeln, Legoteile, Puzzleteile) vor das Kind hingestellt und es darf mit dem Spiel beginnen. Dann streckt die Therapeutin die Hand aus und fordert das Kind auf, ihr etwas abzugeben (»Murmel« oder »Gib mir auch eine Murmel, bitte. Ich habe keine«). Sobald die Therapeutin von dem Kind etwas abgegeben bekommt, zeigt sie ihre Freude darüber und bereichert das Spiel, wenn möglich, um es noch interessanter für das Kind zu machen (z. B. alle Murmeln zugleich in die Bahn legen, mit dem blinkenden Kreisel durch die Luft fahren etc.). Sie verstärkt das Teilen deutlich mit Jubel und Lob.

Anschließend sollten die Rollen auch vertauscht werden, sodass die Therapeutin z. B. mehrere Murmeln hat und sie mit dem Kind und der Kotherapeutin teilt. Dies sollte auch verbalisiert werden (»Ich mache das wie du eben. Ich teile meine Murmeln. Die sind für dich«).

- **Prompts**

Physische Prompts, indem die Kotherapeutin die Hand des Kindes führt, um einen Gegenstand zu übergeben oder visueller Zeigeprompt vom Gegenstand zur Therapeutin. Mittels Modellprompts können die Therapeutin und die Kotherapeutin die Übung auch entsprechend demonstrieren.

- **Verstärkung**

In diesem Ziel spielt die soziale Verstärkung von Beginn an eine sehr große Rolle. Die Therapeutin lobt das Kind deutlich (»Toll abgegeben, da freue ich mich aber!«) und zeigt auch mimisch und mit der Stimmlage, dass sie sich freut. Wenn das Kind das mag, kann es auch zur Verstärkung gekitzelt werden. Ebenfalls verstärkend wirkt der anschließende Rollentausch, bei dem die Therapeutin etwas mit dem Kind teilt.

Ablauf Fortgeschrittene: auf Aufforderung ein beliebtes Nahrungsmittel teilen

Der Ablauf ist ähnlich wie auf Anfängerebene. Das Kind erhält Nahrungsmittel, die es gut mit anderen Teilen kann (z. B. mehrere kleine Brezeln, Smarties oder Gummibärchen). Nun wird es von der Therapeutin aufgefordert, die Nahrungsmittel zu teilen (Therapeutin: »Ich möchte auch eine Brezel. Gib mir bitte auch eine«). Das Kind soll nun der Therapeutin eine Brezel abgeben und darf selber auch eine behalten. Wenn möglich, sollte das Teilen auch mit einem anderen Kind (Geschwister, andere Patienten) geübt werden. So kann das Kind unter Anleitung der Therapeutin zu einem Kind im Wartezimmer oder einem anderen Therapieraum gehen, und diesem auch eine Brezel anbieten (vorher mit Bezugspersonen bzw. anderen Therapeuten absprechen).

Auch hier sollten die Rollen getauscht werden, sodass die Therapeutin auch ein Nahrungsmittel mit dem Kind teilt. Der Ablauf sollte ebenfalls verbalisiert werden (»Ich habe Smarties. Ich gebe dir welche ab, wie du eben mit den Brezeln«).

- **Prompts**

Physische Prompts, indem die Kotherapeutin die Hand des Kindes führt, um ein Nahrungsmittel zu übergeben oder visueller Zeigeprompt vom Nahrungsmittel zur Therapeutin. Mittels Modellprompts können die Therapeutin und die Kotherapeutin die Übung entsprechend demonstrieren.

- **Verstärkung**

Deutliche, unmittelbare soziale Verstärkung, sobald das Kind etwas geteilt hat. Ebenfalls verstärkend wirkt der anschließende Rollentausch, bei dem die Therapeutin etwas mit dem Kind teilt.

Ablauf Profis: etwas mit mehreren Personen teilen

Auf dieser Ebene werden Dinge und Lebensmittel mit mehreren Personen gleichzeitig geteilt, das Kind verteilt hierbei z. B. je eine Brezel an die Kotherapeutin, die Mutter und die Therapeutin und darf am Ende auch selber eine haben.

Prompts und Verstärker Siehe Fortgeschrittenenebene

Beispielmaterialien
Anfänger Murmelbahn, Lego, Puzzle, Kreisel.

Fortgeschrittene Nahrungsmittel, die gut teilbar sind (mehrere kleine Dinge).

Profis Siehe Materialien für Anfänger und Fortgeschrittene.

Generalisierung im alltäglichen Umfeld

In vielen Spielsituationen mit anderen Kindern können Dinge geteilt werden, was im Kindergarten in der Regel auch automatisch geübt wird. Auch können die Abläufe von den Eltern geübt werden. Wenn Geschwister vorhanden sind, kommen solche Situationen meist automatisch auf und sollten entsprechend genutzt werden. Dabei sollten die Prompts und die Verstärkung unbedingt in der oben beschriebenen Weise erfolgen.

10.3.4 Therapieziel: nichtinteraktives Spiel

Bevor Kinder interaktives Spiel mit anderen erlernen, zeigen sie spielerische Selbstbeschäftigung ohne konkreten Spielpartner. Ziel dieser Übungen ist es, sich mit verschiedenen Materialien und Objekten selbstständig zu befassen, sie spielerisch zu explorieren und ihre Funktion zu entdecken. Zudem soll das Durchführen von Konstruktionsspielen erlernt werden. Die Therapeutin führt das Kind dabei an verschiedene Materialien und Spiele heran und vermittelt ihm den Umgang damit.

Auf der Profiebene ist sinnvoll, dass parallel Übungen zur Imitation stattfinden (▶ Abschn. 9.4).

Fähigkeiten des »nichtinteraktiven Spiels« sind wiederum die Voraussetzung für die Ziele Fantasiespiel (▶ Abschn. 10.3.7) und Rollenspiel (▶ Abschn. 10.3.8).

Bei Übungen im Bereich »Spielentwicklung« sollte immer besonders auf eine entspannte und natürliche Atmosphäre geachtet werden, da dies die Basis für die entdeckende und positive Grundstimmung eines Spiels darstellt.

Ablauf Anfänger: sensomotorisches Spiel

Durch das Ausführen spielerischer motorischer Handlungen nehmen die Kinder die eigenen Sinne wahr. Dabei geht es um die Verarbeitung von taktilen, propriozeptiven, akustischen und visuellen Reizen. Auf dieser Ebene soll das Kind an sensomotorische Spiele herangeführt werden. Hierfür eignen sich diverse Materialien und Spielzeuge, die die Sinne ansprechen.

Die Therapeutin legt für diese Übung ein sensomotorisches Spielzeug (z. B. eine Rassel) vor das Kind und nimmt vorerst eine beobachtende Rolle ein. Sollte das Kind kein Interesse daran zeigen, nimmt die Therapeutin die Rassel in die Hand und schüttelt sie, sodass ein Geräusch entsteht. Dieses sollte von Geräuschen der Therapeutin und einem deutlichen mimischen Ausdruck begleitet werden. Anschließend legt sie die Rassel wieder auf den Boden oder Tisch, damit das Kind die Aktivität imitieren kann. Eine »Motorikschleife« (siehe Arbeitsblatt 11.2 »Beispiele für Therapiematerialien; ▶ Abb. 11.2) ist ebenfalls für sensomotorisches Spiel geeignet. Hier können z. B. Holzperlen in einer Metallschlinge spielerisch an ein anderes Ende geführt werden. Auch hier zeigt die Therapeutin dem Kind den Umgang mit dem Spielzeug, um sein Interesse an dieser Art von Spielen zu wecken.

- **Variante**

Eine weitere Möglichkeit der spielerischen sensomotorischen Selbstbeschäftigung ist das Spiel mit Wasser. Es werden unterschiedlich große Behälter vor das Kind gestellt. In einem Behälter ist etwas Wasser. Die Therapeutin schüttet das Wasser in einen anderen Behälter, übergibt ihn dann dem Kind und sagt: »Jetzt bist du dran!« oder »Jetzt du!«. Das Kind darf nun das Wasser in die unterschiedlichen Behälter füllen, ohne dass es weitere Vorgaben der Therapeutin bekommt. Es ist sinnvoll, das Handeln des Kindes zu kommentieren und zu benennen (»Wasser!«, »Wasser schütten!«, »Jetzt schüttest du das Wasser!«, »Das fühlt sich ganz nass an« etc.).

- **Prompts**

Es können physische Prompts beim Betätigen der Rassel, der Motorikschleife oder dem Umgang mit dem Wasser und den Behältern gegeben werden. Des Weiteren können sowohl Zeige- als auch verbale Prompts verwendet werden.

- **Verstärkung**

Bei allen Tätigkeiten mit den Gegenständen sollen soziale Verstärker wie Jubel und Lob eingesetzt werden. Je weiter sich das Kind in der Kompetenz des spielerischen Beschäftigens entwickelt, desto mehr erfolgt die Verstärkung auf natürliche Art durch die Spielzeuge selbst. Auch dann wird begleitend sozial verstärkt.

Ablauf Fortgeschrittene: Spiel mit Ursache-Wirkungs-Spielzeugen

Ursache-Wirkungs-Spielzeuge sind Kleinkindspielzeuge, bei denen durch die Manipulation von Knöpfen, Schaltern etc. interessante, schöne oder lustige Effekte ausgelöst werden können. Beispielsweise spielen sie eine Melodie ab oder fangen an zu blinken, wenn sie betätigt werden. Gut geeignet sind auch »Pop-Up-Spielzeuge«, bei denen nach dem Betätigen einer Kurbel oder dem Drücken eines Knopfes eine oder mehrere Figuren aus dem Spielzeug herausspringen (◨ Abb. 10.5).

Die Therapeutin legt eine Auswahl an Spielzeugen vor das Kind, wie z. B. Pop-up-Figuren, Musikkreisel, automa-

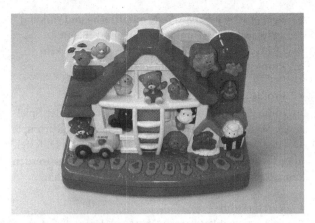

◨ **Abb. 10.5** Beispiel eines Ursache-Wirkungs-Spielzeugs. (Foto: Elisabeth Mann)

tische Trommeln etc. Nun beobachtet sie, ob es von alleine anfängt, ein Spielzeug zu explorieren und zu betätigen. Sollte das Kind dies nicht tun, nimmt die Therapeutin ein Spielzeug in die Hand und betätigt es. Hierbei muss die Wirkung des Spielzeuges mimisch und sprachlich von der Therapeutin begleitet werden. Dem Kind wird so gezeigt, wie das Spielzeug funktioniert, und es erfährt, welche Freude man dabei haben kann, lustige und überraschende Effekte wie z. B. bestimmte Geräusche auszulösen. Des Weiteren erlebt das Kind, wie es durch die eigenen Handlungen etwas beeinflussen kann, was ihm Freude bereitet. Wenn die Therapeutin die Handlung demonstriert hat, ist das Kind an der Reihe.

Die spielerische Beschäftigung mit Ursache und Wirkung ist Teil der kindlichen Entwicklung. Während gesunde Kinder sich nach dieser Entwicklungsphase weiter entwickeln, z. B. anfangen interaktives Spiel zu zeigen, verbleiben manche Kinder mit ASS bei der Verwendung von Ursache-Wirkungs-Spielzeugen. Einige Kinder haben an solchen Spielzeugen besondere Freude, da sie der unmittelbar zu beobachtende, oft sensorische Effekt sehr interessiert. Ein solches Spielverhalten muss erst dann als dysfunktional bewertet werden, wenn die Kinder in einem deutlichen Ausmaß diese Spielzeuge betätigen, sich wehren, wenn das Spiel beendet werden soll und sie sich nicht auf andere Spiele einlassen können. In diesem Fall muss die Fähigkeit, andere Spielzeuge zu benutzen, aufgebaut werden (Interessenerweiterung).

Wichtig ist auch, dass dieses Ziel unter keinen Umständen mit Lichtschaltern oder Türen geübt werden darf, um kein Problemverhalten zu implementieren oder zu fördern. Vielmehr sollten die Kinder lernen, Ursache-Wirkungs-Spiel mit angemessenem Spielzeug zu zeigen. Neigen Kinder von sich aus zur exzessiven Beschäftigung mit Türen oder Lichtschaltern, ist dies als Verhalten zu sehen, was durch Interessenerweiterung und Stimuluskontrolle (soweit möglich) abgebaut und nicht verstärkt werden soll.

> Spielerische Beschäftigung mit Ursache und Wirkung sollte nicht in dysfunktionaler Weise, z. B. mit Lichtschaltern und Türen, geübt werden, um kein Problemverhalten zu implementieren.

- **Prompts**

Es können physische Prompts beim Betätigen der Spielzeuge verwendet werden. Sowohl visuelle Zeigeprompts als auch verbale Prompts können dem Kind als Hilfestellung dienen, wo und wie ein Spielzeug betätigt werden kann, damit es z. B. ein Geräusch macht oder blinkt.

- **Verstärkung**

Es werden ausschließlich soziale Verstärker verwendet wie Jubel und Lob. Eine natürliche Verstärkung besteht von sich aus in der Situation, indem der Effekt der Spielzeuge (Musik, Leuchten etc.) von den meisten Kindern als verstärkend erlebt wird.

Ablauf Profis: Konstruktionsspiel

Auf dieser Ebene soll das Kind den spielerischen Umgang mit Konstruktionsspielzeugen lernen. Hierfür eignen sich zu Beginn Bauklötze oder Legosteine und im Verlauf auch Puzzles.

Die Therapeutin gibt dem Kind einen Bauklotz in die Hand und fordert es auf (verbal/Deuten), diesen auf den Tisch zu legen. Anschließend bekommt das Kind nacheinander weitere Bauklötze, die auf den ersten Stein gelegt werden sollen. Im Verlauf des Spiels entsteht so ein Turm aus vielen einzelnen Steinen. Die Therapeutin begleitet dies verbal: »Super, da kommt noch einer drauf«, »Schau, das ist ein Turm!«. Es können ebenfalls Eigenschaften (wie die Höhe) benannt werden, damit das Kind wahrnimmt, was es gebaut hat: »Was für einer hoher Turm!« Nun gibt man dem Kind Zeit, sein Werk zu explorieren. Sollte das Kind den Turm umwerfen, kommentiert man dies z. B. mit: »Oh, jetzt hast du ihn umgeworfen!« Dabei sollte dem Kind die Freude daran vermittelt werden, wie alles wieder zusammenfällt. Sollte das Kind Ängste vor dem Umwerfen zeigen, können die Steine auch einzeln weggeräumt und zunächst nur die letzten Steine gemeinsam umgeworfen werden. Dieses Spiel sollte mehrfach wiederholt werden. Es können im Verlauf auch verschiedene Objekte gebaut werden.

Diese Übung kann mit Legosteinen, Puzzles, Kugelbahnen und Eisenbahnschienen etc. in Abwandlung geübt werden.

- **Prompts**

Zu Beginn sollten physische Prompts beim Aufbauen des Turms verwendet werden. Diese sollen jedoch zügig ausgeblendet und ggf. durch visuelle Zeigeprompts oder, wenn bereits möglich, durch verbale Prompts ersetzt werden.

- **Verstärkung**

Das Kind soll mittels sozialen Verstärkern wie Lob und Jubel die Rückmeldung bekommen, dass es den Stein richtig auf den anderen gelegt hat. Der fertige Turm bzw. das Umwerfen wird von vielen Kindern als natürlicher Verstärker erlebt.

Beispielmaterialien

Anfänger Rassel, Motorikschleifen, Behälter mit Wasser.

Fortgeschrittene Ursache-Wirkungs-Spielzeuge wie z. B. »Jack-in-the-Box«.

Profis Lego, Bauklötze, Eisenbahnen zum Zusammenbauen, zusammensteckbare Kugelbahnen.

Generalisierung im alltäglichen Umfeld

Sowohl zuhause als auch im Kindergarten kann das Kind dabei unterstützt werden, unterschiedliche Materialien kennenzulernen und sie nach deren Funktion zu verwenden bzw. sich spielerisch mit ihnen auseinanderzusetzen. Ziel ist es, dass das Kind Interesse an den Materialien entwickelt und sich zunehmend selbst damit beschäftigt. Die Eltern sollten ebenfalls zu Beginn Prompts einsetzen, damit das Kind versteht, wie ein Spielzeug funktioniert. Diese sollten jedoch zügig ausgeblendet werden.

10.3.5 Therapieziel: einfaches gemeinsames Spiel

Durch einfaches gemeinsames Spiel lernen Kinder, wie viel Freude es machen kann, mit anderen zusammen zu spielen, aber auch wie wichtig es ist, dass jeder seine Wünsche in das Spiel einbringen kann und dass dies sich bereichernd auf das Spiel auswirkt.

Das Kind soll lernen, die Therapeutin und im späteren Verlauf andere Kinder in das Spiel mit einzubeziehen, um ein gemeinsames Spiel entstehen zu lassen und mit zu gestalten. Alle Spiele sollten perspektivisch mit anderen Kindern geübt werden. Deshalb sind sie auch ein sinnvolles Ziel im Kindergarten.

Ablauf Anfänger: Parallelspiel – in einer spielerischen Situation mit einer anderen Person verbleiben

Zuerst soll das Kind die Möglichkeit bekommen, selbst verschiedene Spielmaterialien auszuprobieren, damit die Therapeutin erkennen kann, welche Spielmaterialien dem Kind am meisten Freude bereiten. Dafür werden dem Kind nacheinander verschiedene Objekte (z. B. Knete, ein Auto) angeboten, sodass es diese jeweils für ein paar Minuten ausprobieren bzw. explorieren kann. Alle Materialien sollten doppelt vorhanden sein. Sobald die Therapeutin beurteilen kann, welches Spiel dem Kind am meisten Spaß macht, steigt sie mit dem gleichen Gegenstand in das Spiel ein, indem sie das Kind imitiert, sodass ein Parallelspiel entsteht. Wenn das Kind z. B. Gefallen daran hat, Knete zu zerbröseln und sich die einzelnen Knetestücke durch die Finger auf den Tisch rieseln zu lassen, wird genau diese Spielhandlung imitiert, während sich Kind und Therapeutin gegenüber sitzen. Bei diesem Parallelspiel soll das Kind zunächst lernen, in der Situation zu verbleiben; es muss keine direkte Interaktion zwischen Kind und Therapeutin stattfinden, es sei denn, das Kind initiiert es. Die Therapeutin kommentiert die Handlungen verbal, um dem Kind das Geschehen zu verdeutlichen (z. B. »Oh das rieselt aber schön, das mache ich auch« oder bei einem anderen Beispiel »Das Auto rollt aber schnell hin und her«).

- **Prompts**

Auf dieser Ebene müssen keine Prompts verwendet werden, da die Therapeutin sich an dem Kind orientiert, ohne Vorgaben zu machen. Sollte das Kind sich aus der Situation entfernen wollen, wird das Spielzeug gewechselt; wenn es sich wegdreht, wird die Hinwendung zur Therapeutin gepromptet.

- **Verstärkung**

Da die Tätigkeiten vom Kind ausgewählt werden und natürlicherweise eine verstärkende Wirkung haben, werden hier keine konkreten Verstärker benötigt. Die Handlungen des Kindes werden allerdings sozial verstärkt durch Lob, Lächeln und Jubel.

Ablauf Fortgeschrittene: Akzeptieren, dass andere sich in das Spiel einbringen

Nun soll das Kind lernen, dass jemand anderes das eigene Spiel positiv beeinflussen kann. Das Einbringen der Therapeutin soll eine verstärkende Wirkung auf das eigene Spiel bekommen, d. h., dass dadurch die Freude am Spiel aktiv gesteigert werden sollte. Somit ist es entscheidend, dass sie nicht nur in das Spiel des Kindes eingreift, sondern dieses spürbar bereichert, damit das Kind dies als etwas Positives wahrnimmt und sich darüber freut.

Dabei kann an einer Situation, wie sie auf Anfängerebene stattfindet, angeknüpft werden. So könnte die Therapeutin z. B. aus Knete Figuren ausstechen oder eine Kugel formen und diese dem Kind zurollen, um ihm zusätzliche Anregungen zur Verwendung des Spielmaterials zu geben. Das Kind soll dabei lernen, solche Anregungen zu akzeptieren und zunehmend in das eigene Spiel mit aufzunehmen. Es soll vermittelt werden, dass das Spiel gemeinsam mehr Freude macht als alleine. Dabei sollen auch die Toleranz des Kindes gegenüber den Handlungen seines Spielgefährten und die Flexibilität in der Gestaltung des

gemeinsamen Spiels gesteigert werden, d. h., das Kind soll nicht die alleinige Kontrolle über das Material haben.

Wenn das Kind stereotype oder sensorische Interessen hat, sollte auch an diesem Spiel wie erläutert angesetzt werden, um überhaupt in eine Interaktion mit dem Kind kommen zu können. Dabei muss dieses Spielverhalten als Entwicklungsstufe gesehen werden, von der aus das Kind sich nach Möglichkeit weiterentwickeln soll. Die eingebrachten Ideen der Therapeutin sollen dem Kind eine Interessenerweiterung ermöglichen und alternative Spielideen aufzeigen, sodass es sich von den stereotypen oder sensorischen Handlungen lösen kann. Aggressive Selbststimulation bzw. -verletzungen sind davon selbstverständlich ausgeschlossen. Diesen muss mit einer Verhaltensanalyse (► Abschn. 8.2) auf den Grund gegangen werden.

- **Prompts**

Um das Kind bei den Handlungen, wie dem Rollen der Knete zu einer Kugel, zu unterstützen, können sowohl physische als auch visuelle Zeigeprompts verwendet werden.

- **Verstärkung**

Die Verstärkung erfolgt auf dieser Ebene auf natürliche Art, indem das Einbringen der Therapeutin in das Spiel des Kindes als positiv empfunden wird. Wenn das Kind das Einbringen anfangs als störend erlebt, kann zusätzlich soziale Handlungsverstärkung wie Kitzeln auf seine Akzeptanz erfolgen. Zudem sollte deutliche soziale Verstärkung wie Lob, Jubel, Lächeln etc. eingesetzt werden.

Ablauf Profis: andere in einfache Spielhandlungen einbeziehen

Nun soll das Einbringen des anderen nicht nur akzeptiert oder als positiv erlebt werden, sondern das Kind soll sein Gegenüber aktiv in das Spiel einbeziehen. Dabei soll es lernen, dass es andere zum gemeinsamen Spiel animieren kann.

Angeregt wird dieses aktive Einbeziehen der Therapeutin durch das Kind, indem Spielsituationen hergestellt werden, deren Fortsetzung das Kind aktiv einfordern muss.

Dies kann mit einer Eisenbahn gut geübt werden. Es werden zunächst gemeinsam mit dem Kind die Schienen aufgebaut. Das Kind fährt dann mit dem Zug auf den Schienen. Die Therapeutin kann überraschend eine Schranke auf die Schienen halten und dies mit lustigen Geräuschen begleiten. Dann kann sie auf einen Knopf an der Schranke drücken und sie wieder öffnen. Wenn das Kind Freude an diesem Spiel zeigt, kann es bei weiteren Durchgängen verbal mit »Bitte aufmachen!« die Spielhandlung der Therapeutin erneut einfordern oder selber den Knopf drücken, um die Schranke zu öffnen. Anschließend kann sich die Therapeutin weitere lustige Ideen ausdenken, z. B. den Zug mit einem lustigen Geräusch tanken. Wenn das Kind Freude an diesen Handlungen hat, sollte es die Therapeutin auffordern oder animieren, sie noch einmal zu zeigen. Das Kind soll so motiviert werden, auf die Situation angemessen zu reagieren und die Spielhandlung der Therapeutin aktiv einzufordern.

- ■ **Prompts**

Hier können physische, verbale und visuelle Zeigeprompts verwendet werden, um dem Kind zu helfen, die einzelnen Aufforderungen an die Therapeutin, z. B. zum erneuten Betätigen der Schranke, auszuführen.

- ■ **Verstärkung**

Es können hierbei soziale Verstärker wie Lob und Lächeln eingesetzt werden. Oftmals werden die Handlungen der Therapeutin auch als natürliche Verstärkung erlebt.

Beispielmaterialien

Anfänger und Fortgeschrittene Beliebte Spielzeuge wie Knete, Spielzeugautos etc.

Profis Eisenbahn, Parkgarage, Bauernhof.

Generalisierung im natürlichen Umfeld

Das Heranführen an spielerische Beschäftigung wird meist ohnehin im Kindergarten und zu Hause umgesetzt. Dabei sollten die oben geschilderten Prompts und Verstärker zum Einsatz kommen. Das interaktive Spiel sollte immer mit unterschiedlichen Personen (Eltern, Erzieherinnen, Geschwister, anderen Kindern) geübt werden. Meist fällt es zunächst mit Erwachsenen leichter, letztlich ist jedoch das gemeinsame Spiel mit anderen Kindern im Alltag angestrebt.

10.3.6 Therapieziel: Regelspiele/Brettspiele

Ziel dieser Übungen ist es, dem Kind die Prinzipien des Regelspiels beizubringen. Es soll lernen, die unterschiedlichen Regeln der jeweiligen Spiele zu verstehen, sie zu akzeptieren und anzuwenden. So werden einerseits der Ablauf und die Regeln vermittelt, andererseits soll der Umgang mit dem Würfel erlernt werden, sowohl inhaltlich (Bedeutung von Farben/Formen und Punkten) als auch motorisch. Darüber hinaus soll das Kind Freude am gemeinsamen Regelspiel entwickeln und so eine weitere Möglichkeit erhalten, mit gleichaltrigen Kindern in spielerischen Kontakt zu kommen.

Eine gewisse Konzentrationsfähigkeit ist für diese Übungen Voraussetzung. Die Altersempfehlungen der Spiele sollten auf das Entwicklungsalter bezogen werden. Es ist sinnvoll, die Vorlieben und Sonderinteressen des Kindes bei der Auswahl des Regelspiels zu berücksichtigen (Autos, Tiere, Raketen, beliebte Comicfiguren), da dies die Kinder zusätzlich motiviert. Es können dem Kind hierfür mehrere Spiele angeboten werden, mit denen das aktuelle Therapieziel geübt werden kann. Das Kind darf dann auswählen welches Spiel es spielen möchte.

Ablauf Anfänger: Abwarten und Sichabwechseln

Hierfür sind einfache Abwechslungsspiele geeignet, z. B. ein Angelspiel (siehe Arbeitsblatt 11.2 »Beispiele für Therapiematerialien; ▶ Abb 11.2). Die Spiele sollten auf dieser Ebene vom Ablauf und Inhalt her nicht zu komplex sein, um nicht zu viele Ziele gleichzeitig zu adressieren. Es sollten auf Anfängerebene Spiele ohne Würfel verwendet werden, da Würfeln für viele Kinder oftmals bereits eine motorische Herausforderung darstellt, die den Ablauf unterbricht und viel Aufmerksamkeit des Kindes bindet.

Die Fische eines Angelspiels werden zwischen dem Kind und der Therapeutin auf dem Tisch verteilt. Nun werden sie mittels einer magnetischen Angel abwechselnd geangelt. Es wird dabei nur eine Angel abwechselnd benutzt, um dem Kind das Abwechseln und Abwarten klarer zu verdeutlichen. Die Therapeutin beginnt und angelt einen Fisch. Dann übergibt sie dem Kind die Angel. Dies wird verbal begleitet, in Abhängigkeit des Sprachniveaus des Kindes z. B. mit den Worten »Jetzt bist du dran und ich warte!«. Das Kind angelt nun ebenfalls einen Fisch und übergibt anschließend die Angel wieder an die Therapeutin. Das Spiel wird beendet, wenn keine Fische mehr auf dem Tisch liegen. Wenn es dem Kind schwer fällt zu warten, bis es wieder an der Reihe ist, kann eine Visualisierungshilfe in Form einer »Wartenkarte« eingesetzt werden (z. B. ein Bild eines sitzenden Kindes), die von der Therapeutin immer vor die Person gelegt wird, die gerade nicht dran ist und warten muss (»Jetzt muss ich warten«/»Jetzt musst du warten«). Das Kind muss die Abbildung allerdings verstehen können, damit dies eine tatsächliche Hilfestellung darstellt.

Diese Übung kann auch mit Memory geübt werden, wobei abwechselnd Karten umgedreht werden. Wenn das Merken noch zu schwierig ist, kann die eine Hälfte der Karten umgedreht auf den Tisch gelegt werden und die andere verdeckt. Es werden dann abwechselnd Karten aufgedeckt und dem passenden sichtbaren Pendant zugeordnet. Auch hier kann eine Wartenkarte eingesetzt werden.

Um die Aufmerksamkeit des Kindes zu fokussieren, sollten zu Beginn lediglich die notwendigen Spielmaterialien auf dem Tisch liegen und sämtliche anderen Materialien außerhalb seines Blickfeldes aufbewahrt werden. Im Verlauf sollte die Situation dann zunehmend natürlicher gestaltet werden, mit weiteren Materialien in Reichweite.

■ **Prompts**

Es werden physische Prompts wie das Führen der Hände des Kindes verwendet, um die Spielhandlungen zu unterstützen. Des Weiteren sind visuelle Prompts (Deuten auf die »Wartenkarte«) sowie verbale Prompts (»Du bist dran, jetzt warte ich«) möglich, wenn das Kind diese versteht und nutzen kann.

■ **Verstärkung**

Sobald das Kind die Angel hat und versucht, einen Fisch zu angeln, sollten soziale Verstärker wie Jubel und Lob eingesetzt werden. Die soziale Verstärkung erfolgt unabhängig davon, ob das Kind einen Fisch angelt oder nicht. Dabei sollte die soziale Verstärkung dennoch variiert und abgestuft werden, um dem Kind zu verdeutlichen, dass es das Ziel dieses Spiels ist, einen Fisch zu angeln. Das Abwarten sowie das Aushändigen und Entgegennehmen der Angel sollten deutlich sozial verstärkt werden (Jubel, Lob, Lächeln).

Ablauf Fortgeschrittene: Würfelspiele mit Farbwürfeln

Um den Umgang mit dem Würfel zu erlernen, bieten sich zu Anfang Spiele mit Farbwürfeln an, z. B. »Tempo, kleine Schnecke« (siehe Arbeitsblatt 11.2 »Beispiele für Therapiematerialien; ▶ Abb. 11.2). Das Spiel wird gemeinsam mit dem Kind aufgebaut. Die Therapeutin benennt dabei jeweils die Farbe der Schnecken und gibt sie nacheinander dem Kind. Wenn das Kind dazu in der Lage ist, kann auch das Benennen der Farben mit ihm geübt werden, bevor die Schnecken ausgehändigt werden. Anschließend ordnet das Kind die Schnecken den Startpositionen auf dem Spielbrett zu. Bei diesem Spiel haben die Spieler keinen eigenen Spielstein, sondern bewegen alle Schnecken, je nachdem welche Farbe gewürfelt wird. Als erstes würfelt die Therapeutin, deutet auf die gewürfelte Farbe und benennt diese. Anschließend setzt sie die Schnecke mit der gewürfelten Farbe auf die nächste Position auf dem Spielbrett. Beim Übergeben des Würfels fordert die Therapeutin Blickkontakt ein, bevor der Würfel ausgehändigt wird. Das Übergeben des Würfels wird immer verbal kommentiert: »Jetzt du« oder »Jetzt bist du dran mit Würfeln«. Das Kind würfelt nun und setzt die Schnecke entsprechend der gewürfelten Farbe auf das richtige Feld. Die Schnecke, die als erste das gegenüberliegende Feld erreicht, gewinnt das Spiel. Die Abläufe sollten immer emotional begleitet werden, um dem Kind die Freude am Spiel (z. B. über das Vorankommen der Schnecken) zu vermitteln.

Diese Übung kann mit verschiedenen Regelspielen mit Farbwürfel geübt werden, bei denen die Abläufe weitgehend auf Würfeln und Bewegen von Spielfiguren beschränkt sind.

■ **Prompts**

Es werden physische Prompts durch das Führen der Hände des Kindes eingesetzt, z. B. beim Würfeln. Zudem können sowohl visuelle (Deuten auf das Spielbrett) als auch verbale (»Du bist dran«) und Modellprompts verwendet werden.

■ **Verstärkung**

Es sollen soziale Verstärker wie Jubel und Lob eingesetzt werden. Im Verlauf werden auch die Spielhandlungen an sich als natürliche Verstärker erlebt.

Ablauf Profis: komplexe Gesellschaftsspiele spielen

Auf dieser Ebene sollen Spiele erlernt werden, die komplexere Abläufe, z. B. das Spiel mit einem Zahlenwürfel, beinhalten. Dies kann z. B. mit dem Spiel »Mausefalle« (siehe Arbeitsblatt 11.2 »Beispiele für Therapiematerialien; ▶ Abb. 11.2) geübt werden.

Voraussetzung ist eine gewisse Fähigkeit des Kindes zu zählen, die mit diesem Spiel allerdings weiter gefördert wird. Es ist hilfreich, das Ziel-Mengen-Verständnis (▶ Abschn. 10.5.5) parallel zu üben.

Das Spiel wird gemeinsam mit dem Kind aufgebaut. Das Kind kann sich eine Spielfigur aussuchen. Dies kann je nach Sprachniveau des Kindes verbal erfolgen (»Magst du rot oder lieber grün?«, »Oh, ich mag auch rot, aber du darfst es haben« etc.). Hier ist die Therapeutin auch Modell für bestimmte soziale Verhaltensweisen.

Das Spiel sollte immer gemeinsam mit dem Kind aufgebaut und weggeräumt werden. Wenn das sprachliche Nievau es zulässt, kann man dabei gemeinsam erarbeiten, welche Materialien für das Spiel benötigt werden und die Regeln besprechen. Bei Regelspielen können sehr viele Ziele gleichzeitig geübt werden z. B. der Blickkontakt beim Aushändigen von Gegenständen. Dies ist ein Vorteil, muss aber sorgfältig geplant werden, um das Kind nicht zu überfordern.

Nun wird abwechselnd gewürfelt und anschließend die Maus bewegt. Um dem Kind das Zählen zu erleichtern, kann ein physischer Prompt eingesetzt werden, indem der Zeigefinger des Kindes geführt wird, um die Punkte zu zählen, was auch verbal begleitet wird. Dies ist nur erforderlich, wenn das Kind die Augenzahl nicht visuell ohne Zählen erkennt. Anschließend bewegt das Kind die Figur um die gewürfelte Zahl nach vorne. Fällt die Figur des Kindes oder die der Therapeutin in ein Mauseloch, wird dies emotional kommentiert: »Oh, nein. Nun muss ich wieder zurück!« oder »Oh, toll! Jetzt bin ich weiter vorne gelandet«.

Auf dieser Schwierigkeitsstufe können unterschiedliche und komplexere Regelspiele verwendet werden, bei denen weitere Fähigkeiten neben dem Abwechseln, dem Umgang mit Spielsteinen und dem Würfel geübt werden können. Besonders bei diesen Spielen sollte das Entwicklungsalter berücksichtigt werden, da hier leicht eine Überforderung durch den Spielablauf entstehen kann, da meist mehrere Kompetenzen gleichzeitig nötig sind (Farben zuordnen, Zählen, Gruppen bilden, Positionen merken etc.). Auf dieser Ebene sollte das Kind den Spielablauf und die Regeln zunehmend selbstständig im Blick haben, z. B. »Ich bin dran« sagen, wenn es übersprungen wurde oder auf die Regeln hinweisen, wenn die Therapeutin einen Fehler macht.

- **Prompts**

Auf dieser Ebene sollten v. a. visuelle Zeigeprompts und verbale Prompts eingesetzt werden. Der Umgang mit dem Zahlenwürfel kann wie im Ablauf beschrieben unterstützt werden.

- **Verstärkung**

Häufig haben die Spiele für die Kinder bereits eine verstärkende Rolle, sollten jedoch weiterhin mit sozialen Verstärkern wie Lob und Jubel begleitet werden.

> ⚫ Mit Regelspielen können mehrere Ziele gleichzeitig geübt werden, was eine sorgsame Auswahl der aktuellen Therapieziele erfordert.

Beispielmaterialien

Anfänger Angelspiel, Memory, Bilderlotto.

Fortgeschrittene »Tempo, kleine Schnecke«, »Türmchenspiel«.

Profis »Mausefalle« (Zahlenwürfel), »Mensch ärgere Dich nicht« (Zahlenwürfel), »Geistertreppe« (Merkfähigkeit), »UNO« (Perspektivenverständnis, Zahlen), »Patschspiel« (Schnelligkeit, Aufmerksamkeit, Verhaltensinhibition) (siehe Arbeitsblatt 11.2 »Beispiele für Therapiematerialien; ▶ Abb. 11.2).

Generalisierung im alltäglichen Umfeld

Das Gelernte lässt sich gut im Kindergarten generalisieren. Hierbei ist es sinnvoll, dass die Erzieherinnen mit dem Kind in einer eher reizarmen Ecke ein bekanntes Spiel spielen. Das Kind gewöhnt sich so daran, sich trotz anderer Kinder und der Geräuschkulisse auf das Spiel einzulassen. Im nächsten Schritt wird ein weiteres Kind zum Spiel hinzugezogen. Zu Beginn wird dem Kind mit ASS viel Anleitung und Hilfestellung von den Erzieherinnen gegeben (z. B. »Jetzt bekommt Andreas den Würfel«), die dann nach und nach weiter ausgeblendet werden kann.

10.3.7 Therapieziel: einfaches Fantasiespiel

Fantasiespiel bezieht sich auf die Fähigkeit, sich spielerisch Dinge auszudenken und vorstellen zu können. Kinder mit ASS sehen und gebrauchen Gegenstände oftmals von sich aus nur in ihrer eigentlichen Funktion. Ziel dieser Übung ist es, dass die Kinder im Spiel improvisieren und Gegenstände fantasievoll und auch anders als in ihrer eigentlichen Funktion zu benutzen lernen.

Voraussetzung für das Fantasiespiel ist es, dass die Kinder bereits gelernt haben zu imitieren (▶ Abschn. 9.4). Das Ziel »Repräsentationsverständnis« sollte ebenfalls vorher geübt werden (▶ Abschn. 9.5).

Ablauf Anfänger: »So tun als ob«-Handlungen mit realen Gegenständen

Auf dieser Ebene sollen die Kinder lernen, einen ihnen bereits bekannten Gegenstand gemäß seiner Funktion mit einer spielerischen »So-tun-als-ob-Handlung« zu benutzen. Hierfür eignen sich besonders Gegenstände, die das Kind regelmäßig im Alltag verwendet wie z. B. Löffel oder Becher. Der Ablauf wird von der Therapeutin demonstriert. Sie hält den leeren Becher vor das Kind und benennt diesen mit »Becher«. Anschließend führt sie ihn zum Mund und tut so, als ob sie trinken würde. Hierbei kann die Handlung mit Schluckgeräuschen vertont und verbal begleitet werden (z. B. »Mmh, das war lecker! Jetzt habe ich keinen Durst mehr«). Dabei wird der Spaß an dieser spielerischen Handlung emotional vermittelt. Abschließend stellt die Therapeutin den Becher wieder auf den Tisch und animiert das Kind, es ihr nachzumachen (»Jetzt bist du dran!«). Das Kind soll nun das beobachtete Fantasiespiel der Therapeutin imitieren. Im Verlauf kann eine ganze Spielsituation entstehen, bei der man so tun kann, als würde man in einem (Puppen-)Topf umrühren, als würde man etwas auf einen Teller tun oder mit der Gabel aufnehmen etc. Bei einer Handlungssequenz mit mehreren Schritten ist die Schwierigkeit bereits leicht erhöht.

Fantasievolle Handlungen können mit verschiedensten Gegenständen geübt werden, z. B. einem Spieltelefon, bei dem so getan wird als ob man einen Anruf tätigt (Wählen, Rufsignal, evtl. ein »Gespräch«) etc. Die Handlungen sollten mit vielen verschiedenen Gegenständen geübt werden, damit das Kind das Prinzip des spielerischen »So-tun-als-ob« erkennen und erlernen kann.

- **Prompts**

Physische Prompts helfen beim Imitieren der Handlungen der Therapeutin. Die Kotherapeutin nimmt dabei z. B. behutsam die Hand des Kindes, greift zum Becher und führt diesen anschließend in die Nähe des Mundes des Kindes.

- **Verstärkung**

Die Verstärkung erfolgt durch Jubel und Lob, sobald das Kind die Fantasiehandlung imitiert hat. Ggf. sind zusätzlich soziale Handlungsverstärker (z. B. Kitzeln) sinnvoll.

Ablauf Fortgeschrittene: »So-tun-als-ob«-Spiel mit Platzhaltern

Bei dieser Übung soll das Kind lernen, Platzhalter fantasievoll zu benutzen. Dabei wird der Gegenstand nicht in seiner eigentlichen Funktion verwendet, sondern als Ersatz für einen anderen, nicht verfügbaren Gegenstand. Vor der Therapeutin und dem Kind liegen 2 identische Gegenstände, wie z. B. 2 Spielzeugteller. Die Therapeutin hält nun den Teller vor das Kind und sagt: »Das ist ein Teller. Jetzt tue ich so als wäre es ein Hut.« Anschließend setzt sie diesen auf ihren Kopf. Hierbei wird der Spielcharakter der Handlung durch eine deutliche Mimik seitens der Therapeutin unterstützt. Nun wird das Kind angehalten, das Spiel in der gleichen Weise zu spielen, die Handlung zu imitieren. Weitere Beispiele sind, eine Puppengabel wie einen angedeuteten Kamm zu benutzen, einen Stift als Zahnbürste, einen kleinen Ball als Apfel etc.

Im Verlauf kann der gleiche Gegenstand für mehrere Handlungen verwendet werden. So kann ein Bauklotz erst ein Auto sein und im Anschluss ein Telefon. Es ist einfacher für das Kind, sich eine alternative Funktion für einen Gegenstand vorzustellen und später selber zu überlegen, wenn dieser eine Ähnlichkeit mit dem imaginierten Gegenstand aufweist. Beispielsweise ist es leichter, eine Puppengabel als Kamm zu verwenden, als aus einem eher neutralen Gegenstand wie einem kleinen Holzklotz eine entsprechende Handlung abzuleiten.

- **Prompts**

Es können physische Prompts durch die Kotherapeutin verwendet werden, um das Spiel der Therapeutin zu imitieren. Im Verlauf können visuelle Zeigeprompts eingesetzt werden, indem z. B. zuerst auf den Teller und dann auf den Kopf gedeutet wird, um das Kind aufzufordern, den Teller ebenfalls auf den Kopf zu setzen.

- **Verstärkung**

Soziale Verstärker wie Jubel und Lob sollten nach jeder imitierten Handlung erfolgen.

Ablauf Profis: kurze Sequenzen von Fantasiespiel mit unterschiedlichen Platzhaltern

Auf dieser Ebene soll eine kurze Fantasiespielsequenz geübt werden. Der Fokus wird im Besonderen darauf gelegt, dass unterschiedliche Platzhalter in dem Spiel verwendet und zu einem Ablauf zusammengesetzt werden. Es ist sinnvoll, zu Beginn alltägliche Skripte wie das Tischdecken in einer Essensituation nachzuspielen, da solche rituali-sierten Situationen den Kindern in der Regel gut vertraut sind. Die Umgebung wird dabei kindgerecht gewählt, z. B. indem das Tischdecken an einem Kindertisch stattfindet. Es ist hierfür ein gewisses rezeptives Sprachverständnis erforderlich, um den Ablauf anzuleiten.

Die Therapeutin wählt vorab verschiedene Gegenstände aus, die zum Tischdecken benötigt werden (Teller, Tassen, Besteck, Servietten) sowie Platzhalter für das Geschirr und das Essen. Große Legosteine eignen sich aufgrund ihrer unterschiedlichen Farben und Formen z. B. gut als Platzhalter für einzelne Speisen bzw. Lebensmittel. Die Gegenstände werden auf dem Tisch verteilt. Es wird dabei anstelle von 2 Bechern lediglich einer hingelegt, damit der zweite Becher durch einen Platzhalter (z. B. einen stehenden, runden Bauklotz) ersetzt werden muss. Nun werden dem Kind die Materialien gezeigt und erklärt, dass eine Essenssituation gespielt werden soll, (z. B. »Komm wir decken den Tisch für den Teddy«). Gemeinsam decken Therapeutin und Kind den Tisch und beginnen, die Essenssituation nachzuspielen (»Der Teddy hat Hunger. Wir legen mal etwas auf seinen Teller« usw. »Schau, er hat fast schon aufgegessen«). Die Therapeutin begleitet den Ablauf sprachlich, z. B.: »Das wäre ein Teller und das hier können wir als Becher nehmen. Das da wäre ein Brot.«

- **Prompts**

Hierbei können sowohl visuelle Zeigeprompts als auch verbale Prompts von der Kotherapeutin gegeben werden. Wenn das Kind keine eigene Idee für einen Platzhalter hat, kann mittels indirektem verbalem Prompt die Therapeutin einen geeigneten und einen gar nicht geeigneten Gegenstand anbieten und das Kind fragen: »Was sieht mehr wie ein Löffel aus?«

- **Verstärkung**

Es sollten soziale Verstärker wie Lob und Lächeln eingesetzt werden. Am Ende einer Spielsequenz kann auch mit einem beliebten Gegenstand verstärkt werden, der natürlich in die Situation passt. So kann z. B. eine kleine Brezel auf den Fantasieteller gelegt werden, die das Kind sich dann nehmen darf. Häufig zeigen die Kinder im Verlauf Freude am Spiel selbst, sodass die gegenständliche Verstärkung wieder ausgeblendet werden kann und soziale Verstärkung ausreicht.

Beispielmaterialien

Alle Ebenen Alltagsnahe Gegenstände, z. B. Puppenteller, -tassen, -löffel, echtes Geschirr aus Plastik, zusätzlich Bauklötze, Legosteine und andere geeignete Platzhalter für die Profiebene.

Generalisierung im alltäglichen Umfeld

So-tun-als-ob-Spiel kann im Alltag in ein bestehendes Spiel eingebaut werden, wenn es in der Therapie imitiert und verstanden wurde. Spielt das Kind z. B. mit Legosteinen oder Bauklötzen, können Eltern oder Erzieherinnen sich einen Stein nehmen und ein solches Fantasiespiel initiieren (z. B. mit dem Klotz wie ein Auto fahren). Häufig zeigen die Kinder im Verlauf des Spiels Freude daran und sind daher motiviert, dieses ebenfalls zu Hause zu spielen.

10.3.8 Therapieziel: Rollenspiel

Mit diesen Übungen soll gelernt werden, sich spielerisch in ein anderes Lebewesen hineinzuversetzen, indem das Kind in eine Rolle schlüpft. In dieser Rolle führt das Kind dann in kurzen alltagsnahen Sequenzen spielerische Handlungen durch.

Die Voraussetzungen für die Übung von Rollenspielen sind die Fähigkeit des Kindes zur Imitation (▶ Abschn. 9.4), zum »einfachen gemeinsamen Spiel« (▶ Abschn. 10.3.5) sowie zum »einfachen Fantasiespiel« (▶ Abschn. 10.3.7).

Ablauf Anfänger: einfaches Rollenspiel in einer vorgegeben Situation

Um mit Kindern in das Rollenspiel einzusteigen, sollten Situationen ausgewählt werden, die ihnen vertraut sind. Das können Alltagssituationen wie das Einkaufen, der Besuch beim Arzt oder eine Geburtstagsfeier sein. Die Berücksichtigung von Sonderinteressen, wie z. B. für Tiere oder Verkehrsmittel, kann außerdem dabei helfen, das Interesse des Kindes für das Spiel zu wecken und es zur Teilnahme zu motivieren.

Das benötigte Material, z. B. ein Kaufladen, kann zu Beginn des Rollenspiels gemeinsam mit dem Kind aufgebaut werden. Hierbei ist es sinnvoll, das Kind einzelne Nahrungsmittel benennen und diese dann einräumen zu lassen, um nebenbei die Sprache zu fördern. Dem Kind wird anschließend Spielgeld und ein Beutel oder ein Korb gegeben. Im Kaufladenspiel übernimmt die Therapeutin als erste die Rolle des Verkäufers, das Kind die des Kunden. Das anfängliche Spiel sollte sehr klar und einfach gestaltet und sprachlich engmaschig strukturiert werden (z. B. » Hallo, was möchtest du kaufen. Brot oder Käse?«). Es bietet sich an, eine Sequenz mit wenigen Schritten zu spielen, die das Kind in der Rolle des Kunden durchspielt (z. B. begrüßen, bestellen, in den Korb legen, bezahlen, verabschieden).

Es kann auch als visuelle Strukturierungshilfe eine »Einkaufsliste«, z. B. mit Abbildungen von Lebensmitteln, verwendet werden, um das Kind zu unterstützen, selber zu bestellen. Es ist sinnvoll, den Einkauf anfangs auf maximal 3 Nahrungsmittel zu beschränken, es sei denn, das Kind kann den Ablauf schnell verstehen und umsetzen.

Beim Aushändigen der Lebensmittel besteht eine gute Möglichkeit, den Blickkontakt des Kindes einzufordern (▶ Abschn. 10.2.1), wenn es das Kind in der Situation nicht überfordert.

Anschließend nimmt die Therapeutin die Rolle des Kunden ein und das Kind die des Verkäufers. Dabei strukturiert die Therapeutin den Ablauf erneut kleinschrittig und verbal (»Hallo«, »Ich möchte bitte ein Brot haben«). Eine ähnliche Sequenz lässt sich mit 2 Stühlen als Taxi oder Bus spielen, wobei jeder einmal Fahrgast und einmal Fahrer ist. Die Sequenz beim Bus wäre z. B. einsteigen, Ticket kaufen, aussteigen.

- **Prompts**

Physische Prompts sowie auch verbale Prompts der Kotherapeutin (z. B. »Ich möchte ein Brot«, »Ein Ticket bitte«) helfen dem Kind, die einzelnen Schritte umzusetzen. Des Weiteren können auch visuelle Zeigeprompts eingesetzt werden, um den Ablauf zu unterstützen.

- **Verstärkung**

Beim Rollenspiel wird meist soziale Verstärkung in Form von Lob eingesetzt. Nach dem Beenden einer Sequenz können zu Beginn auch beliebte gegenständliche Verstärker ausgehändigt werden, z. B. kann das Kind eine kleine Brezel kaufen, die es dann essen darf.

Ablauf Fortgeschrittene: Spieleskripts gemeinsam entwickeln

Auf dieser Ebene macht die Therapeutin dem Kind nur noch wenige Vorgaben. Das Ziel erfordert Sprachfähigkeiten auf Mehrwortebene. Bevor das Spiel beginnt, wird gemeinsam überlegt, was gespielt werden soll. Dabei werden die Ideen des Kindes aufgegriffen, auch wenn diese mit einem Sonderinteresse in Verbindung stehen. Falls das Kind selber keine Idee hat, können Vorschläge gemacht werden (»Wollen wir Busfahren spielen oder Werkstatt?«). Die Therapeutin und das Kind besprechen hierzu den Ablauf des Spiels und teilen die Rollen untereinander auf. Das Kind soll dabei überlegen, welche Materialien für das Spiel nötig sind. Es können hierfür auch verschiedene Platzhalter verwendet werden (einfaches Fantasiespiel, ▶ Abschn. 10.3.7). Therapeutin und Kind holen gemeinsam die erforderlichen Materialien und bauen das Setting auf.

Mögliche Spielsituationen sind das Spiel mit einer Kinderküche, bei dem einer kocht und der andere ein Kind spielt. Ebenfalls kann »Verreisen« gespielt werden (einen Koffer packen, Stühle als Zug benutzen, einsteigen, fahren, den Koffer holen, aussteigen etc.) oder »Autowerkstatt« (Kunde kommt und berichtet, Kunde geht wieder, am Auto schrauben, Kunde kommt wieder und bezahlt.).

Entscheidend auf dieser Ebene ist, dass ein zunehmend wechselseitiges Spiel entsteht. Das Kind soll in seiner Rolle aktiv agieren und reagieren und Ideen in das Spiel mit einbringen.

- **Prompts**

Indirekte verbale Prompts wie »möchtest du lieber mit Autos oder mit Geschirr spielen?« oder der Vorschlag zu einem bestimmten Thema können das Kind bei der Auswahl des Spiels unterstützen. Die einzelnen Bestandteile des Spiels können verbal (»Brauchen wir einen Verkäufer?«) und ggf. zusätzlich mittels visuellem Zeigeprompt (z. B. »Was wäre das Auto?« mit Deuten auf den Stuhl) unterstützt werden.

- **Verstärkung**

Es werden vorrangig soziale Verstärker verwendet (Lob, Lächeln, Jubel für gute Spielideen).

Ablauf Profis: die Rolle von kleinen Spielfiguren einnehmen

Eine Steigerung des Schwierigkeitsgrades kann durch das Spiel mit Figuren erreicht werden. Dabei wird die jeweils eigene Rolle auf eine Figur übertragen. Kindern mit ASS fällt diese Aufgabe häufig besonders schwer. Haben sie bereits gelernt, sich selbst in eine neue Rolle einzufinden, stellt das fantasievolle Spiel mit Figuren in der Regel eine deutlich höhere Anforderung dar. Daher ist es sinnvoll, mit einfachen und bekannten Spielsituationen zu beginnen. Für das Spiel eignen sich jegliche Figuren, z. B. Lego oder Playmobil. Das Kind entscheidet, welche Figur ihm besonders zusagt, die Therapeutin kann Vorschläge machen, um die Auswahl zu erleichtern (»Ich bin die Katze. Magst du das Pferd sein?«). Die Therapeutin bespricht zu Beginn mit dem Kind, welche Geschichte gespielt werden soll. Zum Einstieg eignen sich bereits bekannte Alltagssituationen oder Szenen aus bekannten Filmen, um das Agieren mit den Figuren zu erleichtern. Es können auch ähnliche Situationen wie in den obigen Spielen gespielt werden, z. B. Einkaufen (Käufer und Verkäufer) oder ein Eisenbahnspiel (eine Figur/Person ist Zugfahrer, die andere ein Fahrgast oder bedient eine Schranke etc.), eine Frühstückssituation, Bauernhof, Zoo, Baustelle, Werkstatt etc.

- **Prompts**

Es können verbale (»Was machst du als nächstes?«) und visuelle Zeigeprompts auf die Figuren und Gegenstände eingesetzt werden.

- **Verstärkung**

Es werden weiterhin soziale Verstärker (Lob, Jubel) verwendet.

Beispielmaterialien

Anfänger und Fortgeschrittene Kaufladen, Arztkoffer, Kinderküche, Stühle (Bus, Zug).

Profis Playmobil, Lego, Gummitiere.

Generalisierung im alltäglichen Umfeld

Nachdem die Spielfähigkeiten mit Erwachsenen strukturiert geübt wurden, sollten sie unbedingt mit anderen Kindern angewendet werden. Dieses Ziel sollte im Kindergarten generalisiert werden, indem die Kinder beim Anbahnen des Spiels mit anderen und beim Auffinden der benötigten Gegenstände unterstützt werden. Auch die Strukturierung des Spielablaufs muss meist unterstützt werden. Eltern und Geschwisterkinder können in diese Art von Spiel integriert werden.

10.4 Emotionen

10.4.1 Therapieziel: Emotionserkennung

Das Erkennen der Gefühlslage anderer ist zentral für viele Aspekte der sozialen Interaktion bzw. Kommunikation mit anderen Menschen. Typisch entwickelte Kinder zeigen bereits im Alter von 2 Jahren Reaktionen auf Basisemotionen in Gesichtsausdrücken anderer. Diese Fähigkeit wird im Verlauf der weiteren Entwicklung ausdifferenziert, sodass komplexere Emotionen schließlich im Alter von etwa 7 Jahren erkannt werden können. Aus diesem Grund wird im Rahmen der Frühförderung lediglich der Umgang mit basalen Emotionen gefördert. Die Mimik stellt dabei die Projektionsfläche für den Ausdruck innerer Gefühle dar. Die visuelle Erfassung der Mimik ist somit zentral für das Erkennen der Emotionen eines Gegenübers.

Die Wahrnehmung und Erkennung von Emotionen strukturiert zu üben erfordert ein Sprachniveau auf Mehrwortebene.

Das Ziel dieser Übungen ist es, die Grundemotionen anderer Menschen anhand ihrer Mimik und zunehmend auch der restlichen Körpersprache (Gestik, Körperhaltung, Stimmlage) erkennen und benennen zu können.

Ablauf Anfänger: Basisemotionen in positiv und negativ unterscheiden

Auf dieser Ebene werden emotionale Ausdrücke vorerst in positive (z. B. Freude) und negative (Z. B. Wut, Trauer) unterschieden. Dafür werden gemeinsam Bilderkarten (Fotos, keine Zeichnungen) angeschaut, auf denen zwei deutlich verschiedene Gesichtsausdrücke dargestellt sind (z. B. Freude, Trauer). Dabei sollten von jeder Emotion mehrere Abbildungen vorhanden sein. Die Therapeutin wählt je eine positive und eine negative Emotion aus und legt die Karten vor das Kind auf den Tisch. Sie deutet nacheinander auf die Karten und benennt die Qualität (»Dem Kind geht es gut, diesem geht es schlecht«). Wenn das Sprachniveau des Kindes es zulässt, erläutert sie, woran man das Gefühl erkennen kann und deutet auf die zugehörige Stelle (»Schau, das Kind lächelt, es ist fröhlich. Es geht ihm gut«). Nun soll das Kind die Karten nach positiver und negativer Emotion sortieren. Dafür wird je eine Karte (fröhlich/traurig) mit genügend Abstand dazwischen vor das Kind gelegt. Dann bekommt es eine Karte mit einem fröhlichen Kind ausgehändigt und die Therapeutin erklärt: »Dem Kind geht es gut, wo gehört die Karte hin?« Das Kind soll sie zu dem anderen fröhlichen Bild legen. Dann erhält es eine Karte mit einem traurigen Kind, die es zu der andern Karte legen soll, usw. Am Anfang können die Karten abwechselnd (fröhlich/traurig) ausgehändigt werden, um den Unterschied zu verdeutlichen. Bei einem zweiten Durchgang wird die Reihenfolge dann variiert, damit das Kind genau hinschauen lernt und nicht einfach nur abwechselnd die Karten platziert. Die ganze Übung wird von der Therapeutin mit eigenem mimischem Ausdruck (fröhlich/traurig) begleitet.

Im Verlauf wird die Übung mit anderen positiven und negativen Emotionen wiederholt.

- **Prompts**

Physischer Prompt beim Zuordnen der Karten durch Führen der Hand des Kindes oder visueller Zeigeprompt. Direkte verbale Prompts durch Vorsprechen von Antworten, indirekte verbale Prompts, z. B. »Wie sieht der Mund des Jungen aus? »Geht es ihm gut oder schlecht?«.

- **Verstärkung**

Als Verstärker bietet sich unmittelbare soziale Verstärkung durch deutliches Lob an, sobald das Kind eine Karte richtig platziert hat oder einen mimischen Ausdruck sprachlich korrekt benannt hat.

Ablauf Fortgeschrittene: Basisemotionen benennen

Nachdem das Kind gelernt hat, positive und negative Gefühle zu unterscheiden, soll es lernen, einzelne Basisemotionen spezifisch zu benennen. Dafür werden wieder zwei Arten von Emotionen auf Bilderkarten sortiert, allerdings wird hier das Gefühl selber benannt.

Die Karten werden wieder vor das Kind gelegt, und die Therapeutin sortiert sie selbst nach Gleichheit, während sie jeweils die Mimik benennt (fröhlich, wütend, fröhlich, wütend). Anschließend werden die Karten bis auf je eine pro Emotion wieder eingesammelt und das Kind soll sie in der gleichen Weise sortieren. Die Therapeutin reicht dem Kind eine Karte und sagt: »Das Kind ist wütend. Wo ist noch ein wütendes Kind? Genau, der Junge ist auch wütend,

da kommt die Karte hin.« Wenn die Karten richtig platziert sind, werden sie noch einmal sprachlich abgefragt (»Zeige mir ein fröhliches Kind«, »Und wo ist ein wütendes?«).

Im Verlauf soll die Übung zunehmend natürlicher gestaltet werden, um die Fähigkeiten auf den Alltag übertragen zu können. Die Therapeutin macht dafür einen emotionalen Ausdruck mimisch vor und fordert das Kind auf, auf die passende Karte zu deuten (»Zeig mir fröhlich. Genau, dieses Kind ist auch fröhlich. Schau, es lächelt genau wie ich«). Wenn die Übungen mit zwei unterschiedlichen Gesichtsausdrücken funktionieren, können weitere dazu genommen werden.

Die Therapeutin gestaltet die Emotionen im Verlauf zunehmend reichhaltiger und komplexer, freut sich z. B., indem sie das Kind deutlich anlacht, die Arme hochnimmt und »hurra« sagt. So werden zur Mimik auch Gesten und Stimmlage bzw. sprachlicher Ausdruck ergänzt. Auch hier soll das Kind zunächst die passende Emotion auf der Bilderkarte zeigen. Im Verlauf sollte die Übung dann ohne Bilderkarten auskommen und die Emotion des Gegenübers nur noch benannt werden.

- **Prompts**

Physischer Prompt beim Zuordnen der Karten durch Führen der Hand des Kindes oder visueller Zeigeprompt. Direkte verbale Prompts durch Vorsprechen von Antworten, indirekte verbale Prompts, z. B. »Wie sieht der Mund des Jungen aus?, »Genau, er lächelt. Ist er fröhlich oder wütend?«.

- **Verstärkung**

Als Verstärker bietet sich unmittelbare soziale Verstärkung durch deutliches Lob an, sobald das Kind eine Karte richtig platziert, darauf gedeutet oder einen Ausdruck sprachlich benannt hat. Dies kann anfangs durch gegenständliche Verstärker begleitet werden, dies sollte aber zügig ausgeschlichen werden.

Ablauf Profis: Benennen, was die Emotion verursacht

Um die Fähigkeiten der vorherigen Ebenen auch tatsächlich nutzen zu können, muss das Kind das beobachtete Gefühl mit einem Auslöser verknüpfen können.

Für diese Übung werden Bilderbücher angeschaut, in denen emotionale Ausdrücke und deren Ursachen abgebildet sind (z. B. Bären-Buch, siehe Arbeitsblatt 11.2 »Beispiele für Therapiematerialien; ▶ Abb. 11.2). Das Kind soll lernen zu erkennen, welche Situation zu dem sichtbaren Gefühl geführt hat, z. B. »Der Junge freut sich, weil er ein Geschenk bekommen hat«, »Der Teddy ist traurig weil er sein Halstuch verloren hat«, »Das Mädchen hat Angst weil es gewittert«. Diese Erkenntnis muss von der Therapeutin schrittweise angeleitet werden. »Wie geht es dem Kind?«,

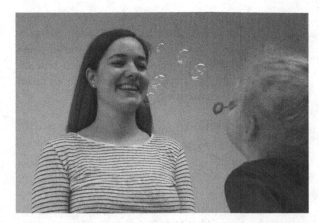

☐ **Abb. 10.6** Verdeutlichung emotionaler Zustände: Das Kind pustet Seifenblasen in die Richtung der Therapeutin. Diese zeigt ein freudiges Gesicht. (Foto: Elisabeth Mann)

»Warum hat es Angst?« oder »Schau, da hinten liegt das Halstuch, der Teddy kann es nicht finden. Wie fühlt er sich jetzt, fröhlich oder traurig?«.

Wirkliches emotionales Verständnis erfordert immer die Verknüpfung mit realen Situationen. Daher sollten immer parallel in passenden Therapiesituationen emotionale Zustände benannt und die Ursachen besprochen werden. So kann die Therapeutin benennen, wie und warum sie sich gerade so oder so fühlt, während sie einen passenden mimischen Ausdruck demonstriert (☐ Abb. 10.6). Dabei beschreibt sie ihren Zustand und den entsprechenden Auslöser, z. B. »Ich bin fröhlich. Ich freue mich mit dir zu spielen« oder »Jetzt ist mir das Puzzle runtergefallen. Das ärgert mich«. Auch sollte das Kind sensibilisiert werden, seine eigene Gefühlslage wahrzunehmen und mit dem Auslöser zu verknüpfen. Therapeutin: »Du hast aber schnell gewonnen. Jetzt freust du dich bestimmt.«

- **Prompts**

Visuelle Zeigeprompts auf die Gesichter und Auslöser der Gefühle. Verbale Prompts, sich auf das Gesicht zu fokussieren (»Schau mal auf das Gesicht. Wie sieht der Mund aus?«) und die Mimik zu interpretieren (»Wie schaut das Mädchen?, Warum schaut es so?« und »Wie schaue ich? Warum schaue ich so?«).

- **Verstärkung**

Verstärkung erfolgt vorrangig durch deutliches Lob. Anfangs können zusätzlich gegenständliche oder soziale Handlungsverstärker (z. B. Kitzeln) eingesetzt werden.

Beispielmaterialien

Anfänger und Fortgeschrittene Fotos bzw. Bilderkarten von emotionalen Gesichtsausdrücken, selbsthergestellte Emotionskarten.

Profis Bilderbücher und Bildergeschichten mit vielen emotionalen Situationen.

Generalisierung im alltäglichen Umfeld

Anhand von Bilderbüchern oder Kinderfilmen können Emotionen und ihre Auslöser mit dem Kind besprochen werden. Es ist jedoch nicht ausreichend, mimische Ausdrücke ausschließlich auf Bildern (oder in Computerprogrammen) zu deuten, da diese nachweislich nicht automatisch generalisiert werden. Eltern und Erzieherinnen sollten daher ergänzend emotionale Situationen, die im Alltag natürlicherweise aufkommen (z. B. wenn ein Kind weint, etwas geschenkt bekommt etc.) verbal für das Kind erläutern und, wie in den Übungen beschrieben, die Ursache benennen bzw. erfragen. Auch eigene Gefühlslagen von Bezugspersonen können hierfür genutzt werden (»Ich freue mich so, dass du ein schönes Bild gemalt hast. Schau, ich lächele«).

10.4.2 Therapieziel: emotionaler Ausdruck

Eigene Emotionen so auszudrücken, dass die Gefühlslage von anderen erkannt werden kann, ist für viele sozialinteraktive Prozesse relevant. Diese Fähigkeit ermöglicht, sich mitzuteilen und so auch entsprechende Reaktionen anderer Menschen zu initiieren. Für dieses Ziel sollte das Kind bereits imitieren können (▶ Abschn. 9.4).

Ziel der Übung ist, dass das Kind lernt, verschiedene Emotionen mimisch auszudrücken und einen passenden mimischen Ausdruck situationsadäquat an seinen Interaktionspartner zu richten.

Ablauf Anfänger: Grimassen imitieren

Therapeutin und Kind sitzen sich gegenüber, sodass beide ihre Gesichter gut erkennen können. Neben sich haben sie einen großen Spiegel. Das Kind soll auf dieser Ebene die Mimik der Therapeutin imitieren. Um die Übung spielerisch zu gestalten, wird mit lustigen Grimassen begonnen, die Therapeutin und Kind sich gegenseitig vormachen und jeweils abwechselnd imitieren. Dabei lenkt die Therapeutin die Aufmerksamkeit auf verschiedene Charakteristika ihres Gesichtes (z. B. »Schau, meine Augenbrauen sind ganz zusammengezogen«), um ein Bewusstsein dafür zu schaffen, wodurch Emotionen sichtbar werden. Wenn das Kind imitieren soll, deutet die Therapeutin auf ihre Augenbrauen und zeigt dann auf die des Kindes (»Jetzt du«, »Mach es genauso«). Mit dem Spiegel kann überprüft werden, ob beide Augenbrauen ähnlich aussehen.

- **Prompts**

Modellprompts zum Demonstrieren von mimischen Ausdrücken. Mittels visueller Zeigeprompts kann die Kotherapeutin das Kind in Richtung des Spiegels lenken. Verbale Prompts können die Mimik spezifizieren und die Aufmerksamkeit des Kindes auf Details richten (»Sind meine Mundwinkel nach oben oder unten gezogen? Und deine?«).

■ **Verstärkung**

Als Verstärkung erfolgt deutliches Lob und Jubel bei der Imitation der Mimik. Zu Beginn kann zusätzlich materielle Verstärkung erfolgen, sollte aber schnell ausgeschlichen werden.

Ablauf Fortgeschrittene: Imitieren verschiedener Basisemotionen

Die Übung wird in ähnlicher Weise wie auf Anfängerebene durchgeführt, allerdings werden nicht einfach Grimassen, sondern Basisemotionen von der Therapeutin demonstriert. Dies soll anschließend ebenfalls vom Kind imitiert werden.

■ **Prompts und Verstärkung**
Siehe Anfängerebene.

Ablauf Profis: Basisemotionen mimisch an andere richten

Nun soll das Kind die Mimik nicht imitieren, sondern sie direkt an sein Gegenüber richten. Die Therapeutin soll den vom Kind demonstrierten Gesichtsausdruck erraten. Als Hilfestellung können anfangs Bilder von Basisemotionen dienen, an denen das Kind sich orientieren kann (die Kotherapeutin hilft bei der Auswahl). Diese Übung kann auch mit entsprechenden Spielen umgesetzt werden z. B. mit »Grimassimix« (siehe Arbeitsblatt 11.2 »Beispiele für Therapiematerialien; ▶ Abb. 11.2). Bei diesem Spiel werden Gesichtsausdrücke auf einer Vorlage angeschaut und dann selbst mimisch demonstriert. Die andere Person kann daraufhin die dargestellte Emotion erraten.

Im Verlauf können die Bilder auch weggelassen werden und die Therapeutin erzählt eine kurze Sequenz: »Ein Junge ist hingefallen. Zeig mal wie er sich fühlt.« Oder: »Ein Mädchen hat ein tolles Geschenk bekommen. Wie sieht sie aus, wenn sie es aufgemacht hat?«

■ **Prompts**
Die Kotherapeutin kann beim Auswählen der Bilderkarte helfen. Bei der Geschichte kann sie das darzustellende Gefühl dem Kind ins Ohr sagen, wenn es nicht selber auf die Lösung kommt.

■ **Verstärkung**
Im Gegensatz zu den vorhergehenden Schwierigkeitsstufen werden in der Profiebene materielle Verstärker weitgehend ausgeschlichen. Der Fokus liegt auf sozialer Verstärkung. Langfristig erfolgt eine gewisse natürliche

Verstärkung, indem das Kind erkennt, dass es mit seinem gerichteten mimischen Ausdruck in natürlichen Situationen eine Reaktion bei seinem Gegenüber hervorrufen kann. Dies sollte verbal begleitet werden (»Ich sehe du freust dich über die Seifenblasen. Da mache ich noch mehr. Dann freust du dich wieder«).

Beispielmaterialien
Anfänger Großer Spiegel.

Fortgeschrittene Keine Materialien.

Profis Bilder von Gesichtsausdrücken, Spiele wie Grimassimix (siehe Arbeitsblatt 11.2 »Beispiele für Therapiematerialien; ▶ Abb. 11.2).

Generalisierung im alltäglichen Umfeld

Hier sollte v. a. das Bewusstsein des Kindes für die eigene Mimik verbal erzeugt werden, indem Eltern und Erzieher die Gesichtsausdrücke des Kindes kommentieren (»Du siehst ängstlich aus, sollen wir das zusammen machen?« oder »Du freust dich, ich glaube du magst noch mehr davon«).

10.4.3 Therapieziel: Emotionsregulation

Emotionsregulation bezeichnet den Prozess des Umgangs mit inneren Gefühlszuständen. Kleinkindern fällt es im Allgemeinen schwer, ihre Emotionen zu steuern. Sie müssen sich z. B. bei Anspannungszuständen von ihren Bezugspersonen anleiten lassen, um sich wieder beruhigen zu können. Die Auswahl und der Gebrauch von angemessenen Strategien zur Selbstregulierung werden über die gesamte Kindergartenzeit bis ins Schulalter langsam aufgebaut und müssen in Zusammenarbeit mit den Bezugspersonen erlernt werden.

Ziel der Übungen ist es, dass das Kind lernt, eigene Emotionen entwicklungsaltersgemäß zu regulieren. Von zentraler Bedeutung sind dabei die Orientierung an anderen sowie das Einüben von Selbstkontrolle und Frustrationstoleranz.

Ablauf Anfänger: sich bei negativen Emotionen beruhigen lassen

Auf der Anfängerebene gilt es zunächst, für das Kind passende Strategien zu finden, durch die es sich von außen beruhigen lässt (durch die Eltern, Bezugspersonen oder die Therapeutin), wenn es in eine emotionale Anspannungssituation gerät.

Für dieses Ziel sollten auch wirksame Strategien bei den Eltern erfragt und, wenn vorhanden, in die Therapie übernommen werden. Solche Strategien beinhalten entweder ein Entfernen aus der verursachenden Situation, beruhigende Sprache oder den Beginn einer neuen Tätigkeit. Seitens der Eltern hilft auch manchmal Körperkontakt mit dem Kind. Häufig ist eine Kombination der genannten Strategien wirksam.

Da eine Emotionsregulation bei Kindern mit ASS gerade zu Beginn der Therapie allein durch beruhigende Sprache häufig nicht gelingt, können zusätzlich Hilfen verwendet werden, um den Anspannungszustand des Kindes zu reduzieren. Je nach Auslöser können dabei Hilfsmaßnahmen, die Orientierungsmöglichkeiten bieten, wirksam sein, um die Situation zu beeinflussen. Typische Situationen innerhalb der Therapiestunden, in denen Kinder dazu neigen, starke emotionale Reaktionen zu zeigen, sind häufig das Beenden einer beliebten Aktivität oder einer Situation an sich (z. B. die Therapiestunde ist zu Ende). Um das Kind zu unterstützen, die negativen Emotionen beim Beenden einer Situation herunter zu regulieren, kann die Stundenplanung (▶ Abschn. 5.2.3 und ▶ Abschn. 8.7) verwendet werden. Dabei ist der Einsatz der »Fertig-Kiste« (▶ Abschn. 5.2.3) und das Entfernen der zugehörigen Karte vom laminierten Plan oftmals eine hilfreiche Visualisierung. Dies sollte auch sprachlich (»Schaukeln ist fertig«) und gestisch unterstrichen werden. Dann kann dem Kind direkt gezeigt werden, wie es weitergeht (z. B. eine weitere schöne Aktivität in der Therapiestunde oder ein Foto der Bezugsperson am Ende der Stunde). Dabei wird auf die Karte gedeutet und die neue Aktivität benannt. Diese Vorhersagbarkeit und die Richtungsgebung haben oftmals eine beruhigende Wirkung. So kann das Kind lernen, dass es seinen Erregungszustand wieder verringern kann.

Ist es für die Therapeutin möglich, im Voraus abzusehen, dass es nach Beendigung gewisser Aktivitäten oder am Ende der Stunde zu den beschriebenen Verhaltensweisen kommt, kann sie im Vorfeld entsprechende Orientierungshilfen für das Kind vorbereiten. Im Zuge dessen ist es sinnvoll, dem Kind das Ende einer Aktivität rechtzeitig verbal anzukündigen. Sitzt das Kind beispielsweise in der Schaukel, so kann die Therapeutin dem Kind sagen: »Noch einmal schaukeln, dann ist Schaukeln fertig.« Sie kann hierfür den Plan und die »Fertig-Kiste« auch direkt neben der Schaukel platzieren, um die Visualisierung zu verwenden, bevor das Kind in einen zu starken Erregungszustand gerät.

Das Beenden der Stunde kann mit kindgerechten Ritualen eingeleitet werden, die das Beenden der Stunde einleiten und das Kind darauf vorbereiten. Singt es gerne, so kann z. B. gemeinsam das Lied »Alle Leut gehen jetzt nach Haus« (siehe Arbeitsblatt 11.4 »Liste mit Beispielliedern; ▶ Abb. 11.4) als letzte Aktivität einer jeden Therapiestunde gesungen werden. Bilder von Bezugspersonen am Ende des Plans erleichtern das Beenden der Stunde zusätzlich.

Bei all diesen Maßnahmen geht es nicht darum, ein Gefühl des Kindes per se zu unterdrücken. Vielmehr soll das Kind lernen, sich von seinen Emotionen nicht in Ausnahmezustände versetzen zu lassen, in denen es einen Kontrollverlust erlebt. Deshalb sollten bei all diesen Maßnahmen die auslösende Situation mit dem Gefühl des Kindes verbal verknüpft und Verständnis für die emotionale Lage des Kindes vermittelt werden (»Ich weiß, du bist traurig, weil das Schaukeln fertig ist. Aber jetzt kommt der Ball«).

> **❯ Ziel der Übungen ist das Erlernen eines kontrollierten, aber kindgerechten Umgangs mit Emotionen.**

- **Prompt**

Visuelle Zeigeprompts auf den Ablaufplan der Stunde. Durch behutsame, physische Prompts kann das Kind in Richtung des Ablaufplans oder der nächsten Aktivität fokussiert werden. Durch verbale Prompts kann es auf andere Handlungen umgelenkt werden (Therapeutin: »Schau, jetzt kommt Trampolinspringen«).

- **Verstärkung**

Eine Verstärkung erfolgt in erster Linie dadurch, dass das Kind lernt, die emotionale Situation überwunden zu haben und dass auf die negativen wieder positive Gefühle folgen. Im oben genannten Beispiel lernt es, dass es zwar traurig ist, dass das Schaukeln beendet wurde, aber weitere beliebte Aktivitäten folgen. Zudem kann das Schaukeln zu einem späteren Zeitpunkt in der Stunde wiederholt werden, sodass das Warten bzw. die Akzeptanz des Aufschubs als lohnenswert empfunden werden. Begleitend sollte die Therapeutin durch Lob verstärken, wenn es dem Kind gelungen ist, sich beruhigen zu lassen.

Ablauf Fortgeschrittene: altersentsprechende Selbstberuhigung bei Wut oder Anspannung

In der Fortgeschrittenenebene geht es nun vermehrt darum, dass die Emotionsregulation weniger von außen, sondern vermehrt vom Kind selbst ausgehen soll. Dazu werden weitere Regulationsstrategien mit dem Kind geübt, die es dann schrittweise adaptieren kann.

Eine gute Übungssituation ist das Verlieren bei Regelspielen, das für viele Kinder eine frustrierende emotionale Situation darstellt. Hier hat die Therapeutin starke Modellfunktion. Wenn sie bei einem Spiel verloren hat, kann sie modellhaft das Gefühl benennen, emotional ausdrücken und anschließend eine passende Regulationsstrategie demonstrieren. Hierbei kann sie sich z. B. verbal beruhigen, indem sie sagt: »Ist nicht schlimm, nächstes Mal habe ich sicher mehr Glück« oder »Mal gewinnt man, mal verliert man«. Solche Selbstinstruktionen kann das Kind im Verlauf verinnerlichen.

Kommt es bei einem Kind in emotionalen Erregungszuständen zu einer großen körperlichen Anspannung, kann es vorerst auch sinnvoll sein, diese Anspannung auch körperlich abzubauen. Hier kann die Therapeutin das

Kind anleiten (ggf. vorher demonstrieren), einen Stressball zu kneten, ein Kissen zu drücken oder mit dem Fuß aufzustampfen, wenn es sich sehr aufregt. Dabei sollte darauf geachtet werden, dass die Anspannung dadurch reduziert wird und das Kind sich nicht weiter hineinsteigert. Eine solche körperliche Maßnahme sollte immer durch die genannten kognitiven Strategien begleitet werden.

- **Prompts**

Physische Prompts, durch die das Kind auf Strukturierungshilfen fokussiert wird. Mittels verbalen Prompts kann dem Kind vorgegeben werden, wie es handeln oder was es sagen kann, um sein Gefühl zu kommunizieren.

Mittels Modellprompts werden Emotionsregulationsstrategien von der Therapeutin demonstriert und benannt.

- **Verstärkung**

Eine Verstärkung erfolgt v. a. dadurch, dass das Kind lernt, die emotionale Situation zu überwinden und dass auf die negativen Gefühle wieder positive folgen. Begleitend sollte die Therapeutin durch Lob verstärken, wenn es dem Kind gelungen ist, sich zu beruhigen.

Ablauf Profis: Erkennen, wenn etwas emotional zu viel wird

Auf der Profiebene spielt die Erkennung des eigenen emotionalen Zustandes eine große Rolle. Das Kind soll nun lernen, bei sich Anzeichen für eine emotionale Anspannung wahrzunehmen, während diese entsteht, aber bevor dies zu viel wird. So kann versucht werden, Lösungen für die jeweilige Situation zu finden, bevor es zu einer emotionalen Extremsituation kommt. Hierzu sind Fähigkeiten aus anderen Therapiezielen erforderlich, sodass diese Übung meist erst bei Kindern kurz vor der Einschulung geübt werden kann. Allerdings sind dies für die Schule nicht unwichtige Kompetenzen, sodass die rechtzeitige Anbahnung von Strategien hierfür hilfreich ist.

Die Therapeutin identifiziert Situationen (in Rücksprache mit Eltern und Erzieherinnen), in denen das Kind häufig angespannt ist, z. B. wenn eine Situation zu Ende ist, die neue noch nicht angefangen hat. Oder wenn es zu laut ist. Tritt die Situation erneut auf, wird genau auf erste Anzeichen der Anspannung des Kindes geachtet und darauf eingegangen, indem sie benannt werden (Therapeutin: »Dir ist es zu laut. Du fühlst dich nicht so gut«). Anschließend werden entsprechende Lösungsmöglichkeiten erprobt z. B. eine Pausenkarte und eine Pause von z. B. 2 Minuten. Die Kotherapeutin hilft dem Kind dabei, die Karte zu überreichen. Dabei sollte natürlich darauf geachtet werden, dass es sich nicht um ein Ausweichen aus einer Anforderungssituation handelt, auf die das Kind keine Lust hat, sondern tatsächlich um einen Anspannungszustand des Kindes, der eine Pause erfordert.

- **Prompts**

Mittels physischer Prompts kann das Kind durch die Kotherapeutin auf seine Strukturierungshilfe (z. B. Pausenkarte) fokussiert werden, indem diese das Kind behutsam darauf ausrichtet. Falls dies ausreicht, kann auch ein visueller Zeigeprompt auf die Hilfsmaßnahme erfolgen.

Mittels verbalen Prompts können dem Kind verschiedene Anzeichen für emotionale Anspannung zurückgemeldet werden (»Ich sehe, du wirst zappelig, da du nicht mehr sitzen kannst«), und es kann konkret auf Lösungsmöglichkeiten hingewiesen werden. Im Verlauf können Prompts auch in Form von Fragen erfolgen (»Ich sehe, dir ist es zu laut. Was kannst du jetzt machen?«).

- **Verstärkung**

Verstärkung erfolgt v. a. dadurch, dass das Kind lernt, die emotionale Situation zu überwinden und stärkere Anspannung abzuwenden. Begleitend sollte die Therapeutin durch Lob verstärken, wenn es dem Kind gelungen ist, sich zu beruhigen oder seinen Zustand mitzuteilen.

Treten Anspannungszustände gehäuft und mit Intensität auf, sollten genaue Verhaltensanalysen durchgeführt werden (▶ Abschn. 8.2). Je nach Ergebnis sollten dann ggf. fehlende Fähigkeiten (O-Variable) aufgebaut werden, um die Anspannungszustände gar nicht erst aufkommen zu lassen bzw. sollte das Niveau der Anforderungen reduziert werden, wenn eine Überforderung vorliegt (▶ Abschn. 5.3.1).

Entsteht die Anspannung durch Reizüberflutung, sollten die Reize vorerst minimiert werden. Langfristig soll das Kind allerdings auch lernen, mit reizstarken Situationen umzugehen, da sich diese nie vollständig vermeiden lassen. Dies kann erfolgen, indem es lernt, unwichtige Reize auszublenden (siehe »Aufmerksamkeitskontrolle«; ▶ Abschn. 9.2).

> ❯ Ein gehäuftes Auftreten von Anspannungszuständen erfordert zusätzliche Strategiemaßnahmen wie Vermeiden von Überforderung und Förderung der Aufmerksamkeitskontrolle. Verhaltensanalysen sind dann unerlässlich.

Beispielmaterialien

Stundenplanung, Fertig-Kiste, Stressball, Kissen, individuelle Visualisierungshilfen wie eine Pausenkarte etc.

Generalisierung ins alltägliche Umfeld

Die Übungen sollten bereits in der Anfängerebene im Alltag übernommen werden. Dabei können die Übungen im therapeutischen Setting gemeinsam mit den Eltern geübt werden, um die Wahrnehmung eigener negativer Gefühlszustände und den Umgang damit zu üben. Hat das Kind Schwierigkeiten mit dem Beenden einer beliebten Aktivität, ist dies meist auch in anderen Kontexten schwierig. Treten entsprechend Anspannungszustände auf, sollten die oben beschriebenen Hilfsmittel eingesetzt werden.

10.5 Kognitive Fertigkeiten

10.5.1 Therapieziel: Klassifikationsprinzipien

Klassifikationsprinzipien zu erkennen, zu speichern und zu nutzen, beinhaltet immer die Berücksichtigung von Ordnungsprinzipien wie z. B. das Erkennen von Gleichheit und Verschiedenheit. Kategorienbildung bezeichnet den Prozess, mehrere Objekte in Untergruppen oder Begriffs- klassen einzuteilen, die sich in einer oder mehreren Eigen- schaften ähneln oder gleichen. Dazu gehört auch zu erken- nen, dass etwas einer Kategorie nicht angehört, sich also von anderen Objekten unterscheidet.

Ziel dieser Übungen ist, dass die Kinder lernen, gleiche Objekte einander zuzuordnen sowie die Zugehörigkeit von Gegenständen zu einer Kategorie zu erkennen und von Nicht-Exemplaren zu unterscheiden.

Ablauf Anfänger: einen Gegenstand einem gleichen zuordnen

Die Therapeutin legt 2 unterschiedliche Gegenstände mit genügend Abstand nebeneinander vor das Kind (z. B. Stift und Legostein). Anschließend gibt sie ihm einen dritten Gegenstand in die Hand, der nur einem der beiden gleicht, z. B. noch einmal einen genau gleichen Legostein. Die Therapeutin gibt dann die Aufforderung »Leg es zum Gleichen« und das Kind soll den Legostein neben den an- deren legen. Unterstützend kann hierfür ein Sortierbrett mit zwei Kästen verwendet werden (siehe Arbeitsblatt 11.2 »Beispiele für Therapiematerialien; ▶ Abb. 11.2). Alternativ können auch 2 Kisten, Teller oder weiße Blätter verwendet werden, auf denen die Gegenstände platziert werden. Sie sollten mit etwas Abstand nebeneinander auf Tisch oder Boden platziert werden, um den Unterschied auch visuell deutlich zu machen.

Das Kind erhält nun nacheinander mehrere Legosteine und Stifte, die es richtig platzieren soll. Die Darbietung der Gegenstände sollte in unterschiedlicher Reihenfolge erfol- gen, nicht immer nur abwechselnd. Der Ablauf sollte mehrfach wiederholt werden, bis das Kind die 2 Gegen- stände ohne Prompts richtig zuordnet.

Wenn dieses Prinzip verstanden wurde, können auch 3 Gruppen von Gegenständen verwendet werden. Dann werden zu Beginn 3 Gegenstände hingelegt (z. B. Stift, Le- gostein, Löffel) und anschließend die Exemplare den 3 Gruppen zusortiert. Der Ablauf ist der gleiche.

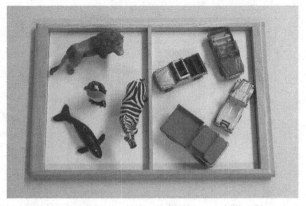

◘ Abb. 10.7 Gegenstände nach Kategorien sortieren: Sortierbrett mit Gegenständen. (Foto: Elisabeth Mann)

■ **Prompts**

Visueller Zeigeprompt zum passenden Gegenstand oder physische Prompts durch Führen der Hand. Ggf. können auch indirekte verbale Prompts (z. B. »Was ist auch grün?«, »Wo ist noch ein Legostein?«) eingesetzt werden.

■ **Verstärkung**

Lob, Jubel und Handlungsverstärker (z. B. Kitzeln) nach dem richtigen Zuordnen.

Ablauf Fortgeschrittene: Kategorien bilden

Für diese Übung ist das Ziel »Repräsentationsfähigkeiten« auf Fortgeschrittenen- und Profiebene hilfreich (▶ Abschn. 9.5).

Die Therapeutin legt 2 Gegenstände vor das Kind, die jeweils eine Oberkategorie repräsentieren, z. B. einen Löf- fel (Besteck) und einen Gummielefant (Tiere). Das Kind bekommt dann immer einen Gegenstand ausgehändigt, der zu einer der beiden Kategorien passt (z. B. Gabel, Ente, Frosch, Löffel etc.) und soll ihn der entsprechenden Kate- gorie zuordnen (»Wozu passt das?«) (◘ Abb. 10.7). Auch hier kann das oben beschriebene Sortierbrett verwendet werden. Nachdem das Kind den Gegenstand richtig plat- ziert hat, verbalisiert die Therapeutin noch einmal die zu- gehörige Kategorie (z. B. »Genau, das ist auch Besteck«).

Im Verlauf kann diese Übung auch anstelle von Gegen- ständen mit Bilderkarten durchgeführt werden. Der Ab- lauf ist dabei der Gleiche (◘ Abb. 10.8). Die Therapeutin legt 2 Bilderkarten vor das Kind, z. B. Katze (Tier) und Apfel (Obst) und reicht ihm dann weitere Bilderkarten (z. B. Hund, Pferd, Kirsche), die es jeweils einer der beiden Kategorien zuordnen muss.

Es sollten dafür Bilderkarten mit visuell einfachen Ab- bildungen verwendet werden, d. h., sie sollten nur einen nicht zu abstrakten Gegenstand abbilden, auf den sich die Übung richtet.

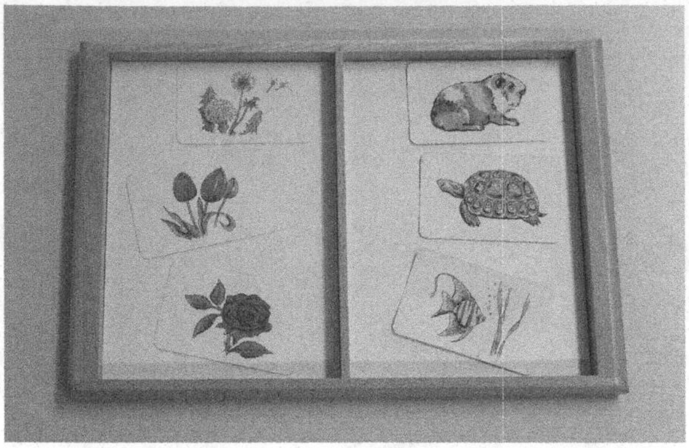

Abb. 10.8 Bilderkarten nach Kategorien sortieren: Sortierbrett mit Bilderkarten. (Foto: Elisabeth Mann)

■ **Prompts**

Zeigeprompts auf den passenden Gegenstand/das passende Bild oder physische Prompts durch Führen der Hand.

■ **Verstärkung**

Jubel, Lob und Handlungsverstärker (z. B. Kitzeln).

Ablauf Profis: Erkennen, was nicht in die Kategorie passt

Hierbei geht es darum zu erkennen, welcher Gegenstand nicht zu den anderen passt. Der Übungsablauf erfolgt somit gewissermaßen umgekehrt zu den vorigen Ebenen, denn in diesem Fall liegen die Vertreter einer Kategorie bereits sortiert zusammen (Gegenstände oder Bilderkarten), wobei ein Gegenstand in jeder Kategorie liegt, der nicht zu den anderen passt. Das Kind wird nun gefragt, welcher der Gegenstände nicht den anderen gleicht (z. B. »Was passt nicht?« oder »Was ist kein Tier?«). Der »falsche« Gegenstand sollte sich zu Beginn möglichst deutlich von den Vertretern der Kategorie unterscheiden (z. B. lauter Fahrzeuge und ein Löffel). Im Verlauf kann die Schwierigkeit auch hier gesteigert werden (z. B. aus dem Kaufladen: lauter Obst und ein Brot). Die Übung kann mit realen Gegenständen oder Bildern geübt werden.

■ **Variante (Steigerung)**

Wenn dieser Ablauf verstanden ist und das Kind die Bedeutung des Wortes »nicht« oder »kein« verstanden hat, kann die Übung auch auf rein verbaler Ebene erfolgen. Gegenstände oder Bilderkarten werden nicht mehr benötigt. Die Therapeutin nennt Vertreter einer Kategorie, von denen eines nicht passt (z. B. »Banane, Apfel, Stift. Was ist kein Obst?«). Es können auch Fragen gestellt werden, bei denen das Kind eine korrektive oder bestätigende Antwort (»Ja/Nein«) geben muss (z. B. »Ist ein Apfel ein Möbel?«).

■ **Prompts**

Zeigeprompts auf den passenden Gegenstand oder physische Prompts durch Führen der Hand. Verbale Prompts in der Übung ohne Gegenstände.

■ **Verstärkung**

Jubel, Lob und Handlungsverstärker (z. B. Kitzeln).

Beispielmaterialien

Anfänger Mehrere Exemplare gleicher Gegenstände wie Legosteine, Löffel, Stifte etc.

Fortgeschrittene und Profis Vertreter von Kategorien wie Besteck, (Gummi-)Tiere, Spielsachen etc. Auch Abbildungen solcher Gegenstände.

Generalisierung im alltäglichen Umfeld

Eltern können solche Übungen gut zuhause umsetzen, indem das Kind z. B. beim Ausräumen der Spülmaschine hilft und alle Löffel in die Schublade sortiert, dabei hilft, alle weißen Sachen in die Waschmaschine zu legen oder nach dem Einkaufen alles Gemüse ins Gemüsefach sortiert und alles Obst in eine Schale. Die Gegenstände sollten dazu anfangs einzeln angereicht werden (»Ist das Obst oder Gemüse?«).

Eine spielerische Variante, die ebenfalls gut zuhause umgesetzt werden kann und den meisten Kindern viel Spaß macht, ist ein Suchspiel mit Wettlaufen: Die Mitspieler stellen dabei abwechselnd Fragen nach Oberkategorien wie z. B. »Wo ist ein Möbel?«, »Wo ist ein Spielzeug?«. Dann laufen die Mitspieler zu dem ersten Gegenstand dieser Kategorie, den sie sehen. Wer einen Gegenstand zuerst abklatscht, hat gewonnen.

Da hierbei mit natürlichen Gegenständen im Raum gearbeitet wird, kann somit die Brücke vom abstrakten Verständnis von Klassifikationsprinzipien zur »strukturierten« Wahrnehmung der eigenen Umwelt geschlagen werden.

10.5.2 Therapieziel: Eigenschaften

Ziel dieser Übung ist, dass das Kind lernt, Eigenschaften von Gegenständen zu erkennen und voneinander zu unterscheiden. Des Weiteren soll das Kind lernen, Gegensatzpaare zu finden und einander zuzuordnen. Das Kind sollte für dieses Ziel rezeptiv schon auf der Mehrwortebene sein, damit es die Erklärungen und Instruktionen verstehen kann.

Ablauf Anfänger: Gegenstände mit einer bestimmten Eigenschaft finden

Benötigt werden viele Gegenstände, von denen mehrere sich in einer Eigenschaft gleichen. Es werden für die Übung etwa 10 verschiedene Gegenstände auf den Tisch gelegt. Mehrere davon sind z. B. blau, jedoch nicht alle. Die Therapeutin leitet die Übung sprachlich an: »Schau mal, hier liegen viele verschiedene Sachen. Dieser Stift hier ist blau. Wir suchen jetzt alle blauen Sachen. Siehst du auch etwas Blaues?« Dann werden zusammen lauter blaue Sachen gesucht und in eine flache Schachtel gelegt. Am Ende werden die blauen Sachen in der Schachtel noch einmal benannt: »Schau mal, diese Sachen sind alle blau.« Dann deutet die Therapeutin auf alle übrig gebliebenen Sachen auf dem Tisch. »Die sind nicht blau.«

Wenn das Kind die Übung verstanden hat und mit einer Eigenschaft bewältigen kann, wird der geschilderte Ablauf mit anderen Eigenschaften durchgespielt z. B. mit runden, eckigen, langen, kurzen, rauen, harten, weichen, grünen Gegenständen usw. Es sollte auf dieser Ebene immer nur eine Eigenschaft pro Durchgang gesucht werden und nicht mehr als 3 Durchläufe in einer Stunde geübt werden (z. B. blau, rund, lang), es sei denn, das Kind hat besondere Freude an der Übung und möchte weiterspielen.

- **Prompts**
Zeigeprompts durch Deuten auf die Gegenstände mit der gleichen Eigenschaft (z. B. blau). Begleitendes Sprechen in möglichst einfachen Worten.

- **Verstärkung**
Sozialer Verstärker in Form von Lob und Jubel nach jedem gefundenen Gegenstand.

Ablauf Fortgeschrittene: Finden von Gegenständen mit zwei gleichen Eigenschaften

Der Ablauf ist der gleiche wie auf Anfängerebene, allerdings müssen nun die Gegenstände gleichzeitig 2 Eigenschaften aufweisen. »Wir suchen jetzt etwas, das rund und blau ist« oder »… weich und rund ist …« etc.

- **Prompts**
Zeigeprompts durch Deuten auf die Gegenstände mit der gleichen Eigenschaft (z. B. blau). Begleitendes Sprechen in möglichst einfachen Worten.

- **Verstärkung**
Lob und Jubel nach jeder gefundenen Kombination von Eigenschaften, aber auch jedem Teilschritt auf dem Weg dorthin (»Sehr gut, dass ist blau. Ist es auch rund?«).

Ablauf Profis: Finden von Gegensatzpaaren

Bei dieser Übung soll das Kind nicht nur einen Gegenstand mit einer bestimmten Eigenschaft finden, sondern auch einen mit der gegenteiligen Eigenschaft. Es werden dafür mehrere gleiche Gegenstände hingelegt, von denen aber 2 gegenteilige Varianten vorhanden sind, z. B. viele lange

und viele kurze Stifte. Oder viele runde Spielsteine, viele eckige Spielsteine. Das Kind soll nun beispielsweise erst einen langen und dann einen gegenteiligen Stift finden. Die Therapeutin fordert das Kind auf: »Gib mir den langen Stift.« Wenn das Kind den langen Stift ausgehändigt hat, stellt die Therapeutin die Aufforderung: »Jetzt gib mir einen Stift, der das Gegenteil von lang ist.« Hier muss ggf. die Zwischenstufe eingebaut werden: »Was ist das Gegenteil von lang? Kurz, genau. Dann such mal einen ganz kurzen Stift.« Die Aufforderung sollte variiert werden, sodass nicht immer erst nach dem langen Stift gefragt wird und dann nach dem kurzen, sodass das Kind sich nicht einfach die Reihenfolge merken kann, sondern wirklich auf die Eigenschaften schaut. Nachdem die Paare gefunden wurden, hält die Therapeutin noch einmal die gegensätzlichen Objekte nebeneinander und sagt: »Lang ist das Gegenteil von kurz.«

Die Übung kann auch mit Bilderkarten (z. B. Contrario, siehe Arbeitsblatt 11.2 »Beispiele für Therapiematerialien; ▶ Abb. 11.2) durchgeführt werden, was inhaltlich bereits schwieriger ist (z. B. alter Mann, junger Mann, langsame Schnecke, schnelles Rennauto).

- **Prompts**
Verbaler Prompt, um das passende Gegenteil zu prompten: »Was ist das Gegenteil von lang? Kurz. Dann suchen wir jetzt einen kurzen Stift.« Anschließend kann dann nur noch gefragt werden: »Wo ist das Gegenteil?« Visueller Zeigprompt auf die richtigen Gegenstände durch die Kotherapeutin.

- **Verstärkung**
Lob und Jubel nach jedem Schritt auf dem Weg zur Lösung.

Beispielmaterialien

Anfänger Stifte, Löffel, Knöpfe, Murmeln.

Fortgeschrittene Strohhalme verschiedener Länge und verschiedener Farbe, Würfel, Spielsteine mit verschiedenen Farben und Formen, Legos.

Profis Kurze und lange sowie dicke und dünne Stifte, helle und dunkle, raue und weiche Gegenstände, Bilderkarten, die Gegenteile abbilden (z. B. Contrario, siehe Arbeitsblatt 11.2 »Beispiele für Therapiematerialien; ▶ Abb. 11.2).

Generalisierung im alltäglichen Umfeld

Es gibt hierzu Bilderkarten und Puzzlespiele mit Eigenschaften und Gegenteilen, mit denen man die Übungen ebenfalls spielerisch zuhause oder im Kindergarten durchführen kann. Dabei werden die Karten oder Puzzles in Blickrichtung des Kindes auf Tisch oder Fußboden verteilt. Im Anschluss wird nach der obigen Beschreibung der gleiche Ablauf geübt, d. h., die Eigenschaften oder Gegenteilspaare werden gesucht. Es empfiehlt sich allerdings, strukturiert mit den echten Gegenständen zu beginnen und dann zunehmend abstraktere Materialien wie Bilderkarten zu verwenden.

Bei anderen Spielen wie Bauen mit Lego etc. können Eigenschaften oder Gegensätze auch gut beiläufig geübt werden (z. B. »Lass uns einen Turm nur aus blauen Steinen bauen«, »Jetzt spielen wir nur mit den ganz großen Legos«).

10.5.3 Therapieziel: Gedächtnis

Ziel dieser Übung ist es, dass die auditive und visuelle Merkfähigkeit des Kindes erhöht wird. Es soll lernen, sich zunehmend längere Wörter (Fantasiewörter) und Zahlenreihen zu merken. Außerdem soll das Merken und der Abruf zuvor gesehener Gegenstände geübt werden. Für diese Übungen sollte das Kind verbale Imitation nutzen können (▶ Abschn. 9.4). Für die Fortgeschrittenenebene sollte das Kind Zahlen bereits etwas kennen (▶ Abschn. 10.5.5).

Ablauf Anfänger: Nachsprechen von Nichtwörtern

Zur Förderung des auditiven Gedächtnisses werden Fantasiewörter verwendet, die das Kind somit noch nicht kennen kann. Bevor die Therapeutin ein Fantasiewort nennt, das das Kind nachsprechen soll, muss die Aufmerksamkeit des Kindes gesichert sein. Nur wenn das Kind das vorgesprochene Wort aufmerksam hört, ist es in der Lage, es sich zu merken und nachzusprechen. Um die Aufmerksamkeit des Kindes auf ihr Gesicht zu richten, deutet die Therapeutin auf ihren Mund und sagt ein lustiges Fantasiewort, z. B. »Padoing«. Dann sagt sie »Jetzt du«, und das Kind soll das Wort nachsprechen. Die Pause zwischen Demonstration und Nachsprechen kann schrittweise verlängert werden, um die Schwierigkeit zu steigern. Je mehr Silben ein Wort hat, desto mehr muss das Kind sich merken, desto schwieriger ist auch die Übung. In einem Durchgang können mehrere Fantasiewörter geübt werden. Es geht dabei um das auditive Merken und den anschließenden Abruf, die Kinder müssen die Wörter aber nicht langfristig abspeichern oder gar auswendig lernen. Beispielwörter kann sich die Therapeutin vorher ausdenken und aufschreiben oder in der Stunde spontan ausdenken.

- **Prompts**

Verbale Prompts, indem das genannte Fantasiewort in einzelne Silben zerlegt wird, die unterschiedlich betont werden (z. B. »Pa-doing«). Falls das dennoch schwer sein sollte, kann mit einer Silbe begonnen werden (»Pa«), die das Kind zuerst nachsprechen soll und die dann schrittweise gesteigert wird (z. B. »Pa-doing«).

- **Verstärkung**

Lob und Jubel, Handlungsverstärker, die das Kind mag (z. B. Kitzeln, Drehen oder Fangen nach dem Nachsprechen). Auch der Versuch, ein Wort nachzusprechen, sollte bereits etwas verstärkt werden, z. B. wenn für das Kind das Nachsprechen schwer ist, es sich aber den Klang gut gemerkt hat (z. B. »Dadoing« statt »Padoing«).

Ablauf Fortgeschrittene: Zahlenreihen merken und wiederholen

Die Therapeutin richtet wieder die Aufmerksamkeit des Kindes auf sich und deutet auf ihren Mund, während sie Zahlenreihen vorsagt. Hierbei beginnt sie mit 2 Zahlen hintereinander, z. B. »Eins, Fünf«. Dann fordert sie das Kind auf, die Zahlen genauso zu wiederholen: »Jetzt Du.«

Die Länge der Zahlenreihen wird zunehmend erhöht, z. B. »Fünf, Zwei, Sieben, Eins, Acht«. Die Zahlen werden lediglich nacheinander genannt und nicht durch »und« oder andere »Füllwörtern« getrennt.

Die durchschnittliche Merkfähigkeit liegt bei 4-Jährigen bei etwa 3–5 Items. An dieses durchschnittliche Maximum sollte bei der Auswahl des Schwierigkeitsgrades gedacht und das Entwicklungsalter berücksichtigt werden.

- **Prompts**

Verbale Prompts durch erneutes Wiederholen der Zahlenreihe durch die Kotherapeutin. Verstärkung. Lob und Jubel sowie Handlungsverstärker, die das Kind mag (z. B. Kitzeln, Drehen oder Fangen nach der richtigen Antwort).

Ablauf Profis: Gegenstände merken

Benötigt werden verschiedene Gegenstände, die das Kind kennt und grundsätzlich benennen kann. Die Gegenstände werden zwischen Therapeutin und Kind platziert. Dann werden sie von der Therapeutin benannt, um die Aufmerksamkeit auf die Gegenstände zu richten und den Merkvorgang zu beginnen. Dafür sagt die Therapeutin z. B.: »Ich sehe ein Auto, einen Stift, eine Wäscheklammer. Siehst du das auch?« Das Kind soll die Gegenstände noch einmal eigenständig benennen und dabei darauf deuten. Dann sagt die Therapeutin, dass sich das Kind alles gut einprägen soll und legt ein Tuch über die Sachen. Daraufhin soll das Kind so viele Dinge erinnern, wie es kann (»Nenn mir so viele Sachen unter dem Tuch, wie du kannst« oder »Was liegt alles unter dem Tuch?«). Im Verlauf wird die Zeitspanne zwischen Merken und Abrufen immer weiter ausgedehnt, um die Schwierigkeit zu steigern.

- **Prompts**

Verbale Prompts durch Nennen der (restlichen) Gegenstände. Wenn nur ein etwas geringerer Prompt nötig ist, werden die Sachen lediglich beschrieben, z. B. »Da war noch etwas Rotes und Rundes. Weißt du noch was das war?«.

- **Verstärkung**

Soziale Verstärker (Lob, Jubel), aber auch die Gegenstände selbst, können verstärkende Wirkung haben und dem Kind im Anschluss übergeben werden, sodass es damit kurz spielen kann.

Beispielmaterialien

Anfänger/Fortgeschrittene Keine Materialien benötigt.

Profis Tuch, Spielzeugauto, Stift, Löffel, Wäscheklammer, Luftballon etc.

Generalisierung im alltäglichen Umfeld

Man kann Merkaufgaben spielerisch in natürliche Situationen einbauen. Die Eltern können dem Kind z. B. Dinge nennen, die es sich für den Einkauf merken oder aus einem anderen Raum holen soll.

10.5.4 Therapieziel: Malen

Der Umgang mit dem Stift ist eng mit der motorischen Entwicklung verwoben (Grafomotorik, Visuomotorik). Um einen Stift richtig halten zu können, muss der Tripodengriff erlernt werden (Daumen, Zeigefinger, Mittelfinger). Daneben gibt es eine inhaltliche Entwicklung in Bezug auf die gemalten Formen. So werden meist erst grobe Kreise gemalt, dann folgen Linien und schließlich malen Kinder Dinge mit Gestalt, die mit zunehmendem Alter ausdifferenziert werden können. Der Umgang mit dem Stift ist den Kulturtechniken zugehörig, dennoch bietet es sich an, dieses Ziel im therapeutischen Setting zumindest anzubahnen, um die Entwicklung des Malens im Vorschulalter zu fördern. Dies stellt auch eine Basis für das spätere Schreibenlernen dar. Die Eltern sollten möglichst anwesend sein, um den fördernden Umgang mit dem Kind bezüglich des Malens zu erlernen und zeitnah auf zuhause übertragen zu können.

Ziel dieser Übung ist es, dass das Kind den Umgang mit dem Stift erlernt. Dies beinhaltet das richtige Halten des Stiftes (Tripodengriff), die Koordination von Auge und Hand und die inhaltliche bzw. Motivebene.

Ablauf Anfänger: der Umgang mit dem Stift

Bei dieser Übung soll dem Kind vermittelt werden, was es mit einem Stift alles machen kann, wenn es bisher noch gar keine Stifte verwendet hat bzw. kein Interesse daran gezeigt hat. Zu Beginn hat nur die Therapeutin ein Blatt und einen Stift, damit das Kind seine Aufmerksamkeit vollständig auf das Geschehen richten kann. Dann zeigt die Therapeutin dem Kind, was man mit dem Stift alles machen kann, sie malt z. B. Kreise, Linien, ganz viele Punkte oder auch Motive, die das Kind mag. Dies kann sie auch verbal begleiten:

»Schau mal … Ich male ganz viele lustige Punkte. Und das hier ist eine Sonne.« Dann wird auch vor das Kind ein weißes Blatt gelegt. Die Kotherapeutin gibt dem Kind den Stift in die Hand und führt ggf. seine Hand, um etwas zu malen. Hierbei kommt es nicht genau darauf an, was das Kind malt, sondern das Ziel ist, zunächst dem Kind zu vermitteln, was man mit einem Blatt und einem Stift alles machen kann. Man kann im Anschluss dem Kind auch eine andere Farbe anbieten, damit das Bild bunter wird.

- **Prompts**

Physische Prompts durch Führen der Hand.

- **Verstärkung**

Lob und Jubel, wenn nötig soziale Handlungsverstärker wie Kitzeln.

Ablauf Fortgeschrittene: das eigentliche Malen

Nun geht es um das Malen an sich. Basale Imitationsfähigkeiten (► Abschn. 9.4) sind von Vorteil, allerdings wird die Imitationsfähigkeit durch diese Übung auch mit gefördert.

Die Therapeutin malt dem Kind etwas vor und fordert es auf, es nachzumachen. Beispielsweise kann anfangs ein Kreis gemalt werden, dann eine Linie oder viele lustige Punkte, im Verlauf auch einfache Formen, Smileys oder Figuren. Nach der Aufforderung »Jetzt du« soll das Kind das Motiv imitieren, ggf. mit Hilfe der Kotherapeutin (oder Bezugsperson). Hier ist Verbalisierung hilfreich (z. B. »Sieh mal, von oben nach unten und dann zur Seite«).

Diese Übung soll die Entwicklung anstoßen und anfängliche Hilfestellung geben. Wenn das erfolgt ist, sollte zeitnah im Kindergarten und zuhause weiter geübt werden. Diese Übung kann ebenfalls gut mittels einfacher Malvorlagen umgesetzt werden. Diese fördern besonders die Koordination von Auge und Hand.

- **Prompts**

Physische Prompts durch Führen der Hand des Kindes. Es sollte immer wieder probeweise die Hand des Kindes losgelassen werden, um zu überprüfen, ob der Prompt nicht bereits ausgeblendet werden kann.

- **Verstärkung**

Soziale Verstärkung wie Lob und Jubel.

Ablauf Profis: richtiges Halten des Stiftes

Kurz vor der Einschulung soll das Kind den sog. Tripodengriff erlernen, bei dem der Stift zwischen Daumen und Zeigefinger gehalten und vom Mittelfinger gestützt wird. Was das Kind dabei malt, ist nicht relevant. Die Therapeutin demonstriert, wie der Stift gehalten wird und beginnt etwas zu malen. Die richtige Haltung des Stiftes wird beim Kind durch physisches Prompten der Kotherapeutin gewährleistet. Ggf. kann auch durch Führen der Hand des Kindes das Bewegen des Stiftes geprompted werden, um etwas Lustiges zu malen (z. B. eine Schlangenlinie).

Falls das Kind umgreift und den Stift z. B. mit der Faust hält, korrigiert die Kotherapeutin dies behutsam mittels physischem Prompt. Manche Kinder drücken sehr fest oder sehr sanft auf. Hier kann der Mittelweg ebenfalls durch die Kotherapeutin geprompted werden, indem zusammen mit mittlerem Druck z. B. eine Linie gemalt wird.

Zur Unterstützung des Tripodengriffs gibt es Gummiaufsätze für Stifte, mit 3 abgeflachten Flächen für die Finger. Alternativ gibt es spezielle Stifte, die vorne dreieckig zulaufen und so die richtige Haltung unterstützen. Man kann diese Hilfsmittel anfangs einsetzen und dann immer wieder probieren, ob das Kind es auch ohne sie schafft und die Hilfestellung schließlich ausblenden.

■ **Prompts**

Physische Prompts der Stifthaltung sowie Führen der Hand wie im Ablauf beschrieben. Es sollte immer wieder probeweise die Hand des Kindes losgelassen werden, um zu überprüfen, ob der Prompt nicht bereits ausgeblendet werden kann.

■ **Verstärkung**

Soziale Verstärkung in Form von spezifischem Lob (»Prima, wie du den Stift hältst«).

Beispielmaterialien

Alle Ebenen Anfängerstifte zur Unterstützung der Stifthaltung, ggf. Aufsätze für die richtige Stifthaltung, Papier, Malvorlagen.

Generalisierung im alltäglichen Umfeld

Dieses Ziel sollte rasch in den Alltag des Kindes eingebaut werden, da es in der Therapie nur angebahnt werden sollte. Sowohl zuhause als auch im Kindergarten kann mit oben beschriebener Hilfestellung der Umgang mit Stiften und das Malen geübt werden. Malvorlagen, die zum Entwicklungsstand passen, können den Ablauf erleichtern und das Kind zusätzlich motivieren.

10.5.5 Therapieziel: Mengenverständnis

Pränumerische Kompetenzen bilden die Basis für die spätere Entwicklung des Zahlenverständnisses und der Fähigkeit zu Rechnen. Kinder müssen dafür grundlegende Konzepte wie die Unterschiedlichkeit von Mengen, das Konzept mehr/weniger und das Kardinalprinzip (die letzte Zahl bezeichnet die Menge) erlernen.

Ziel dieser Übung ist, dass das Kind ein Verständnis von Mengenrelationen entwickelt, sodass es zwischen unter-

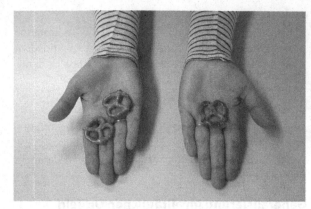

■ **Abb. 10.9** Unterscheiden von Mengen. (Foto: Elisabeth Mann)

schiedlichen Mengen unterscheiden kann, erkennt, was mehr und was weniger ist sowie eine bestimmte Anzahl von Items visuell erkennt, ohne sie einzeln zählen zu müssen

Ablauf Anfänger: Unterscheiden zwischen einem und zwei Gegenständen

Das Kind soll durch diese Übung lernen, den Mengenunterschied zwischen 1 und 2 zu erkennen. Die Therapeutin benötigt hierfür einen Gegenstand in 3-facher Ausführung, von dem sie weiß, dass das Kind ihn mag und in der Situation wahrscheinlich gerne haben möchte. Zu Beginn sind daher kleine Nahrungsmittel am besten geeignet (z. B. 3 kleine Salzbrezeln). Sie legt eine Brezel auf ihre eine Hand und 2 auf ihre andere (■ Abb. 10.9). Dann fragt sie: »Möchtest du eine Brezel?« Sie zeigt dem Kind die Hand mit der einen Brezel. – »Oder zwei?« Sie hält ihm ihre andere Hand mit den 2 Brezeln hin. Wenn das Kind die Hand ausstreckt oder deutet, sagt die Therapeutin: »O.K., du möchtest 2 Brezeln, dann lege ich die eine Brezel wieder weg.« Sie gibt dem Kind die 2 Brezeln. Manche Kinder greifen allerdings auch nach der Hand mit der einen Brezel, dann sagt die Therapeutin »Du möchtest eine Brezel, dann lege ich die 2 Brezeln wieder weg.« Das Kind soll durch diesen Ablauf ein Verständnis dafür entwickeln, dass 2 Brezeln mehr als eine sind. Die Übung wird mehrmals hintereinander wiederholt.

Weitere Übungsmöglichkeiten in natürlichen Spielsituationen sind das Anbieten von Kugeln für eine Kugelbahn, Legosteinen oder Bauklötzen auf die beschriebene Art. Das Kind kann auch hier eine Kugel (Lego, Bauklotz) oder 2 ausgehändigt bekommen. Der Ablauf sollte immer verbal von der Therapeutin begleitet werden, auch wenn die Kinder nonverbal kommunizieren (z. B. Deuten). Bei sprachlichen Kindern kann zusätzlich das Benennen der Anzahl eingefordert werden (»Zwei« oder »Ich möchte zwei«).

- **Prompts**

Das Präsentieren auf der Handfläche dient als Hinweisreiz, ggf. können zusätzlich visuelle Zeigeprompts durch die Kotherapeutin erfolgen. Bei sprechenden Kindern verbale Prompts.

- **Verstärkung**

Die Verstärkung erfolgt auf natürliche Weise durch das Aushändigen des verwendeten Gegenstands, zusätzlich sollte Lob erfolgen.

Ablauf Fortgeschrittene: ein Konzept von »mehr« und »weniger« entwickeln

Hierfür legt die Therapeutin mehrere Gegenstände zwischen sich und das Kind. Dabei bildet sie 2 Gruppen. Sie legt z. B. 2 Stifte nebeneinander und mit einem deutlichen Abstand daneben 10 Stifte. Dann fragt sie das Kind: »Was ist mehr? Das oder das?« Sie deutet dabei einmal auf jede Ansammlung. Nach der Reaktion des Kindes begleitet die Therapeutin die Übung sprachlich und gestisch (»Ja genau, da liegen ganz viele Stifte. Da sind mehr als hier«), um die Bewusstmachung des Prinzips zu unterstützen.

Diese Übung kann mit vielen verschiedenen Gegenständen und Mengen wiederholt werden. Wenn das Kind zunehmend zeigen kann, was mehr ist, kann die Frage auch andersherum gestellt werden: »Was ist weniger?« Das Kind sollte bei dieser Übung nicht die Gegenstände zählen, sondern auf rein visueller Ebene sehen, wo eine größere Menge liegt und wo eine kleinere.

- **Prompts**

Physische Prompts durch Führen der Hand durch die Kotherapeutin, um auf die richtige Ansammlung zu deuten oder visueller Zeigeprompt auf die richtige Menge.

- **Verstärkung**

Lob und Jubel beim richtigen Deuten. Zu Beginn kann auch zusätzlich gegenständliche Verstärkung auf natürliche Weise erfolgen. Dafür sollten beliebte Gegenstände hingelegt werden, von denen das Kind einen ausgehändigt bekommt, sobald es richtig gedeutet hat.

Ablauf Profis: Erkennen von exakten Mengen ohne Zählen

Hierbei wird mit dem Kind geübt, eine bestimmte Anzahl von Dingen auf einen Blick zu erkennen, ohne sie explizit zu zählen. Dabei werden wieder mehrere Gegenstände benötigt, z. B. Stifte. Man legt dabei zunächst 2 davon vor das Kind und fragt: »Wie viele Stifte sind es?« Das Kind wird nun geprompted, die Stifte leise zu zählen und dann der Therapeutin laut die Zahl zu sagen (»1, 2« und dann zur Therapeutin »Zwei«). Im Anschluss fragt die Therapeutin sofort erneut: »Wie viele waren es noch mal?« Nun wird

allerdings nicht mehr das Zählen gepromptet, sondern direkt die Antwort »Zwei«. Die Übung wird dann mit anderen kleinen Mengen wiederholt (z. B. mit einem Lego oder 3 Stiften). Die Übung kann auch ohne Gegenstände mittels Papier und Stift geübt werden, indem die Therapeutin z. B. 3 Kreise aufmalt oder 2 Linien. Der Ablauf ist ansonsten der gleiche.

Dieses Ziel kann auch gut mittels einfacher Würfelspiele geübt werden, indem schrittweise auswendig gelernt wird, wie viel es bedeutet, wenn auf dem Würfel z. B. eine Diagonale aus 3 Punkten zu sehen ist. Hierbei unterstützt die immer gleiche Anordnung das Abschätzen bzw. Erkennen der Anzahl.

- **Prompts**

Verbale Prompts für das leise Zählen und das laute Aussprechen der letzten Zahl.

- **Verstärkung**

Lob und Jubel bei der richtigen Lösung, zusätzlich kann natürliche gegenständliche Verstärkung erfolgen, indem einer der verwendeten Gegenstände ausgehändigt wird.

Beispielmaterialien

Anfänger Beliebte Objekte z. B. kleine Brezeln, Gummibärchen, Murmeln, Legosteine oder Bauklötze.

Fortgeschrittene Stifte, Löffel, Legosteine etc.

Profis Stifte, Autos, Legosteine, Würfel etc. Papier und Stift.

Generalisierung im alltäglichen Umfeld

Immer wenn das Kind einen benötigten Alltagsgegenstand haben möchte, können ihm verschiedene Mengen angeboten werden, wie oben beschrieben. Wenn es einen Joghurt hat, kann es gefragt werden, ob es einen Löffel möchte oder zwei. Auch im Spiel können Mengen geübt werden (»Wer hat mehr Legosteine, du oder ich?«). Auch können Fragen zu Mengen gestellt werden, die natürlicherweise in der Situation vorhanden sind, z. B. »Wie viele Gabeln liegen auf dem Tisch?«.

Natürlich können Eltern auch das eigentliche Zählen spielerisch mit ihrem Kind üben, z. B. anhand von Liedern. Dies erfolgt im Kindergarten und zuhause in der Regel ohnehin.

10.5.6 Therapieziel: Perspektivübernahme (Theory of Mind)

Mit diesen Übungen soll das Kind erkennen, dass andere nicht immer das gleiche sehen, wissen, mögen und fühlen wie man selbst, da jeder einen eigenen Geist hat. Das bildet die Basis für die Fähigkeit, sich in das Denken und Fühlen anderer Menschen hineinzuversetzen und ihre Handlungen (in gewissen Grenzen) vorhersehen zu können.

Ziel dieser Übung ist es, dass das Kind versteht, dass andere eine eigene Perspektive haben, dass sie nicht immer sehen, was man selber sieht, nicht immer wissen, was man selber weiß und dass sie eigene Gefühle, Vorstellungen und Vorlieben haben.

Dieses Ziel sollte erst bei Kindern strukturiert geübt werden, die sprachlich auf Mehrwortebene sind. Bei nonverbalen Kindern sind die Vorläuferfähigkeiten (Repräsentationsverständnis, gemeinsame Aufmerksamkeit, Selbstwahrnehmung; ▶ Kap. 9) zu vermitteln.

Ablauf Anfänger: die visuelle Perspektiven anderer verstehen

Das Kind soll mit dieser Übung lernen, dass nicht alle die gleiche visuelle Perspektive haben wie man selbst. Dafür soll es einer anderen Person Bilderkarten zeigen, sodass diese sie sehen kann.

Kind und Therapeutin sitzen sich hierfür gegenüber. Die Therapeutin nimmt eine Bilderkarte und hält sie so, dass das Kind vorerst nicht sehen kann, was darauf abgebildet ist. Dann beschreibt sie in sehr einfachen Worten, was darauf zu sehen ist: »Der Junge schwimmt.« Dabei vermittelt sie stimmlich und mimisch, dass das Bild interessant ist. Dann fragt sie: »Kannst du sehen was auf dem Bild ist?« Wenn das Kind verneint hat, dreht sie die Bilderkarte zum Kind: »So, jetzt kannst du sie auch sehen, oder? Schau, der Junge schwimmt.« Dann wird der ganze Ablauf mit einer weiteren Karte wiederholt. Anschließend erhält das Kind eine Karte und soll sie beschreiben. Die meisten Kinder tun dies vorerst, ohne die Karte von sich aus umzudrehen. Dann sagt die Therapeutin: »Ich kann das Bild gar nicht sehen, kannst du es bitte umdrehen?« Das Kind soll dann die Karte umdrehen sodass die Therapeutin das Bild sieht. (Therapeutin: »Ah, jetzt sehe ich es auch.«) Der Fokus liegt bei dieser Übung nicht auf der Sprache des Kindes. Die Beschreibung der Bilderkarte durch das Kind sollte deshalb auch schnell gepromptet werden, wenn nötig. Zentral ist, dass das Kind versteht, wie es ein Bild halten muss, damit das Gegenüber es sehen und verstehen kann, worauf man sich sprachlich bezieht. Das sprachliche Begleiten durch die Therapeutin (»Ich kann es nicht sehen«, »Jetzt kann ich es auch sehen«) soll die Erkenntnis fördern, dass das Gegenüber nicht das Gleiche sieht wie man selbst, dass jeder eine andere visuelle Perspektive hat. Die verwendeten Karten sollten nicht zu klein sein, sodass das Gegenüber sie auch gut erkennen kann.

▪ Prompts
Verbaler Prompt beim Beschreiben der Karte. Physischer Prompt durch Führen der Hände des Kindes, sodass die Karte richtig gedreht ist.

▪ Verstärkung
Soziale Verstärker wie Lob und Jubel.

Ablauf Fortgeschrittene: Wissen, wer was weiß

Kind, Kotherapeutin und Therapeutin sitzen zusammen um den Tisch, es werden mind. 3 Personen benötigt (ggf. auch Bezugsperson). Dann wird ein Verstärker, z. B. ein Gummibärchen, auf dem Tisch platziert und 2 kleine verschiedenfarbige Schalen, Tassen (umgedreht hingestellt) oder andere blickdichte Behälter. Dann wird das Gummibärchen vor den Augen aller unter einer der umgedrehten Schalen platziert. Die Therapeutin fragt erst die Kotherapeutin: »Weißt du wo das Gummibärchen ist?« Wenn die Kotherapeutin darauf deutet, sagt die Therapeutin: »Genau. Du weißt es, weil du es gesehen hast.« Dann soll sich die Kotherapeutin die Augen zu halten, während die Therapeutin das Gummibärchen unter der anderen umgedrehten Schale versteckt. Das Kind sollte diesen Ablauf gut beobachten. Ggf. kann noch einmal beim Kind nachgefragt werden (»Hast du gesehen, wohin ich es gelegt habe?«) und erneut darauf gezeigt werden. Dann wird das Kind gefragt: »Weiß die Sophie, wo das Gummibärchen liegt?« Wenn das Kind bejaht, folgt die Erklärung: »Sie hat aber nicht gesehen, was ich gemacht habe. Wir fragen sie mal.« Nun darf die Kotherapeutin die Augen wieder öffnen und wird gefragt: »Weißt du wo das Gummibärchen liegt?« Auf die Verneinung hin erklärt die Therapeutin: »Sie weiß nicht wo es ist, weil sie nicht gesehen hat, wohin ich es gelegt habe.« Dann fragt sie das Kind: »Du hast es doch gesehen. Wo habe ich es hingelegt?« Daraufhin wird nachgeschaut und erklärt: »Genau, da ist es. Du hast gesehen, was ich gemacht habe, deshalb wusstest du, wo ich es hingelegt habe.« Dann werden die Rollen getauscht, und das Kind hält sich die Augen zu. Der Ablauf ist der gleiche. Der Ablauf und der jeweilige Wissenstand werden bei dieser Übung deutlich verbal begleitet.

▪ Prompts
Indirekte verbale Prompts, indem erklärt wird, was wer wissen kann und warum jemand in welchem Behälter suchen würde (»Hat Sophie gesehen, dass wir das Gummibärchen woanders hingetan haben? Nein? Kann sie dann wissen, dass es jetzt nicht mehr in der Schüssel ist? Nein? Wo würde sie es denn suchen?«). Das »falsche« Suchen kann auch tatsächlich erfolgen, um praktisch zu demonstrieren, dass die Kotherapeutin nicht weiß, wo das Gummibärchen liegt.

Zeigeprompt auf den Behälter, mit dem Gummibärchen als Erinnerungshilfe für das Kind, bevor die Kotherapeutin die Augen öffnet.

- **Verstärkung**

Als Verstärkung darf das Kind den versteckten Gegenstand haben und damit spielen oder, wenn es ein Nahrungsmittelverstärker ist, ihn essen. Zusätzlich soziale Verstärkung in Form von Lob.

Ablauf Profis: unterschiedliche Vorlieben verstehen

Individuelle Vorlieben lassen sich gut zu mehreren üben, z. B. mit der Kotherapeutin und/oder Bezugspersonen. Alle sitzen im Kreis auf dem Boden oder um den Tisch. Die Therapeutin stellt Fragen nach Lieblingssachen (z. B. »Was ist dein Lieblingsessen? Und deins?«). Dann kann darüber gesprochen werden, dass diese Vorlieben verschieden sind oder manchmal gleich. Um den Ablauf zu erleichtern, kann man spielen, dass jeder aufstehen oder die Hand heben muss, der z. B. Pizza mag, der Apfelschorle am liebsten trinkt oder dessen Lieblingsfarbe Grün ist. Das unterstreicht noch zusätzlich den Unterschied zwischen den Personen, der aber auch zusätzlich verbalisiert werden sollte (z. B. »Ich bleibe sitzen, ich mag lieber rot«).

- **Prompts**

Hier wird v. a. auf der indirekten verbalen Ebene der Lernprozess gepromptet, z. B. »Nur einer von uns mag Apfelschorle, die anderen mögen alle was anderes«.

- **Verstärkung**

Soziale Verstärkung in Form von Lob und Jubel.

Beispielmaterialien

Anfänger Visuell einfach gestaltete Bilderkarten.

Fortgeschrittene 2 verschiedene Schalen oder Dosen, beliebte kleine Objekte.

Profis Kein Material benötigt.

Generalisierung im alltäglichen Umfeld

Die visuelle Perspektive kann anhand von Kartenspielen geübt werden, bei denen der andere erst nicht sehen kann, was auf der Karte ist und dann schließlich doch (z. B. schwarzer Peter). Das kann auch mit Memory geübt werden (»Zeig mal, was du aufgedeckt hast, sonst kann ich es mir nicht merken«).

In alltäglichen Situationen können Vorlieben anderer verbalisiert werden, z. B. »Papa mag keine Gummibärchen. Er mag lieber Brezeln. Es mögen nicht immer alle das gleiche«. Anschließend kann man über Lieblingsfarben, -spei-

sen und -aktivitäten sprechen. Oder man kann das Kind auffordern, jemanden zu fragen, ob er etwas Bestimmtes haben möchte, um zu erfahren, ob jemand ein Bedürfnis hat. »Frag mal den Max ob er Saft haben möchte. Ich weiß nicht ob er durstig ist.« Auf diese Weise können all diese Themen, die mit dem Verständnis des Geistes einer anderen Person (ihren Gefühlen, Bedürfnissen, ihrer Perspektive und ihrem Wissen) zusammenhängen, auf natürliche Weise aufgegriffen und geübt werden.

10.5.7 Therapieziel: allgemeines Wissen

Faktenwissen baut sich über die gesamte Lebensspanne auf und entsteht in den Vorschuljahren v. a. durch die Interaktion und das angeleitete Entdecken und Merken von Zusammenhängen und Tatsachen.

Ziel dieser Übung ist es, Wissen über die eigene Person (Name, Alter, Wohnort etc.) sowie Wissen über die Welt (bestimmte Abläufe, Annäherung an abstrakte Themen) aufzubauen.

Ablauf Anfänger: Wissen über die eigene Person

Auf dieser Ebene soll das Kind lernen, seinen Namen, sein Alter und seinen Wohnort zu kennen und zu benennen. Auf dieser Basis können im Verlauf weitere Informationen hinzugenommen werden (Namen und Anzahl der Geschwister, Berufe der Eltern etc.). Solche Fakten werden über Wiederholung erlernt und sollten daher mehrmals hintereinander abgefragt werden. Um die Übungen dennoch motivierend zu gestalten, bietet es sich an, sie in eine schöne Aktivität einzubauen, z. B. beim Schaukeln oder Rutschen. Der Spielablauf wird kurz unterbrochen, z. B. indem die Schaukel angehalten wird oder die Therapeutin mit ihrem Arm eine Fantasieschranke auf die Rutsche hält. Sie fragt das Kind: »Wie heißt du?« Die Antwort wird von der Kotherapeutin direkt verbal gepromptet. Dann wird weiter gespielt und nach kurzer Zeit die Frage wiederholt. In der gleichen Weise werden andere Fragen nach und nach mit dem Kind geübt. Es sollten allerdings nicht zu viele Fragen in einer Therapiestunde bearbeitet werden, je nach Merkfähigkeiten des Kindes. Die Frageninhalte können zunehmend erweitert werden auf die Eltern, Geschwister, die größere Familie etc.

Die Übung mit dem Namen kann im Verlauf auch mit einem Foto des Kindes (und seiner Familie/der Therapeutinnen) durchgeführt werden, damit das Kind seinen Namen und seine Person miteinander verknüpft (»Schau mal das Foto, wer ist denn das? Das bist du. Wie heißt du denn?«).

· Prompts

Die Antwort wird zu Beginn direkt nach der Frage durch die Kotherapeutin verbal gepromptet, um das Merken von falschen Informationen zu verhindern. Dann wird der Prompt zunehmend ausgeblendet, bis hin zu teilweise verbalen Prompts (»Andreas«, »Andr...«, »An...«).

· Verstärkung

Lob und Jubel bei der richtigen Antwort. Die unterbrochene Spieltätigkeit dient als Verstärker, indem sie nach der korrekten Antwort wieder fortgesetzt wird. Dabei ist es wichtig, dass man das nachfolgende Spiel interaktiv gestaltet und lustige Spielideen einbringt, um zu verhindern, lediglich der »Unterbrecher« der positiven Aktivität zu sein.

Ablauf Fortgeschrittene: Weltwissen über alltägliche Abläufe

Dem Kind soll Wissen über alltägliche Abläufe oder Vorgehensweisen vermitteln werden. Dies beinhaltet Fakten wie »Wenn man einkauft, muss man für die Sachen bezahlen«, »Brot gibt es beim Bäcker«, »Wenn man krank ist, geht man zum Arzt«, »Musik macht man mit Instrumenten«, »Wenn es brennt, ruft man die Feuerwehr« usw. Um diese Themen zu vermitteln, wird ein solcher Wissensbereich ausgesucht, z. B. »Einkaufen«, und dieser dann mit dem Kind erarbeitet. Diese Fakten werden in Frageform mit dem Kind geübt, auf die gleiche Weise wie auf Anfängerebene. »Was macht man, wenn man krank ist?« Prompt: »Man geht zum Arzt« oder »Was bedeutet rot, gelb, grün bei der Ampel?«. Damit das Kind auch einen Begriff davon bekommt, was das Wissen bedeutet und es nicht einfach nur auswendig lernt, sollte, neben dem Vermitteln der Fakten, das Thema auch in anderen Bereichen aufgegriffen werden, insbesondere in natürlichen Situationen, z. B. beim Fantasiespiel. So kann z. B. mit dem Kind Einkaufen und Bezahlen mit einem Kaufladen geübt werden; man kann mit der Puppe spielen, dass man zum Arzt geht etc. (▶ Abschn. 10.3.8). Es ist hilfreich, sich an das jeweilige Thema zusätzlich über Bücher anzunähern, die zusammen angeschaut werden können. Anschließend wird das Buch zugeklappt, und man kann die entsprechenden Fragen dazu stellen. Die Fragen sollten dann zu einem späteren Zeitpunkt in der Therapie erneut gestellt werden (z. B. «Wir haben doch vorhin ein Buch angeschaut. Wo ist der Junge hingegangen, als er krank war?« oder »Wohin geht man wenn man krank ist?«).

· Prompts

Direkte verbale Prompts der Antworten, im Verlauf indirekte verbale Prompts (»Wer hat dem Jungen denn geholfen als er krank war?«).

· Verstärkung

Lob und Jubel und ggf. Handlungsverstärkung nach Beantworten der Fragen (z. B. Fangen oder Kitzeln).

Ablauf Profis: Weltwissen zu abstrakteren Themen

Hierbei wird mit dem Kind das Wissen über spezifische Themen erarbeitet. Dies ist eine Vorbereitung auf die Schule, die allerdings nur die Herangehensweise an solche Themen vermitteln soll. Es können dabei abstraktere Themen aufgegriffen werden wie »Länder«. Dabei kann man sich mit dem Kind eine Weltkarte nehmen und ihm in einfachen Worten erklären, dass es verschiedene Länder gibt, dass wir in Deutschland leben und dass in den verschiedenen Ländern verschiedene Sprachen gesprochen werden. Eine andere Möglichkeit sind die Themen »Berufe«, »Jahreszeiten« »Körper« oder »Weltall«. Es bietet sich an, Themen auszuwählen, die das Kind auch interessant finden könnte. Nicht jedes Kind interessiert sich für jedes Thema und beschäftigt sich mit allen Themen gleich intensiv. Dabei sind auch die Eltern eine wichtige Informationsquelle dafür, was das Kind interessieren könnte und wo es wichtig wäre, dem Kind noch Wissen zu vermitteln. Dieses Ziel ist recht abstrakt und erfordert neben guten sprachlichen und Merkfähigkeiten eine gewisse Fähigkeit zu abstrahieren. Dieses Therapieziel sollte nur über wenige Stunden und in Anwesenheit der Bezugspersonen geübt werden. Es dient vorranging dazu, den Eltern zu zeigen, wie das Kind an diese Themen herangeführt werden kann, die Vermittlung inhaltlicher Aspekte ist dann Aufgabe der Schule und begleitend der Eltern. Das Kind soll lernen, Freude an den Themen zu entwickeln und Neugier für Zusammenhänge zu zeigen.

· Prompts

Indirekte verbale Prompts, die die Zusammenhänge erklären. Visuelle Zeigeprompts in Büchern oder auf Bildern, um dem Kind Zusammenhänge zu verdeutlichen.

· Verstärkung

Deutliches Lob sowie das Angebot, sich die nächste spielerische Aktivität aussuchen zu dürfen, die auf eine solche konzentrierte Tätigkeit folgen sollte.

Beispielmaterialien

Anfänger Schaukel, Trampolin, Drehstuhl, ggf. ein Foto des Kindes.

Fortgeschrittene Spielzeug für alltägliche Abläufe, z. B. ein Kaufladen, ein Arztkoffer, eine Lego-Feuerwehr etc., einfach gestaltete Bücher über die gleichen Themen.

Profis Gegenstände und Bücher zu abstrakten Themen (Globus, Weltkarte, »Wieso? Weshalb? Warum?«-Bücher, »Was ist was?«-Bücher; siehe Arbeitsblatt 11.2 »Beispiele für Therapiematerialien; ▶ Abb. 11.2).

Generalisierung im alltäglichen Umfeld

Das persönliche Wissen kann gut mit anderen Kindern geübt werden. Das Kind kann dazu aufgefordert werden, seinen Namen zu nennen oder ein anderes Kind nach seinem Alter zu fragen. Wenn ein Kind z. B. mit einem Pflaster zur Therapie kommt, kann man dies als Thema (Verletzungen, Krankheit, Arztbesuch) aufgreifen.

Der Alltagsbezug ist bei allen Wissensbereichen relevant und kann gut mit dem Erlernten verknüpft werden, z. B. das Verstehen der Ampel im Alltag verbal zu begleiten, das Kind dazu zu befragen (»Was macht man bei Rot?«) und das Wissen einzusetzen (siehe »Gefahrenbewusstsein«; ▶ Abschn. 10.6.4). Die Eltern sollten die aktuellen Themen in der Therapie kennen und im Bewusstsein haben, um entsprechende Situationen im Alltag zu nutzen.

10.6 Alltagspraktische Fertigkeiten

10.6.1 Therapieziel: Alltagsroutinen bewältigen

Alltagsroutinen beziehen sich auf Tätigkeiten, die gewohnheitsmäßig ausgeführt werden sollen. Dazu gehören z. B. Essenssituationen, das selbstständige An- und Ausziehen von Kleidung und die Körperhygiene. Aufgrund multipler Auffälligkeiten, z. B. im Bereich der Strukturierung und Handlungsplanung, rigider Verhaltensweisen sowie genereller adaptiver Fähigkeiten, zeigen Kinder mit einer ASS häufig Schwierigkeiten bei der Bewältigung der besagten Alltagsroutinen.

Parallel zu diesem Ziel sollte an der Handlungsplanung gearbeitet werden (▶ Abschn. 9.6), da diese Fähigkeit für annähernd alle Alltagsroutinen benötigt wird.

Ziel dieser Übung ist, dass das Kind lernt, Alltagsroutinen möglichst selbstständig auszuführen und dadurch innerhalb des Alltags unabhängiger zu werden. Bei der Auswahl der zu fördernden Abläufe werden die Eltern einbezogen, um zu identifizieren, welche Bereiche für die Eltern und das Kind im Alltag aktuell eine Herausforderung darstellen. Die ausgewählten Alltagsroutinen können dann innerhalb der Therapie vorbereitet und gemeinsam mit den Eltern geübt werden, um sie alsbald in den Alltag zu übertragen.

Ablauf Anfänger: für einen angemessenen Zeitraum am Tisch sitzen bleiben

Auf der Anfängerebene werden Voraussetzungen für die Umsetzung von Alltagsroutinen geübt. Hierzu zählt das Sitzenbleiben am Tisch, wie es z. B. beim gemeinsamen Essen mit der Familie erforderlich ist. Hierfür wird die Zeitspanne, die das Kind am Tisch sitzen bleiben soll, durch eine große Sanduhr (bzw. Time-Timer, Ampeluhr) visualisiert. Die Aufgabe »Sitzenbleiben« kann zusätzlich auf einer laminierten Bilderkarte (sitzendes Kind) visualisiert werden. Anhand der Uhr wird dem Kind erläutert, dass es nun für einen gewissen Zeitraum am Tisch sitzen bleiben soll und was währenddessen gemacht wird. Im therapeutischen Rahmen kann z. B. eine vereinfachte Essenssituation durchgespielt werden, z. B. mit einem Becher Saft und ein paar kleinen Brezeln auf einem Plastikteller. Während des Essens wird immer wieder auf das Bild gedeutet und verbalisiert, dass das Kind sitzen bleiben soll. Dabei wird es mehrfach dafür gelobt, dass ihm das gelingt. Wenn es unruhig wird oder aufstehen möchte, wird auf die Sanduhr gedeutet und erklärt, dass es noch etwas dauert, bis es aufstehen kann.

Es ist sinnvoll, mit einer für das Kind gut schaffbaren Zeit anzufangen und viel zu verstärken. Die Zeitdauer sollte dann zunehmend gesteigert werden.

▪ Prompts

Dem Kind wird verbalisiert, was die Aufgabe ist (»Wir bleiben sitzen, bis der Sand unten ist«), mittels visuellen Zeigeprompts wird auf die Sitzenbleiben-Karte bzw. die Sanduhr gedeutet.

▪ Verstärkung

Die Verstärkung erfolgt auf soziale Art durch Lob und zwar mehrfach während des gesamten Ablaufes. Wenn etwas gegessen und getrunken wird, was das Kind mag, kann man es auch hiermit verstärken (»Toll wie du sitzen bleibst, so kannst du noch eine kleine Brezel essen«).

Ablauf Fortgeschrittene: Schuhe an- und ausziehen

Am Beispiel des An- und Ausziehens von Schuhen soll das zunehmend eigenständige Ankleiden und Entkleiden geübt werden. Anfangs bieten sich Halbschuhe mit Klettverschluss an. Es wird ein fester Ort gewählt, an dem sich die Schuhe befinden sollen, z. B. neben der Tür. Hier werden sie vor der Stunde aus- und nach der Stunde wieder angezogen. Dieser Ort kann auch durch ein Symbol auf dem Boden für das Kind visualisiert werden (z. B. ein buntes Quadrat aus Klebestreifen). Wenn das Kind den Raum betritt, erhält es die Aufforderung, seine Schuhe auszuziehen. Dabei leitet die Therapeutin die einzelnen Schritte verbal an:

- »Erst aufmachen« (visueller Zeigeprompt auf den Klettverschluss, ggf. physischer Prompt durch Führen der Hände).
- »Jetzt festhalten und den Fuß rausziehen« (ggf. Führen der Hände).
- »Jetzt dorthin stellen« (visueller Zeigeprompt auf das bunte Quadrat).

Zum Anziehen der Schuhe am Ende der Stunde wird das Kind erneut verbal aufgefordert und kleinschrittig angeleitet:
- »Schuhe anziehen« (visueller Zeigeprompt auf die Schuhe).
- Wenn das Kind sich noch keinen Schuh nimmt, stellt die Therapeutin ggf. erst einen Schuh vor das Kind und sagt: »Mit dem Fuß hier rein.« (Deuten auf die Öffnung)
- »Jetzt zumachen« (Deuten auf den Klettverschluss und ggf. Führen der Hand).
- Dann wird der andere Schuh vor das Kind gestellt und in der gleichen Weise verfahren.

Wenn das Kind dazu prinzipiell in der Lage ist, kann hier auch das verbale Einfordern von Hilfe integriert werden, wenn das Kind mit einem Schritt motorisch nicht alleine zurechtkommt (▶ Abschn. 10.6.3 »Um Hilfe bitten«).

■ **Prompts**
Visuelle Zeigeprompts auf die zu verwendenden Teile (Schuhe, Lasche etc.). Durch physische Prompts kann das Kind bei der Ausführung der Handlung bei Bedarf unterstützt werden, indem die Kotherapeutin seine Hände führt. Auch verbale Prompts können zum Benennen des nächsten Schrittes und der Begleitung der jeweiligen Handlung genutzt werden. Zudem können dem Kind durch einen Modellprompt die Handlungsschritte entsprechend demonstriert werden. Falls nötig, können hier Prinzipien des Chaining verwendet werden (▶ Abschn. 8.4.1). Alle Prompts sollten ausgeblendet werden, sobald sie nicht mehr nötig sind.

■ **Verstärkung**
Das Kind wird anfangs für jeden Handlungsschritt, den es ausgeführt hat, sozial verstärkt; im Verlauf dann nur noch für die besonders schwierigen Schritte und schließlich für die gesamte Handlung.
Die Verstärkung erfolgt sozial (Lob und Jubel) und zu Beginn ggf. zusätzlich noch mit Handlungsverstärkern am Ende des Ablaufs (z. B. Kitzeln).

Ablauf Profis: alltägliche Hygieneroutinen durchführen
Eine typische alltägliche Hygieneroutine ist das Händewaschen. Dieser Ablauf kann im therapeutischen Rahmen geübt werden. Dafür wird die Handlung in einem visuellen Ablaufplan verdeutlicht, auf dem die Tätigkeit in allen Schritten visualisiert ist (Seife nehmen, Wasser anmachen, Hände waschen, Handtuch nehmen etc.). Dieser Ablauf deckt sich mit der Übung zur Handlungsplanung auf Anfängerebene (▶ Abschn. 9.6.1) und kann in der dort beschriebenen Weise durchgeführt werden. Die Handlung wird dafür in Teilschritte zerlegt, die mit visueller Unterstützung geplant und abgearbeitet werden. Wenn dieser Ablauf funktioniert, kann er auf andere alltägliche Hygieneroutinen übertragen werden (z. B. Zähneputzen, Duschen).

■ **Prompts**
Es werden Strukturierungshilfen in Form eines visuellen Handlungsplans eingesetzt (▶ Abschn. 9.6.1). Mit visuellen Zeigeprompts kann der Handlungsablauf zusätzlich unterstützt werden. Durch physische Prompts kann das Kind bei der Ausführung der eigentlichen Handlung angeleitet werden. Auch verbale Prompts können eingesetzt werden, um durch den Ablauf zu führen. Zudem können dem Kind durch Modellprompts die Handlungen entsprechend demonstriert werden.

■ **Verstärkung**
Die Verstärkung erfolgt anfangs auf jeden vollzogenen Handlungsschritt in Form von Lob, dann in zunehmend größeren Abständen, bis schließlich erst nach Beenden der gesamten Hygieneroutine verstärkt wird. Anfangs können zusätzlich materielle Verstärker nach Beenden des Ablaufs ausgehändigt werden. Dies sollte alsbald ausgeschlichen werden.

Beispielmaterialien
Anfänger Geschirr, kleine Brezeln oder andere Snacks, Saft, Sitzenbleiben-Karte, Sanduhr (oder andere dem Entwicklungsalter gemäße Uhren).

Fortgeschrittene Schuhe, Jacke, Mütze etc. bunte Markierung für die Schuhe auf dem Boden.

Profis Visueller Handlungsplan, Hygienematerialien.

Generalisierung im alltäglichen Umfeld
Wie beschrieben, sollten die Übungen bereits möglichst schnell in alltägliche Abläufe eingebunden werden, da sie in der Therapie nur angebahnt und den Eltern die Grundprinzipien vermittelt werden sollen. In der Anfangsphase ist es sinnvoll, gemeinsam mit den Eltern im therapeuti-

schen Setting die Umsetzung zu üben, bis eine Generalisierung im Alltag erfolgen kann.

10.6.2 Therapieziel: Sauberkeitserziehung

Sauberkeitserziehung bezeichnet hier das Training, die Toilette zu benutzen. Für durchschnittlich begabte Kinder gilt die Regel, dass sie ab dem Alter von 4 Jahren tags und nachts trocken sein sollen und ab dem Alter von 5 Jahren tags und nachts sauber. Da ein gewisser körperlicher Reifezustand erforderlich ist, um körperliche Signale wahrzunehmen und Kontrolle über den jeweiligen Schließmuskel zu haben, kann ein vollständiges Sauberwerden erst gelingen, wenn diese Fähigkeiten vorhanden sind. Die Sauberkeitsentwicklung hängt stark vom Entwicklungsalter ab, sodass hier besonders beachtet werden muss, ob das Kind das entsprechende Entwicklungsalter hat und dieses Therapieziel so auch erfolgreich geübt werden kann. Ein Toilettentraining sollte erst dann begonnen werden, wenn ein Entwicklungsalter (nicht chronologisches Alter!) von 4 Jahren (Blasenkontrolle) bzw. 5 Jahren (Darmkontrolle) gegeben ist. Es ist wichtig, Eltern und ggf. auch Erzieherinnen über den entwicklungsgemäßen Ablauf der Sauberkeitsentwicklung aufzuklären, da diesbezügliche Schwierigkeiten oft eine Herausforderung im Alltag darstellen und daher häufig darauf gedrängt wird, das Sauberkeitstraining früh zu beginnen.

Da es sich bei der Sauberkeitserziehung um ein sehr intimes Ziel handelt, sollten v. a. die Bezugspersonen den Ablauf anleiten. Dabei werden sie von der Therapeutin unterstützt. Es sollten v. a. die Abläufe gut besprochen werden, dann sollte man schauen, welche Aspekte in der Therapie geübt werden können oder müssen und welche die Eltern oder die Erzieherinnen selber umsetzen können.

Ziel dieser Übung ist es, die Sauberkeitsentwicklung des Kindes zu trainieren. Im Optimalfall gelingt es dem Kind, selbstständig zur Toilette zu gehen und keine Windel mehr tragen zu müssen.

Ablauf Anfänger: die Toilette akzeptieren

Autismusspezifische Symptome können das Sauberwerden erschweren. Zu Beginn sollten z. B. mögliche Ängste des Kindes vor der Toilette identifiziert und weitgehend abgebaut werden. Es ist somit zu allererst notwendig, mittels einer genauen Verhaltensanalyse zu prüfen, was das Kind daran hindert, sauber zu werden. Das Kind soll sich vorerst kurz (und zunehmend länger) im Raum mit der Toilette aufhalten, wofür es sozial und anfangs gegenständlich verstärkt wird. Erst im Folgenden kann es schrittweise daran gewöhnt werden, auf der Toilette zu sitzen. Zudem kann ein Interesse des Kindes für die Toilette geschaffen

werden, indem man den Raum kindgerecht gestaltet, z. B. einen ansprechenden Toilettendeckel anbringt.

Die beste Voraussetzung zum Sauberwerden ist es, wenn das Kind selbst ein Interesse daran zeigt, also motiviert zum Sauberwerden ist. Zeichen hierfür sind Interesse an der Toilette oder erste Versuche, alleine die Windel auszuziehen. Bei Kindern mit einer ASS bleibt die eigene Motivation zum Sauberwerden manchmal aus. Je nach aktueller Situation gibt es dann unterschiedliche Vorgehensweisen. Trägt das Kind während des Tages durchgängig eine Windel, kann ein erster Schritt darin bestehen zu üben, dass sich das Kind für einen gewissen Zeitraum die Windel ausziehen lässt. Die Akzeptanz sollte deutlich und am besten gegenständlich verstärkt werden.

Ist dies prinzipiell möglich, kann damit begonnen werden, das Kind in regelmäßigen, zeitlichen Abständen von ca. 60–90 Minuten für kurze Zeit ohne Windel auf die Toilette zu setzen. Das Kind wird deutlich sozial und gegenständlich verstärkt, während es auf der Toilette sitzen bleibt, z. B. indem es mit einem bunten Kreisel spielen darf. Die nächste Stufe sieht Verstärkung erst dann vor, wenn das Kind es geschafft hat, in die Toilette zu machen.

Die Toilettenzeiten sollten mit dem Kind mittels Visualisierung unterstützend geplant werden. So kann mittels visueller Handlungsplanung eine Toilettenkarte auf den Plan geklebt werden sowie im Anschluss eine schöne Aktivität als Verstärkung eingesetzt werden. Zudem kann die Zeitdauer, die das Kind auf der Toilette sitzen soll, mittels einer Uhr (z. B. Sanduhr, Eieruhr, Time-Timer) verdeutlicht werden.

Kann das Kind noch nicht akzeptieren, die Windel für einen gewissen Zeitraum auszuziehen, kann es vorerst auch mit der Windel auf die Toilette gesetzt werden. Alleine das Sitzen auf der Toilette sollte dann wie oben verstärkt und zu Beginn bewusst eher kurz gehalten werden. Auch hier sollten der Toilettengang und die Zeit des Sitzens entsprechend visualisiert werden.

Akzeptiert das Kind, für einen gewissen Zeitraum mit Windel auf der Toilette zu sitzen, kann im Folgenden dazu übergegangen werden, das Kind zu verstärken, wenn es (auf der Toilette sitzend) in die Windel macht. Um die Windel dann langsam auszuschleichen, bietet sich ein gestuftes Vorgehen an:

- das Kind mit einer Windel, die unten aufgeschnitten ist, auf die Toilette zu setzen, sodass es das Gefühl, die Windel zu tragen, zunächst behalten kann, aber trotzdem in die Toilette macht;
- im Verlauf die Größe des Lochs stückweise zu erweitern, sodass die Windel immer kleiner wird;
- die Windel dann ganz auszuziehen (ggf. als Zwischenstufe noch die Klebestreifen an der Seite belassen).

Bei der Durchführung der jeweiligen Übungen bietet es sich an, gewisse Zeiten zu nutzen, zu denen das Kind gewohnheitsmäßig in die Windel macht. Oft liegen diese Zeiten nach den Mahlzeiten, wenn die Verdauung des Kindes einsetzt oder die Blase gut gefüllt ist.

- **Prompts**

Physischer Prompt, indem das Kind zur Toilette geführt wird. Verbale Prompts durch Instruktionen der nächsten Schritte, begleitet durch Visualisierungshilfen.

- **Verstärkung**

Die Verstärkung erfolgt unmittelbar, nachdem das Kind (je nach Zielsetzung) zur Toilette geht oder sich auf die Toilette setzt. Urinieren oder Stuhlgang kann zusätzlich verstärkt werden. Die Verstärkung erfolgt durch materielle und soziale Verstärkung.

Ablauf Fortgeschrittene: tagsüber ohne Windel sein

Akzeptiert das Kind, für einen gewissen Zeitraum keine Windel zu tragen, und hat es bereits geschafft, auf der Toilette zu urinieren oder Stuhlgang zu haben, kann nun begonnen werden, für einen längeren Zeitraum tagsüber ohne Windel zu bleiben. Hierbei wird wie in der Anfängerebene vorgegangen, indem das Kind in regelmäßigen Abständen ohne Windel zur Toilette geschickt wird. Dort sollte es für einen gewissen Zeitraum sitzen bleiben und, wenn möglich, etwas in die Toilette machen. Im weiteren Verlauf wird das Kind nun nicht mehr direkt verbal aufgefordert, dass es auf die Toilette gehen soll, sondern es bekommt das Signal nur mittels eines Weckers. Klingelt der Wecker, heißt dies für das Kind, dass es sich selbstständig auf die Toilette begeben soll. Im letzten Schritt wird auch der Wecker ausgeschlichen, sodass das Kind dann in regelmäßigen Abständen (vor und nach den Mahlzeiten etc.) ohne Erinnerung die Toilette aufsucht und kommuniziert, wenn es zur Toilette gehen möchte. Es kann einige Zeit in Anspruch nehmen, bis der letzte Schritt erreicht wird.

- **Prompts**

Physischer Prompt, indem das Kind zur Toilette geführt wird. Verbale Prompts durch präzise und wiederholende Instruktion oder Vorsprechen der Aussage »Toilette« oder »Ich muss auf Toilette«. Akustischer Prompt mittels Wecker.

- **Verstärkung**

Die Verstärkung erfolgt unmittelbar durch materielle und soziale Verstärkung. Das Kind wird dabei immer dann verstärkt, wenn es gemäß Schickplan auf der Toilette sitzen bleibt. Es kann eine zusätzliche Verstärkung erfolgen, wenn es etwas in die Toilette macht. Wenn das Kind stabil dem Schickplan folgt, wird umgestellt auf Verstärkung, die erfolgt, wenn es ohne Aufforderung selbstständig zur Toilette geht bzw. sich bemerkbar macht, wenn es zur Toilette muss.

Ablauf Profis: nachts ohne Windel sein

Das nächtliche Absetzen der Windel lässt sich nur bedingt üben. Vielmehr sind Nächte ohne Windel zunehmend möglich, je weiter die Entwicklung auf den vorherigen Ebenen erfolgt ist. Bei manchen Kindern bestehen anlagebedingt Reifungsdefizite des Hirnstamms, die dafür verantwortlich gemacht werden, dass das Kind den Harndrang nachts nicht wahrnimmt und deshalb nicht zur Toilette geht (Enuresis). Für die nächtliche Kontrolle über Ausscheidungen ist deshalb erforderlich, dass das Kind die entsprechenden körperlichen Voraussetzungen bereits erreicht hat. Das Kind sollte prinzipiell in der Lage sein, eine gewöhnliche Menge Flüssigkeit für die Dauer des Schlafes einzuhalten und körperliche Signale wahrzunehmen, wenn die Blase gefüllt ist, sodass es dann aufwacht und selbstständig zur Toilette geht bzw. sich bei seinen Eltern bemerkbar macht. Sollten der Toilettengang und die Ausscheidung tagsüber problemlos möglich sein, aber nachts weiterhin eine Enuresis bestehen, wird – nach Ausschluss organischer Ursachen und bei vorhandener Motivation des Kindes und der Eltern – gemäß der üblichen Enuresistherapie vorgegangen (http://www.awmf.org/leitlinien/detail/ll/028-026.html), indem zunächst ein Sonne-Wolken-Plan geführt wird; wenn dieser nicht erfolgreich ist, kann eine Klingelmatte oder Klingelhose verwendet werden.

- **Prompts**

Verbale Prompts durch abendliches Erinnern des Kindes, dass es bei nächtlichem Erwachen mit voller Blase zur Toilette gehen soll.

- **Verstärkung**

Die Verstärkung erfolgt für jede trockene Nacht. Idealerweise direkt nach dem Toilettengang, wenn dieser erfolgt ist und bemerkt wurde. Zu Beginn gegenständlich, im Verlauf sozial durch deutliches Lob.

Generalisierung im alltäglichen Umfeld

Die Übungen werden überwiegend im alltäglichen Umfeld umgesetzt. Das Üben im therapeutischen Setting stellt dabei eher eine Ausnahme dar und dient vielmehr der Unterstützung und Anleitung der Eltern bei den Abläufen. Ängste vor der Toilette an sich können gut im therapeutischen Rahmen behandelt werden, v. a. durch schrittweise, sanfte Annäherung an die Toilette mittels Shaping (▶ Abschn. 8.4.1).

10.6.3 Therapieziel: Problemlösen

Dabei handelt es sich um einen Prozess, bei dem ein Ausgangszustandes in einen Zielzustand überführt wird, wobei Strategien eingesetzt werden müssen, um Hindernisse zu überwinden. Zu Beginn steht die Erkenntnis, dass etwas nicht so funktioniert, wie man es geplant hat, dass man mit der bisherigen Vorgehensweise nicht weiter kommt, weil Umstände dazu führen, dass der Weg zum Ziel unterbrochen wird. Hier muss dann nach einer Strategie gesucht werden, dennoch zum Ziel zu gelangen.

Ziel dieser Übungen ist, dass das Kind lernt, ein Problem als solches zu erkennen und eine Strategie auszuwählen und anzuwenden, um es zu lösen. Das Kind berücksichtigt somit Ziel, Hindernis und Strategie und reagiert in der Situation auf das Problem. Ab der Fortgeschrittenenebene stellt dieses Ziel recht hohe sprachliche Anforderungen, sodass die Kinder hierfür auf Mehrwortebene sein sollten.

Ablauf Anfänger: um Hilfe bitten

Dies ist ein Ziel, das möglichst in natürlichen Situationen eingeübt werden sollte, damit das Problemlösen einen sinnvollen Alltagsbezug erhält und das Kind lernt, dass bzw. wie sich ein Hindernis überwinden lässt. Auf dieser Ebene geht es darum, ein Hindernis zu überwinden, indem man eine andere Person um Hilfe bittet, da das Problem noch nicht alleine zu lösen ist. Diese Übung kann z. B. beim Anziehen der Schuhe oder Schließen des Reißverschlusses der Jacke geübt werden. So lässt sich dieses Ziel gut mit der Übung »Schuhe an- und ausziehen« (▶ Abschn. 10.6.1) kombinieren. Weitere Übungsmöglichkeiten bieten sich bei zahlreichen Situationen im Therapiealltag, immer wenn das Kind etwas nicht alleine schafft (z. B. ein Puzzleteil einfügen).

Unter Berücksichtigung der Bewusstmachung des kognitiven Prozesses ist es hilfreich, die einzelnen Schritte verbal zu begleiten. Wenn das Kind sein Ziel nicht selber erreicht, wird die Schwierigkeit zunächst benannt: »Ja, das geht schwer.« Dann wird das Kind verbal gepromptet, »Helfen«, »Hilf mir« oder »Ich möchte Hilfe« zu sagen. Die Therapeutin unterstützt dann das Kind bei dem Ablauf und verbalisiert dies auch: »Ich helfe dir. Schau, zusammen klappt es besser. Du hältst die Lasche fest und ich mache den Knoten. Du hast prima nach Hilfe gefragt.«

Bei nonverbalen Kindern kann hier das Überreichen einer »Helfen«-Karte anstelle des Wortes geübt werden. Das verbale Begleiten des Ablaufes erfolgt dennoch (▶ Abschn. 10.2.4).

Zentral bei diesem Ziel ist, dass das Kind das Konzept »Helfen« als Mittel der Problemlösung für verschiedene Situationen verinnerlicht.

- **Prompts**

Das Einfordern der Hilfe wird verbal von der Kotherapeutin gepromptet. Dieser Prompt wird schrittweise ausgeblendet (»Hel...«, »He...«), bis das Kind ohne Prompts das Wort sagt. Wenn es das grundsätzlich kann, aber nicht durchgängig macht, kann indirekt verbal gepromptet werden: »Das klappt nicht. Was kannst du jetzt machen?«

Falls die Bewusstmachung des Problems nötig ist, erfolgt dies durch begleitendes Sprechen der Therapeutin (»Das geht schwer« oder »Oh der Reißverschluss klemmt«).

- **Verstärkung**

Die Verstärkung erfolgt bei dieser Übung auf natürliche Art, da durch das Einfordern der Hilfe das Problem gelöst bzw. das Hindernis entfernt wird. Zusätzlich sollte Lob erfolgen (»Prima nach Hilfe gefragt!«).

Ablauf Fortgeschrittene: um fehlende Gegenstände bitten

Das Kind soll auf dieser Ebene erkennen, dass ein benötigter Gegenstand fehlt und dann spezifisch danach fragen, um mit der Aktivität fortfahren zu können. Dies kann mit einem Regelspiel (Würfelspiel) geübt werden, das das Kind vom Ablauf her bereits gut kennt, sodass die Spielhandlungen kaum Anforderung an das Kind stellen. Dabei behält ein Spielpartner z. B. den Würfel in der Hand, wenn das Kind an der Reihe ist, und die Therapeutin fordert das Kind auf zu würfeln: »Du bist dran.« Das Kind wird dann gepromptet zu sagen: »Wo ist der Würfel?« oder »Ich brauche noch den Würfel«. Der gleiche Ablauf kann mit anderen Teilen des Spiels erfolgen, die das Kind benötigt. Die Lösung des gleichen Problems sollte mehrmals hintereinander geübt werden, um das Prinzip zu verdeutlichen.

- **Prompts**

Verbale Prompts wie »Was fehlt?« oder »Was brauchst du?« sowie »Warum können wir nicht weiter machen?« können indirekt erfolgen. Falls nötig, wird im Anschluss auch die Antwort gepromptet (»Ich brauche einen Würfel«, »Kannst du es aufmachen?« etc.).

- **Verstärkung**

Die Verstärkung liegt natürlicherweise im Lösen des Problems, wie z. B. dem Aushändigen des benötigten Gegenstandes, was dem Kind vermittelt, dass es gut kommuniziert, ein Hindernis erfolgreich überwunden und so sein Ziel erreicht hat. Zusätzlich sollte jedoch immer soziale Verstärkung in Form von Lob erfolgen.

Ablauf Profis: sich an andere wenden, um ein Problem zu lösen

Auf dieser Ebene werden Probleme gelöst, indem spezifisch mit anderen kommuniziert wird. Wann immer möglich, sollte die Therapeutin entsprechende Übungsgelegenheiten nutzen bzw. sie selber erschaffen. Es sollte der Kommunikation des Kindes nicht automatisch vorgegriffen werden, indem man Türen aufschließt, Dinge aushändigt usw., sodass das Kind gar nicht erkennen kann, dass ein Problem besteht und es nicht lernen kann, dieses durch kognitive Prozesse und Kommunikation aktiv zu lösen.

Die Therapeutin sollte demnach eine abwartende und gleichzeitig unterstützende Haltung einnehmen. Es können hierfür z. B. Dinge außer Reichweite platziert werden oder Aufforderungen gegeben werden, etwas aus einem abgeschlossenen Schrank zu holen.

- **Prompts**

Indirekte verbale Prompts wie »Tonio ist groß, er kommt an das Regal« oder »Nina hat einen großen Schlüsselbund« sollen indirekt prompten, dass das Kind sich an den richtigen Erwachsenen wendet, um das Problem zu lösen. Falls nötig, wird auch das konkrete Anliegen geprompt (»Hol mir das vom Regal«, »Kannst du bitte aufschließen?« etc.).

- **Verstärkung**

Die Verstärkung liegt auch hier natürlicherweise bereits im Lösen des Problems. Zusätzlich sollte jedoch immer deutliches Lob erfolgen (»Toll, wie du gefragt hast«).

Beispielmaterialien

Anfänger Alltagsgegenstände wie Schuhe (Schnürsenkel) oder Jacke (Reißverschluss), Dinge die verschlossen sind (Schränke, Schubladen, Schraubgläser, Türen).

Fortgeschrittene Regelspiele (Würfel, Spielsteine etc.), verschiedene Abläufe, die Gegenstände beinhalten (Malen, Schneiden, Fädeln).

Profis Natürlich sich ergebende Hindernisse werden genutzt, z. B. verschlossene Dinge, die auch die Therapeutin nicht öffnen kann (jedoch die Kotherapeutin), Sachen außer Reichweite des Kindes, an die nur eine anwesende Person herankommt etc.

Generalisierung im alltäglichen Umfeld

Es lassen sich Situationen, die sich natürlicherweise ergeben, gut nutzen, um dieses Ziel zu generalisieren. Wenn das Kind zuhause oder im Kindergarten z. B. etwas nicht alleine schafft, kann »Helfen« geprompt werden, z. B. bei der Handhabung von Kleidung. Dinge, die das Kind haben möchte, um eine Handlung zu vollziehen oder ein Ziel zu erreichen, sollten nicht automatisch ausgehändigt werden, sondern das Kind dabei unterstützt werden, das fehlende Objekt zu identifizieren und danach zu fragen. Wenn das Kind zuhause oder im Kindergarten etwas aus einem anderen Raum oder einem Schrank holen möchte und diese verschlossen sind, sollte es geprompt werden, das Problem zu lösen (»Ich brauche den Schlüssel«, indirekter verbaler Prompt: »Was kannst du jetzt machen?«). Entsprechende Situationen sollten dazu genutzt werden, dass das Kind das Problem selber erkennen und kompetent zu lösen lernt, natürlich mit der nötigen Hilfestellung, wenn erforderlich.

10.6.4 Therapieziel: Gefahrenbewusstsein

Um eine Gefährdung abwenden zu können, ist es wichtig, diese Situationen erkennen und einschätzen zu können, um entsprechend zu reagieren. Kinder entwickeln in der Regel ein akutes Gefahrenbewusstsein über einen längeren Zeitraum bis zum Alter von ca. 6 Jahren. Dabei orientieren sie sich anfangs stark an der Reaktion ihrer Bezugspersonen. Da dies bei vielen Kindern mit ASS aufgrund von Schwierigkeiten im Bereich der Interpretation sozialer Signale nicht automatisch gegeben ist, muss ein Bewusstsein für gefährliche Situationen oft gesondert geübt werden. Selbstverständlich sollte jedes Kind primär vor Gefahren geschützt werden. Zusätzlich sind aber das Erlernen der Orientierung an der Bezugsperson und der Umgang mit potenziellen Gefahrenquellen sinnvoll.

Ziel dieser Übung ist, das Kind für soziale Signale bei Gefahren zu sensibilisieren. Zudem soll ein adäquater Umgang mit Gefahren gelernt werden, wie exemplarisch am Beispiel der Ampel beschrieben. Schließlich soll das Kind in der Theorie mit mehreren Gefahrenquellen vorsichtig bekannt gemacht werden. Dadurch kann auch im Alltag mehr Sicherheit und Selbstständigkeit für das Kind erreicht werden. Bei allen Übungen muss der durchgängige Schutz des Kindes gewährleistet sein.

Ablauf Anfänger: Stoppsignal verstehen und beachten

Ziel der Anfängerebene ist es, dass das Kind sich an der Reaktion seiner Bezugspersonen orientiert und dadurch wahrzunehmen lernt, wann es sich in einer gefährlichen Situation befindet. Dafür sollen mit dem Kind im therapeutischen Rahmen die notwendigen Fähigkeiten geübt werden, die zum Umgang mit alltäglichen Gefahren notwendig sind.

Eine Herausforderung auf dieser Ebene ist, dass viele Kinder mit einer ASS intensive, emotionale Reaktionen bei ihren Interaktionspartnern interessant finden und sie manchmal deshalb provozieren möchten, v. a., wenn sie die Qualität/Bedeutung der Emotion noch nicht interpretieren können. So kann eine intensive Reaktion der Bezugsperson auf eine gefährliche Handlung des Kindes möglicherweise eine genau gegensätzliche Reaktion erzeugen. Das Kind könnte hierbei die intensive Reaktion interessant finden und das Verhalten wiederholt zeigen, um die Reaktion erneut hervorzurufen, da es die Gefahr noch nicht überblickt. Ebenfalls möglich ist auch, dass ein Kind die Reaktion der Bezugsperson überhaupt nicht beachtet.

In beiden Fällen ist die Einführung eines universellen und klaren Signals für »Stopp – Gefahr!« hilfreich, das den Kindern den notwendigen Hinweis auf eine Gefahr gibt, ohne dabei gefährliches Verhalten unbeabsichtigt zu verstärken.

Um ein solches Signal einzuführen, kann ein »Stopp-training« durchgeführt werden, bei dem das Kind lernt, auf das Wort »Stopp« zu achten und entsprechend zu reagieren.

Dafür geht das Kind an der Hand der Kotherapeutin durch den Raum. Die Kotherapeutin hält dabei eine große, laminierte Karte in der Hand, auf der ein Stoppsymbol dargestellt ist (siehe Arbeitsblatt 11.15 »Materialvorlage Stoppkarte«; ▶ Abb. 11.15). Die Therapeutin läuft mit deutlichem Abstand ebenfalls durch den Raum. Nach kurzer Zeit sagt die Therapeutin laut und deutlich das Wort »Stopp«, woraufhin die Kotherapeutin die Stoppkarte vor das Kind auf den Fußboden legt und ihm signalisiert (visueller Zeigeprompt), dass es davor stehen bleiben soll. Sobald das Kind steht, wird es unmittelbar sozial verstärkt. Dann nimmt die Kotherapeutin die Stoppkarte an sich und alle laufen wieder durch den Raum. Die Übung wird mehrfach wiederholt. Die Schwierigkeit kann gesteigert werden, indem das Kind mit der Kotherapeutin rennt anstatt zu gehen oder indem die Kotherapeutin mit ihm interagiert, sodass es schwieriger für das Kind ist, das »Stopp« der Therapeutin wahrzunehmen und zu beachten.

In weiteren Schritten soll dann geübt werden, dass das Kind auch ohne Hilfe der Kotherapeutin reagiert. Es läuft dazu alleine durch den Raum und hat die Stoppkarte in seiner Hand. Sobald die Therapeutin »Stopp« sagt, legt das Kind seine Karte auf den Boden und stellt sich davor. Im Verlauf kann die Übung außerhalb des Therapieraums z. B. im Garten erfolgen. Dabei läuft das Kind alleine neben der Kotherapeutin und trägt seine Stoppkarte, die Therapeutin folgt in geringem Abstand. Sobald die Therapeutin »Stopp« ruft, soll das Kind die Karte hinlegen und sich davor stellen.

Funktioniert diese Übung, kann nun auch geübt werden, dass das Kind selbst »Stopp« sagen darf und dann alle anderen Personen sofort stehen bleiben. Im Verlauf sollte die Stoppkarte nicht mehr nötig sein und das Wort ausreichen, damit das Kind stehen bleibt.

■ **Prompts**

Physischer Prompt, indem die Kotherapeutin das Kind beim Ablauf führt. Platzieren der Stoppkarte (und ggf. visueller Zeigeprompt). Modellprompt durch Demonstration der Tätigkeit (Karte hinlegen, stehen bleiben) durch die Kotherapeutin.

■ **Verstärkung**

Die Verstärkung erfolgt unmittelbar, nachdem das Kind stehengeblieben ist durch Lob und anfangs ggf. einen gegenständlichen Verstärker (z. B. einen bunten Kreisel oder Seifenblasen, solange das Kind stehenbleibt). Nach und nach werden Intensität und Frequenz der Verstärkung entsprechend den Verstärkerregeln reduziert/angepasst.

Ablauf Fortgeschrittene: Umgang mit Ampeln

Im Ziel Weltwissen (▶ Abschn. 10.5.7) kann geübt werden, was die verschiedenen Ampelfarben bedeuten. In der Therapiestunde kann der Umgang damit praktisch geübt werden. Dafür bietet sich der Gebrauch von Spielzeugampeln an, die man einstellen kann, sodass sie die Farbe wechseln (z. B. Time-Tracker; siehe Arbeitsblatt 11.2 »Beispiele für Therapiematerialien; ▶ Abb. 11.2). Nun kann im Therapieraum ganz praktisch geübt werden, ob man laufen darf oder stehen bleiben muss. Auch sollten diese Abläufe mit Büchern und Bildergeschichten, Verkehrsmemorys etc. begleitend thematisiert werden. Die Übertragung der Fähigkeiten in den Alltag erfolgt durch die Eltern.

■ **Prompts**

Physische Prompts, indem das Kind bei der Ausführung der Handlung unterstützt wird (z. B. kurzes Festhalten an den Schultern). Hier kann auch das Stoppsignal der vorherigen Ebene eingesetzt werden.

■ **Verstärkung**

Das Kind wird sozial und anfangs gegenständlich verstärkt, wenn es richtig reagiert hat.

Ablauf Profis: Gefahrenquellen kennen

Es kann nun geübt werden, Gefahrenquellen zunehmend selber zu identifizieren. Dabei wird vorrangig mit Bildergeschichten oder Büchern gearbeitet, in denen gefährliche Situationen zu sehen sind. Hier wird das Kind gefragt, was auf einem Bild gefährlich ist (z. B. ein Feuer) und was die abgebildeten Personen machen dürfen/nicht dürfen.

■ **Prompts**

Die Therapeutin lenkt sprachlich durch diese Übungen, Prompts erfolgen meist indirekt verbal (»Der Herd ist sicher sehr heiß, was muss das Kind da machen?«).

■ **Verstärkung**

Die Verstärkung erfolgt sozial durch spezifisches Lob (»Genau, das hast du super gesehen!«).

Beispielmaterialien

Anfänger Stoppkarte (und Verstärkerspielzeug).

Fortgeschrittene Spielzeugampeln, die die Farbe wechseln (oder abklebbare Ampeln ohne automatische Farbwechsel).

Profis Bildergeschichten von Gefahrensituationen (mehrere einzelne Bilderkaten) sowie geeignete Bilderbücher.

Generalisierung im alltäglichen Umfeld

Wie beschrieben, sollten die Übungen bereits möglichst schnell in alltägliche Abläufe eingebunden werden. In der

Anfangsphase kann es jedoch durchaus sinnvoll sein, die Prinzipien vorerst gemeinsam mit den Eltern im therapeutischen Setting zu üben, bis eine möglichst sichere Generalisierung im Alltag garantiert werden kann.

Vor allem beim Stopptraining sollte im Sinne einer Generalisierung wieder darauf geachtet werden, dass das Kind die Übungen mit verschiedenen Personen absolviert.

10.6.5 Therapieziel: räumliche Orientierung

Räumliche Orientierung hilft dabei, sich richtungsbezogen zurechtzufinden und selbstständig zu bewegen. Kinder zeigen bereits sehr früh Verständnis für räumliche Konzepte. Obwohl sich einige Kinder mit ASS z. B. Wege sehr gut merken können, weisen doch viele im Bereich der räumlichen Orientierung Schwierigkeiten auf. Eine altersangemessene räumliche Orientierungsfähigkeit gibt Sicherheit und dient der Selbstständigkeit.

Ziel der Übung ist es, mit dem Kind ein Bewusstsein für seine räumliche Umgebung zu erarbeiten. Es soll dadurch lernen, sich in seiner Umgebung gut orientieren zu können und sich möglichst selbstständig in seinem Umfeld zu bewegen.

Ablauf Anfänger: sich im Raum zurechtfinden

Auf dieser Ebene soll das Kind lernen, sich selbstständig innerhalb des Raumes zurechtzufinden. Zusätzliche Visualisierungshilfen können die Orientierung anfangs unterstützen. So kann durch ein Bild an der Außenseite der Schranktüren visualisiert werden, welche Materialien sich im Schrank befinden (❏ Abb. 10.10).

Dies kann auch bei Regalen erfolgen, indem auch hier durch Fotos und Symbole verdeutlicht wird, welche Materialien auf welchen Platz gehören.

Wenn eine Aktivität ansteht, deutet die Therapeutin auf die Stundenplanung und benennt das benötigte Material: »Wir brauchen ein Puzzle, das ist im Schrank.« Sie deutet dabei auf den Schrank. Das Kind soll dann zum Schrank gehen und holt gemeinsam mit der Therapeutin das Puzzle heraus. Im Verlauf werden zahlreiche ähnliche Aufträge gegeben, die anfangs gestisch begleitet werden, z. B. »Die Seifenblasen sind auf der Fensterbank«, »Die Schuhe stehen in der Ecke«. Schließlich soll das Kind lernen, den Schrank, die Schuhe usw. auch ohne entsprechenden Zeigeprompt zu finden, da es ein räumliches Konzept entwickelt hat, wo was steht.

▪ Prompts
Verbale Prompts, indem die Therapeutin die Orte benennt. Visueller Zeigeprompt durch Deuten auf das Gesuchte, physischer Prompt, indem die Kotherapeutin das Kind zum jeweiligen Ort führt.

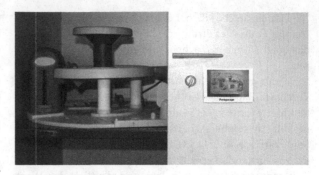

❏ Abb. 10.10 Visualisierung des Schrankinhaltes: Ein Spielzeug steht im Schrank. An der Tür ist ein Bild dieses Spielzeugs angebracht. (Foto: Elisabeth Mann)

▪ Verstärkung
Die Verstärkung erfolgt in der Anfängerebene auf natürliche Weise, indem das Kind die Erfahrung macht, sich selbstständig zurechtfinden zu können, und somit beliebte Spielzeuge finden kann. Dies wird von einer sozialen Verstärkung (Lob, Jubel) begleitet.

Ablauf Fortgeschrittene: einen Raum finden

Die räumliche Orientierung kann unterstützt werden, indem jeder Raum einen bestimmten Namen (»Sportraum«) oder farblichen Code (»Blauer Raum«) bekommt. Für die gewählte Bezeichnung wird dann ein Symbol oder eine Farbe (laminiertes, farbiges Blatt) von außen sichtbar an der Tür angebracht. Ebenfalls hilfreich ist es, an der Außenseite der Tür ein Foto des Raumes anzubringen, auf dem das Innere des Raumes abgebildet ist. Es sollten aber nicht mehr als 2 Visualisierungshilfen (z. B. Farbe und Foto oder Symbol und Foto) an einer Tür angebracht werden. Wird ein farblicher Code für den Raum gewählt, kann das farbliche Thema zudem im Raum aufgegriffen werden (z. B. im »Blauen Raum« eine blaue Wand, blauer Teppich, blaue Gardine etc.). Idealerweise hat man mehrere Räume, die farblich unterschiedlich codiert werden können.

Durch diese Hilfsmittel soll das Kind auch bei geschlossener Tür von außen erkennen können, was sich dahinter befindet (❏ Abb. 10.11).

Dieses Ziel kann immer beim Betreten und Verlassen von Räumen geübt werden. Wenn die Therapeutin das Kind für die Therapiestunde im Warteraum abholt, benennt sie den Raum, in den sie gehen will: »Wir gehen in den blauen Raum.« Nun kann mit dem Kind geübt werden, den richtigen Raum zu finden. Dabei kann die Therapeutin auf andere visuell markierte Türen auf dem Weg deuten und fragen: »Ist das der blaue Raum?«, bis der Richtige gefunden ist.

Im Verlauf der Stunde kann der Raum mehrfach verlassen werden, um Spielsachen zu holen, zur Toilette zu gehen etc. Dann kann geübt werden, den Raum wieder-

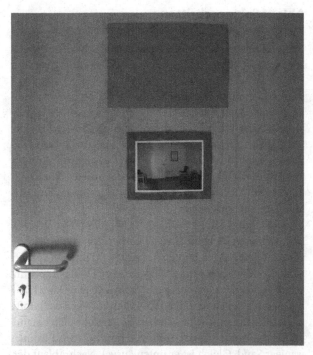

Abb. 10.11 Kennzeichnung der Türen zur räumlichen Orientierung. (Foto: Elisabeth Mann)

zufinden. Dabei kann die Übung praktisch doppelt erfolgen, indem sich das Kind anhand der Bilder an den Türen orientieren soll, wo sich der neue Raum (Toilette oder anderer Therapieraum, z. B. »Roter Raum«) befindet, um dann auf die gleiche Weise auf dem Rückweg den alten Raum (»Blauer Raum«) wiederzufinden.

■ **Prompts**
Visuelle Zeigeprompts durch Deuten auf Visualisierungshilfen, physische Prompts, indem das Kind zu den entsprechenden Räumen geführt wird. Verbale Prompts, indem die Therapeutin den Auftrag wiederholt (»Wir suchen den roten Raum«) oder passende Fragen stellt (»Ist das der rote Raum?«). Dabei sollen langfristig Orientierungsstrategien aufgebaut werden.

■ **Verstärkung**
Verstärkung sollte auf natürliche Weise erfolgen, indem das Kind das gewünschte Spielzeug findet, ein Bedürfnis erfüllt wird oder eine beliebte Aktivität in einem anderen Raum begonnen werden kann. Auch hier erfolgt begleitend soziale Verstärkung.

Ablauf Profis: sich außerhalb des Gebäudes orientieren
Nun wird geübt, sich auch außerhalb des Gebäudes frei zu bewegen. So kann der Gang in den Garten, zum nächsten Spielplatz oder zum Auto nach der Therapiestunde geübt

werden. Unterstützend kann dabei ein Plan eingesetzt werden, auf dem für das Kind der genaue Weg mit entsprechenden Orientierungspunkten visualisiert ist (z. B. Therapieraumtür, Flur, Ecke mit Pflanze, Gartentür). Die Therapeutin (mit Bezugsperson) leitet den Ablauf verbal an. Sie fragt nach Etappenzielen: »Wo musst du zuerst hin laufen?« und weist auf deren Erreichen hin: »Schau, da ist die Pflanze, hier müssen wir abbiegen«. Im Verlauf soll das Kind ohne diese indirekten Hilfestellungen auskommen und langfristig auch ohne zusätzlichen Plan.

■ **Prompts**
(Indirekte) verbale Prompts wie oben beschrieben, visuelle Zeigeprompts auf den nächsten Orientierungspunkt auf dem Plan bzw. in der Realität.

■ **Verstärkung**
Eine natürliche Verstärkung sollte automatisch dadurch erfolgen, dass sich das Kind nun vermehrt selbstständiger bewegen und besser orientieren kann. Dazu sollte immer auch Lob erfolgen.

Beispielmaterialien
Alle Ebenen Farbliche, fotografische und symbolische Orientierungshilfen, wie im Ablauf beschrieben.

Generalisierung im natürlichen Umfeld
Dem Kind können, wie in der Therapiestunde, auch zuhause oder im Kindergarten Orte visualisiert und beschrieben werden sowie zunehmend kleine Aufgaben innerhalb und dann außerhalb der Räume gegeben werden, z. B. Dinge zu holen oder wegzubringen. Orientierungshilfen sollten ausreichend, aber auch nicht zu viel vorhanden sein, da in letzterem Fall die Übersichtlichkeit und somit der Nutzen verloren gehen. Die Einschätzung des Schwierigkeitsgrades sollte hier auch nach Entwicklungsalter erfolgen und die Übungen sollten umsichtig durchgeführt werden.

10.6.6 Therapieziel: zeitliche Orientierung

Das Wahrnehmen und Einschätzen zeitlicher Abstände und Abläufe wie einfache Erst-dann-Zusammenhänge, ein Gefühl für kurze und lange Zeitspannen sowie die zugehörigen sprachlichen Einteilungen von Zeit geben im Alltag Orientierung und Sicherheit.

Ziel der Übungen ist es, bei dem Kind ein Bewusstsein für Zeit aufzubauen, sodass das Erst-dann-Prinzip verstanden wird und ein Gefühl für Zeitdauer entstehen kann. Es soll dadurch zeitliche Abstände besser abschätzen und handhaben können und den Umgang mit sprachlichen Bezeichnungen von Zeitkonzepten erlernen.

Ablauf Anfänger: Erst-dann-Zusammenhänge verstehen

Erst-dann-Abläufe setzen sich aus mindestens 2 zeitlich aufeinanderfolgenden Ereignissen zusammen. Für diese Übung werden 2 unmittelbar aufeinanderfolgende kurze Aktivitäten mit dem Kind geplant. Dieser Ablauf erfolgt anhand der Stundenplanung (▶ Abschn. 8.7) und wird von der Therapeutin sprachlich erläutert: »Erst kommt Singen, dann kommen Seifenblasen«, während sie auf die jeweiligen Bilderkarten deutet.

Dann wird die erste Aktivität begonnen, indem die Therapeutin auf die erste Karte zeigt und sagt: »Erst Singen.« Hierauf deutet sie auf die zweite und sagt: »Dann Seifenblasen.« Dann wird ein lustiges Lied mit dem Kind gesungen, z. B. eines, das sich mit Bewegungen kombinieren lässt (z. B. »Gerade-Schief-Lied«; siehe Arbeitsblatt 11.4 »Liste mit Beispielliedern; ▶ Abb. 11.4). Die zugehörige Karte wird nach Beendigung vom Plan entfernt und in eine »Fertig-Kiste« gelegt. Dann deutet die Therapeutin auf die zweite Karte: »Und jetzt Seifenblasen.« Dies wird dann auch mit dem Kind gespielt. Auch hier wird die Karte entfernt und in die »Fertig-Kiste« gelegt, wenn die Aktivität beendet ist. Die Übung wird mehrmals pro Stunde mit verschiedenen Aktivitäten vollzogen und immer in der beschriebenen Weise verbalisiert und gepromptet. Im Verlauf wird die Dauer der Aktivitäten verlängert.

Versteht das Kind die zeitliche Reihenfolge zweier Abläufe, können mehrere Abläufe hintereinander genutzt werden. Der Plan wird dabei vorab immer gemeinsam mit dem Kind besprochen (»Erst kommt Schaukeln, dann kommt Malen, dann kommt Puzzlen«). Nach Beendigung einer Aktivität wird der Plan wieder gemeinsam aktualisiert (»Schaukeln ist fertig« – die Karte kommt in die »Fertig-Kiste«, »Jetzt kommt Malen« usw.), bis am Ende alle Aktivitäten beendet sind.

Bei dieser Übung handelt es sich im Grunde um die übliche Stundenplanung (▶ Abschn. 8.7), die mit besonderem Fokus auf die zeitliche Komponente (erst – dann) durchgeführt wird.

■ **Prompts**

Visuelle Zeigeprompts auf den Plan. Physischer Prompt, indem die Kotherapeutin das Kind in Richtung der geplanten Dinge führt. Zudem kann das Kind gepromptet werden, nach jedem Spiel die entsprechende Bilderkarte in die »Fertig-Kiste« zu legen. Indirekte verbale Prompts erfolgen, indem die Therapeutin den Ablauf sprachlich anleitet.

■ **Verstärkung**

Die Verstärkung erfolgt dadurch, dass die nächste, für das Kind motivierende Handlung beginnt. Dies wird mit sozialen Verstärkern (deutliches Lob) kombiniert.

Ablauf Fortgeschrittene: kurze/lange Zeitspannen einschätzen

Nun soll gelernt werden, Zeitspannen einschätzen und akzeptieren zu können. Da es sich dabei um recht abstrakte Abläufe handelt, sollten hierfür Visualisierungen der Zeitspannen erfolgen, rezeptive Sprache auf Mehrwortebene ist erforderlich. Anfangs bieten sich dazu spezielle Uhren an (z. B. Sanduhren, Eieruhren oder Time-Timer), die dem Kind verdeutlichen, wie die Zeit abläuft und wann ein Zeitabschnitt beendet ist. Klassische Uhren mit Zahlen, Zeigern und Ziffernblatt stellen für die meisten Vorschulkinder mit ASS keine Unterstützung dar, es sei denn, sie können sie schon lesen.

Die Übung erfolgt auf dem Trampolin oder mit dem Ball. Idealerweise beinhaltet sie körperliche Aktivität. Bevor das Kind z. B. zu hüpfen beginnt, wird ihm eine große Sanduhr mit einer Minute Länge gezeigt. Die Therapeutin erläutert, bevor es losgeht: »Jetzt kannst du ganz kurz hüpfen. Nur bis der Sand unten ist.« Während das Kind hüpft, hält die Therapeutin gut sichtbar die Sanduhr in der Hand und verbalisiert, wie der Sand verrinnt (»Es wird immer weniger Sand. Gleich ist er unten« usw.). Nach Ablauf der Minute wird das Hüpfen beendet. Die Therapeutin verbalisiert: »Schau, der Sand ist unten. Du bist kurz gehüpft.« Im Anschluss wird eine größere Sanduhr verwendet, die z. B. 5 Minuten anzeigt und dem Kind erklärt: »Jetzt wird länger gehüpft.« Der Ablauf ist dann der gleiche. Am Ende erläutert die Therapeutin: »Diesmal bist du länger gehüpft. Das war viel mehr Sand.« Wenn das Kind ein erstes Verständnis von »kurz« und »länger« aufgebaut hat, kann die Übung erfolgen, ohne das vorher angekündigt wird, ob kurz oder lang gehüpft wird. Hier soll das Kind selber sagen, ob das Hüpfen lange oder kurz gedauert hat. Dafür sollte der zeitliche Kontrast deutlich genug sein.

■ **Prompts**

Visuelle Zeigeprompts auf die Hilfsmittel (Uhr). Durch verbale Prompts können Zeitsequenzen, eingeleitet (»Los geht's«) und das Ende einer Sequenz verbalisiert werden (»3,2,1–fertig«). Das sprachliche Begleiten der Abläufe soll das Bewusstsein für die Zeitkonzepte verbessern. Beim Einschätzen der Zeitdauer (kurz oder lang) kann indirekt verbal geprompted werden, während das Kind noch hüpft (»Du hüpfst immer noch« oder »Oh, schon vorbei«). Die Antwort kann direkt verbal vorgesprochen werden.

■ **Verstärkung**

Die Übung wird als motivierend erlebt, wenn sie mit einer positiven Aktivität umgesetzt wird. Die richtige Einschätzung der Zeitdauer sollte mit Lob und Jubel verstärkt werden.

Ablauf Profis: sprachliche Zeiteinteilungen kennen (Tage, Wochen, Monate)

Hat das Kind zeitliche Abläufe und das Prinzip von Zeitspannen verstanden, kann nun auch begonnen werden, die zugehörigen sprachlichen Konzepte für größere Zeiträume zu erlernen. Die Bezeichnungen werden durch Wiederholung anhand von Liedern, Sprüchen und Büchern gelernt (▶ Abschn. 10.5.7). Darüber hinaus können Wochenpläne erstellt werden, auf denen die Tage eingezeichnet sind. Auf diesem Wochenkalender können auch Aktivitäten oder Spiele visualisiert werden, die an bestimmten Tagen stattfinden. Dazu können ein großer Wochenplan und Bilderkarten mit Klettpunkten verwenden werden. Ein solcher Plan wird mit den Eltern besprochen und zuhause eingesetzt. Das Wissen der Bezeichnungen kann allerdings in der Therapiestunde anhand von Fragen, Sprüchen, Liedern etc. aufgebaut bzw. abgefragt werden.

- **Prompts**

Verbale Prompts in Form von Sprüchen oder Liedern zum Erlernen der Zeitbegriffe. Erläuterungen zu den Monaten in Büchern (Jahreszeiten etc.).

Visuelle Zeigeprompts auf den Kalender, um Tage und Aktivitäten zu identifizieren bzw. die Bilderkarten anzubringen.

- **Verstärkung**

Soziale Verstärkung wie Lob und Jubel.

Beispielmaterialien

Anfänger Beliebte Spiele, Stundenplanung und »Fertig-Kiste«.

Fortgeschrittene Einfache Uhren (Sanduhren, Time-Timer, Eieruhren etc.), Bewegungsspiele.

Profis Wochenpläne, Bilderkarten, Bücher.

Generalisierung im alltäglichen Umfeld

»Erst-dann-Abläufe« können im Alltag erläutert und visualisiert werden (z. B. erst Zähneputzen, dann die Geschichte zum Einschlafen). Das Zeitkonzept kurz/lang sollte benannt und erfragt werden (»Jetzt haben wir aber lange auf die Bahn gewartet«, »Der Papa hat aber schnell dein Brot geschnitten, du musstest nur ganz kurz warten« etc.).

Wird die Planung mit einem Wochenkalender begonnen, wird dieser im Alltag eingesetzt. Hierbei können besondere Tagesereignisse auf dem Kalender vorgeplant werden (Montag schwimmen, Dienstag zur Oma gehen, Mittwoch in den Zoo).

10.7 Zusammenfassung

Kap. 10 beinhaltet die Beschreibung zahlreicher Therapieziele, die neben den Grundfertigkeiten ebenfalls geübt werden sollten. Zur besseren Übersichtlichkeit wurden die Therapieziele dabei 5 Entwicklungsbereichen zugeordnet (z. B. Kommunikation und Sprache, alltagspraktische Fähigkeiten etc.). Es finden sich zu jedem Therapieziel praktische Beispielübungen in 3 Schwierigkeitsebenen (Anfänger, Fortgeschrittene und Profis). Für jede Übung werden Hilfestellungen (Prompts) beschrieben und geeignete Verstärker genannt. Beispielmaterialien werden aufgelistet und Anregungen für die Generalisierung des Gelernten in den Alltag des Kindes gegeben.

Materialien für die Praxis

Arbeitsmaterialien[1]

Karoline Teufel, Christian Wilker, Jennifer Valerian

---

1 Alle hier aufgeführten Arbeitsmaterialien stehen zusätzlich auf »extras.springer.com« zum Download zur Verfügung.

K. Teufel et al., *A-FFIP – Autismusspezifische Therapie im Vorschulalter*,
DOI 10.1007/978-3-662-50500-7_11, © Springer-Verlag GmbH Deutschland 2017

11.1   Therapieraumausstattung

◧ Abb. 11.1

Arbeitsblatt 11.1:	Therapieraumausstattung	Seite 1

Es bietet sich an, die spezifischen Therapiematerialien (Spiele, Bücher, Spielgeräte) nach Möglichkeit in einem separaten Material-raum zu lagern und bei Bedarf vor der Stunde in den Therapieraum zu bringen (Kleinteile in einer verschlossenen Kiste).

Räume und Möbel
- Räume, die sich nach Bedarf reizarm verändern lassen
- Farbliches Thema als Orientierungshilfe, das sich an Teppichen, Wandfarbe, Bilderrahmen etc. wiederholt
- Kleiner Arbeitstisch
- Kindgerechte Sitzmöbel
- Stuhl für die Therapeutin/beweglicher Rollhocker für die Kotherapeutin
- Verschließbarer Schrank
- Gut einsehbares Regalbord (oben) außer Reichweite des Kindes
- Schaukelhaken an der Decke
- Vorrichtung an den Wänden zum Anbringen von Plänen und anderen Visualisierungshilfen (Magnetleisten, Klettbänder)
- Kindgerechte Garderobe

Nützliche Arbeitsmaterialien im Raum
- Verschließbare Kisten für (Verstärker-)Materialien
- Material für die Stundenplanung (laminierter Plan mit Klettstreifen längs, Bilderkarten aller Aktivitäten, »Fertig-Kiste«, Schreib- und Malutensilien)
- Uhren mit Visualisierungshilfe (Sanduhr, Time-Timer etc.)
- Videokamera, zugehörige Wandhalterung, ggf. Stativ

◧ **Abb. 11.1** Therapieraumausstattung

11.2 Beispiele für Therapiematerialien

◨ Abb. 11.2

Arbeitsblatt 11.2:	Beispiele für Therapiematerialien	Seite 1

Grundfertigkeiten

Gegenstände und Hilfsmittel

- Löffel, Legostein, Auto, Stift und dazu passende Bilder
- Alltagsgegenstände wie Seife und Handtuch, Schuhe, Kleidung etc.
- 2–3 ähnliche Gegenstände, die nicht zu interessant für das Kind sind, z. B. verschiedenfarbige Bauklötze, Legosteine, Stifte, Löffel etc.
- Decke oder Tuch, beliebte Gegenstände zum Verstecken: kleiner Ball, bunter Kreisel, Gummibärchen, Minibrezeln oder jeder beliebige Verstärker des Kindes
- Einfache Uhren (Sanduhren, Time-Timer, Eieruhren etc.)
- Spiegel
- Malutensilien

Spiele

- Beliebige soziale Spiele mit »Achtung-fertig-los«-Charakter oder Materialien aus Reaktionsspielen wie »Spitz pass auf« (z. B. von Schmidt)
- Fädelspiel (Perlen und Schnüre)
- Puzzle (für verschiedene Altersstufen, aus Pappe, z. B. von Ravensburger, Holzpuzzle, jeweils mit thematisch unterschiedlichen Abbildungen)
- Hammerspiel (z. B. von Noris, Bino, HABA)
- Steckspiele (Lochbretter mit einsteckbaren Figuren)
- Zusammensteckbare Murmelbahnen

Vorgefertigte Bilderkarten-Sortimente

- Bilderkarten oder Fotos mit ähnlichen Vertretern einer Kategorie
- Bilderkarten mit Fotos der einzelnen Schritte

Lebensmittel

- Popcorn für die Mikrowelle
- Teepulver zum Kaltanrühren

Entwicklungsbereich: Sprache und Kommunikation

Gegenstände und Hilfsmittel
- Bälle in verschiedenen Größen und Materialien, Stressbälle zum Drücken
- (Alltags-)Gegenstände wie Becher, Tasse, Löffel, Stifte
- Würfel
- Große Schaumstoffbauklötze
- Bauklötze aus Holz
- Lego
- Murmeln und Murmelbahnen
- Gummitiere
- Luftballons
- Knete

◨ **Abb. 11.2** Beispiele für Therapiematerialien

Arbeitsblatt 11.2:	Beispiele für Therapiematerialien	Seite 2

Spiele

- Memory mit Alltagsgegenständen (z. B. »Junior Memory« von Ravensburger)
- Bilderlotto (z. B. von Selecta, Schmidt)
- Verfühlt noch mal (HABA)
- Geräusche erraten (z. B. »Soundtracks« von Galt, »Hinhören lernen« von Verlag an der Ruhr)
- Geräuschememory, (z. B. »Bären-Hör-Memo« von Noris)
- Suchspiel (z. B. »Was siehst Du?« von HABA)
- Puzzle (für verschiedene Altersstufen, aus Pappe [z. B. von Ravensburger], Holzpuzzles, jeweils mit thematisch unterschiedlichen Abbildungen)

Bücher und Bilderkarten

- Bilderkarten, auf denen eine Person eine Tätigkeit ausführt (z. B. »Basic Verbs« von Speechmark)
- Bilderbücher
- Bildergeschichten in Kartenform (z. B. von Schubi, Speechmark)

Entwicklungsbereich: Interaktion und Spielverhalten

Sensorische Spiele

- Motorikschleife (z. B. von Bino oder Legler)
- Fädelspiele (Perlen und Schnur)
- Rassel
- Knete
- Glitzerstäbe
- Wasserspielzeuge (Behälter, Gießkannen)
- Musikinstrumente (z. B. Trommeln, Rasseln, Xylophon, Regenstab)

Ursache-Wirkungs-Spiele

- Pop-Up-Figuren wie z. B. Bauernhof (Chicco)
- Lernspaß Hündchen (Fisher Price)
- Spielzeugtelefon (z. B. Ravensburger, V-Tech etc.)

Konstruktionsspiele

- Bausteine
- Lego
- Kugelbahnen zum Zusammenbauen
- Holzpuzzle
- Papppuzzle (z. B. von Ravensburger)

Regelspiele

- Tempo kleine Schnecke (Ravensburger)
- Angelspiel (z. B. HABA, Ravensburger, Goki etc.)
- Türmchenspiel (z. B. von Noris)
- Bilderlotto (z. B. Selecta)
- Memory (z. B. Ravensburger)

◻ Abb. 11.2 (Fortsetzung)

Arbeitsblatt 11.2:	Beispiele für Therapiematerialien	Seite 3

- Patsch! (Noris)
- Quips (Ravensburger)
- Colorama (Ravensburger)
- Obstgarten (HABA)
- Die Maus, Mausefalle (Schmidt)
- Mensch ärgere Dich nicht (Schmidt)
- Geistertreppe (Drei Magier Spiele)
- Uno (Mattel)
- Spielhaus (Ravensburger)
- Spitz pass auf (Schmidt)
- Mix Max (z.B. Ravensburger)

Fantasie- und Rollenspiele

- Bausteine in verschiedene Größen und Materialien
- Spielzeugautos und Zubehör/Parkgarage
- Fahrzeuge (z. B. Bobbycar von BIG)
- Eisenbahnen (z. B. Brio, Lego)
- Playmobil (verschiedene Themen und Altersbereiche)
- Tiere/Bauernhof/Zoo
- Puppen
- Spiel/Puppenhaus
- Kleidung und Material für Rollenspiele (z. B. Berufe - Friseur, Arzt, Feuerwehr)
- Ritter und Zubehör (z. B. Burg)
- Kaufladen und Zubehör (Gegenstände zum Einkaufen, Kasse und Geld)
- Spielküche und Zubehör
- Alltagsnahe Gegenstände, z. B. Puppenteller, -tassen, -löffel, echtes Geschirr aus Plastik, Bauklötze, Legosteine.

Entwicklungsbereich: Emotionen

Spiele

- Grimassimix (Piatnik)
- Pantomime (z. B. von HABA)

Bücher und Bilderkarten

- Bilderbücher und Bildergeschichten mit vielen emotionalen Situationen (»Ängstlich, wütend, fröhlich sein« aus der »Wieso Weshalb Warum«-Reihe [Ravensburger])
- Einfache Bücher über Emotionen (z. B. »Kleiner Bär, wie geht es Dir?« [Ravensburger])
- Bilderkarten mit Emotionen (z. B. »Hallo, wie geht es dir? Gefühle verstehen lernen« (Verlag an der Ruhr), »Feelings« von Speechmark)

Hilfsmittel

- Großer Spiegel

◻ **Abb. 11.2** (Fortsetzung)

Arbeitsblatt 11.2:	Beispiele für Therapiematerialien	Seite 4

Entwicklungsbereich: Kognitive Fertigkeiten

Gegenstände und Hilfsmittel

- Legosteine oder Bauklötze
- Löffel
- Stifte
- Murmeln
- Knöpfe
- Wäscheklammer
- Luftballon
- Spielzeugautos
- Gegenstände mit unterschiedlichen Eigenschaften, kurze und lange sowie dicke und dünne Stifte, helle und dunkle, raue und weiche Gegenstände
- Vertreter von Kategorien und Abbildungen solcher Gegenstände, wie Besteck, (Gummi-)Tiere, Spielsachen etc.
- Sortierbretter (z. B. von Klax Produkt)
- Globus, Weltkarte

Spiele

- Picco Contrario (Selecta)
- Hammerspiel (z. B. Noris, Bino, HABA)
- Wer ist es? (MB)

Bastelmaterialien

- Mal- und Bastelmaterialien
- Malvorlagen (z. B. Frostig)
- Anfängerstifte und ggf. Aufsätze für die richtige Stifthaltung
- Kinderstempel und Stempelkissen

Bücher

- »Wieso Weshalb Warum«-Bücher (Ravensburger)
- »Was ist was«-Bücher (Tessloff)

Entwicklungsbereich: Alltagspraktische Fertigkeiten

Gegenstände und Hilfsmittel

- Alltagsgegenstände wie Schuhe (Schnürsenkel) oder Jacke (Reißverschluss), Dinge, die verschlossen sind (Schränke, Schubladen, Schraubgläser, Türen)
- Stoppkarte (und Verstärkerspielzeug)
- Spielzeugampeln, die die Farbe wechseln (oder abklebbare Ampeln ohne automatische Farbwechsel) (z. B. Zeitampel »Time Tracker« von Learning resources)
- Einfache Uhren (Sanduhren, »Time-Timer«, Eieruhren etc.)
- Bewegungsspiele
- Farbliche, fotografische und symbolische Orientierungshilfen

◻ **Abb. 11.2** (Fortsetzung)

Arbeitsblatt 11.2:	Beispiele für Therapiematerialien	Seite 5

Spiele

- Regelspiele (Würfel, Spielsteine etc.)
- Verschiedene Abläufe, die Gegenstände beinhalten (Malen, Schneiden, Fädeln)

Bücher und Bilderkarten

- Bildergeschichten von Gefahrensituationen (mehrere einzelne Bilderkarten) (z. B. »Ampel, Straße und Verkehr« aus der »Wieso Weshalb Warum-Reihe« [Ravensburger])

Verstärkung

Verstärkerspielzeuge

- Schaukel
- Drehstuhl (z. B. von IKEA)
- Trampolin
- Hüpfpferd (z. B. Rody)
- »Pop-up-Spielzeuge«/»Ursache-Wirkungs-Spielzeuge« (mit und ohne Geräusche/Licht)
- Kreisel (mit und ohne Geräusche/Licht)
- Seifenblasen
- Bälle (Taktil/Geräusch/Licht)
- Plastikspiralen
- Drehscheiben
- Glitzerstäbe
- Rasseln
- Perlenschnüre
- Verpackungen
- Nahrungsmittel (Minibrezeln, Gummibärchen, Kekse, Saft)

◘ **Abb. 11.2** (Fortsetzung)

11.3   Materialien für die Visualisierungshilfen

◾ Abb. 11.3

Arbeitsblatt 11.3:	Materialien für die Visualisierungshilfen	Seite 1

11.3.1 Stundenplanung mit Bilderkarten

Es empfiehlt sich, von allen Therapiematerialien Fotos zu erstellen. Diese Fotos können bunt ausgedruckt und laminiert werden. Auf der Rückseite werden Klettpunkte (Flauschronden) angebracht. Es bietet sich an, diese in einem Karteikasten aufzubewahren. Ein solcher Kasten sollte sich in jedem Therapieraum befinden. Um die Übersichtlichkeit zu gewährleisten, sollten die Bilderkarten nach Kategorien oder einem vergleichbaren Ordnungsprinzip sortiert werden. Hier einige Beispiele für ein Ordnungsprinzip.

Bilder von

- **Alltagsgegenständen** (z. B. Schuhe, Jacke, Mütze, Becher)
- **Tätigkeiten** (z. B. Helfen, Warten, Stopp, Pause machen)
  - **Inklusive Handlungsplanung** (Händewaschen, Hammerspiel, Popcornmachen, Brotschmieren)
- **Sensorischen Spielen** (z. B. Motorikschleife, Rassel, Wasserschüttspiele)
- **Ursache-Wirkungs-Spielen** (z. B. Pop-up-Figuren, elektronisches Spielzeug)
- **Konstruktionsspielen** (z. B. Lego, Kugelbahnen zum Zusammenbauen, verschiedene Puzzle, z. B. Holzpuzzle, Pappuzzle jeweils mit verschiedenen Motiven)
- **Regelspielen** (z. B. Farb- und Formenspiele, Abwechslungsspiele wie Angelspiel/Bilderlotto/Memory, Würfelspiele, Kartenspiele)
- **Fantasiespielen** (z. B. Kaufladen, Puppenküche, Parkgarage, Figuren, Tiere)
- **Bewegungsspielen** (z. B. Schaukel, Trampolin, Bobbycar, Ball)
- **Emotionsspielen** (z. B. Bildergeschichten bzw. Abbildungen mit emotionalen Inhalten)
- **Bastelmaterialien** (z. B. Knete, Stifte, Papier, Kinderschere)
- **Verstärkerspielzeugen** (z. B. Seifenblasen, Kreisel, Quetschbälle, Glitzerstäbe, Autos, Bild von einer Kiste mit mehreren Gegenständen)
- **Nahrungsmitteln** (z. B. Mini-Salzbrezeln, Gummibärchen, Wasser, Trinkpäckchen)

Außerdem wird benötigt: laminiertes DIN-A4-Blatt mit längs verlaufendem Klettstreifen, »Fertig-Kiste« zum Ablegen der erledigten Bilderkarten.

◾ Abb. 11.3 Materialien für die Visualisierungshilfen

Arbeitsblatt 11.3:	Materialien für die Visualisierungshilfen	Seite 2

11.3.2 Sprachanbahnung mit Bilderkarten

- Laminierte Bilderkarten (mit Klettpunkten) von Gegenständen oder Handlungen, die eingefordert werden können, z. B. Kreisel, Brezeln, Seifenblasen, Ball, Helfen.
- Laminiertes Blatt zum Anbringen mehrerer Bilderkarten

11.3.3 Räumliche Visualisierungshilfen

- Laminierte Fotos der Räume an der Außenseite der Türen
- Fotos von Schrankinhalten
- Farbliche Orientierungshilfen in den Räumen (z. B. roter Raum mit rotem Teppich)
- Bunte Klebestreifen auf dem Boden, mit denen die Position von Dingen visualisiert wird, z. B. für die Schuhe

11.3.4 Zeitliche Visualisierungshilfen

- Die Stundenplanung (Abschn. 8.7) vermittelt bereits eine zeitliche Struktur der Therapiestunde, indem die Reihenfolge visualisiert wird.
  Darüber hinaus sind anschauliche und kindgerechte Uhren sinnvoll, um die Dauer einer Aktivität abbilden zu können:

- Z. B. Sanduhren mit verschiedener Dauer
- Aufziehbare oder automatische Uhren wie Time-Timer/Time-Tracker

◼ **Abb. 11.3** (Fortsetzung)

11.4   Liste mit Beispielliedern

◼ Abb. 11.4

Arbeitsblatt 11.4:	Liste mit Beispielliedern	Seite 1

Zusammenstellung von Auszügen aus verschiedenen Liedern/Fingerspielen, die in der Therapie mit dem Kind gemeinsam gesungen und gespielt werden können. Die Melodien der Lieder und Anleitung der Fingerspiele sind an dieser Stelle nicht angegeben.

Tip: Hören Sie sich die Lieder auf einem Videoportal im Internet an

Lied 1: »Wer will fleißige Handwerker sehn« (Volkslied)

1. Wer will fleißige Handwerker sehn,
   der muss zu uns Kindern gehen.
   Stein auf Stein, Stein auf Stein,
   das Häuschen wird bald fertig sein.

2. Wer will fleißige Handwerker sehn,
   der muss zu uns Kindern gehn!
   O wie fein, o wie fein,
   der Glaser setzt die Scheiben ein.

3. Wer will fleißige Handwerker sehn,
   der muss zu uns Kindern gehn!
   Tauchet ein, tauchet ein,
   der Maler streicht die Wände fein.

Lied 2: »10 kleine Zappelmänner« (Autor von Text und Musik unbekannt)

1. Zehn kleine Zappelmänner
   zappeln hin und her,
   zehn kleinen Zappelmännern
   fällt das gar nicht schwer.

2. Zehn kleine Zappelmänner
   zappeln auf und nieder,
   zehn kleine Zappelmänner
   tun das immer wieder.

3. Zehn kleine Zappelmänner
   zappeln ringsherum,
   zehn kleine Zappelmänner
   fallen plötzlich um.

4. Zehn kleine Zappelmänner
   kriechen ins Versteck,
   zehn kleine Zappelmänner
   sind auf einmal weg.

◼ **Abb. 11.4** Liste mit Beispielliedern

Arbeitsblatt 11.4:	Liste mit Beispielliedern	Seite 2

Lied 3: »Alle Leut gehn jetzt nachhaus« (Volkslied)

1. Alle Leut, alle Leut
   Gehn jetzt nach Haus,
   Große Leut, kleine Leut (strecken u. bücken)
   Dicke Leut, dünne Leut (Hände weit/nah halten)
   Alle Leut, alle Leut
   Gehn jetzt nach Haus,
   Gehn in ihr Kämmerlein, (Hände bilden Dach überm Kopf)
   Lassen fünf gerade sein. (*Hände drehen sich*)

Weitere Beispiele verschiedener Kinderlieder und Fingerspiele finden Sie u. a. auf
- http://lieder-archiv.de.Kinderlieder.html
- www.spiellieder.de

◻ **Abb. 11.4** (Fortsetzung)

11.5   Checkliste Diagnostik

■ Abb. 11.5

Arbeitsblatt 11.5:	Checkliste Diagnostik	Seite 1

Testverfahren

Autismusdiagnostik

- Diagnostische Beobachtungsskala für Autistische Störungen
  (ADOS-2, Poustka et al. 2015)   ○
- Autismus Diagnostisches Interview - revidiert (ADI-R, Bölte et al. 2006)   ○

Intelligenz-/Entwicklungsdiagnostik

- Entwicklungstest: Bayley-III
  (Reuner et al. 2015)   ○
- Nonverbaler IQ-Test: SON-R 2½-7
  (Tellegen et al. 2007)   ○
- WPPSI-III (sprachbasierter IQ-Test)
  (Wechsler et al. 2011)   ○

Sprachentwicklungstest

- SETK (Grimm 2010)   ○

Fragebögen

Fragebögen A-FFIP

- Allgemeiner Aufnahmebogen Eltern   ○
- Checkliste ErzieherInnen   ○
- Checkliste Interventionsplanung   ○
- Checkliste Herausfordernde Verhaltensweisen   ○

Optionale Fragebögen

- CBCL (Child Behavior Checklist 1½-5) (Achenbach und Rescorla 2000)   ○
- C-TRF (Caregiver-Teacher Report Form 1½-5) (Achenbach und Rescorla 2000)   ○
- EBI (Eltern-Belastungs-Inventar, Tröster 2010)   ○
- ELFRA (Grimm und Doil 2000)   ○

■ **Abb. 11.5** Checkliste Diagnostik

11.6 Allgemeiner Aufnahmebogen

🔲 Abb. 11.6

Arbeitsblatt 11.6:	Allgemeiner Aufnahmebogen	Seite 1

(Eltern)   Datum: _____

1. Kontaktdaten

Name, Vorname des Kindes:	Geburtsdatum des Kindes:
Namen der Eltern, falls abweichend:	
Adresse:	Telefon + E- Mail:

2. Geschwister

Hat das Kind Geschwister?	☐ Ja ☐ Nein
Geschwisterkind	Name: Geschlecht: Geb.-Jahr:
Geschwisterkind	Name: Geschlecht: Geb.-Jahr:

3. Kindergarten

Welchen Kindergarten besucht das Kind derzeit? Name/Ort/Kontaktdaten:	Erzieher/inn/en (Name): I-Kraft (Name): Seit wann? _____

4. Sprache

Welche Sprachen werden in Ihrer Familie gesprochen?	☐ Deutsch ☐ Andere und zwar: _____

🔲 Abb. 11.6 Allgemeiner Aufnahmebogen

Arbeitsblatt 11.6:	**Allgemeiner Aufnahmebogen**	**Seite 2**

Spricht Ihr Kind einzelne Laute, einzelne Wörter oder Sätze?

Wie ist das Sprachverständnis? Beispiel?

5. Allgemeine Informationen bezüglich des Kindes

Welche Interessen hat Ihr Kind?

Welche Konsequenzen/Maßnahmen zur Beruhigung sind bei ihm/ihr hilfreich?

Leidet Ihr Kind unter Allergien?

☐ Nein   Ja, und zwar:

Gibt es eine spezielle Diät?

☐ Nein   Ja, und zwar:

Gibt es Nahrungsmittel, die wir Ihrem Kind nicht anbieten dürfen?

☐ Nein   Ja, und zwar:

6. Allgemeine Informationen der Eltern

In welchen Bereichen wünschen Sie selbst Beratung und Unterstützung?
(z. B. Selbstfürsorge, Familienentlastende Dienste)

Sonstiges?

◻ **Abb. 11.6** (Fortsetzung)

11.7 Fragebogen für Erzieherinnen/Erzieher

◨ Abb. 11.7

Arbeitsblatt 11.7:	Fragebogen für Erzieherinnen/Erzieher	Seite 1

Name der Einrichtung: _____

Name der ausfüllenden Person: _____

Name des Kindes _____

Nach welchem Konzept arbeitet ihre Einrichtung? Offenes, halboffenes, geschlossenes Konzept? _____
_____

Wie viele Kinder sind in ihrer Einrichtung? _____

Wie viele Kinder sind in der Gruppe des Kindes? _____

Seit wann befindet sich das Kind in ihrer Einrichtung? _____

Kommunikation/Sprache

Zeigt das Kind regelmäßig Blickkontakt? ☐ Ja ☐ Nein

Nimmt das Kind Blickkontakt auf, wenn es einen Wunsch hat bzw. etwas haben möchte? ☐ Ja ☐ Nein

Deutet das Kind auf Gegenstände, z. B. um Sie auf diese aufmerksam zu machen oder um sie ausgehändigt zu bekommen? ☐ Ja ☐ Nein

Bitte beschreiben: _____
_____

Wie kommuniziert das Kind?

Lautiert spontan: ☐   Einwortebene: ☐   In ganzen Sätzen: ☐

Verwendet das Kind sprachliche Hilfsmittel wie Bilderkarten, Talker etc.? ☐ Ja ☐ Nein

Wenn ja, welche? _____

Wenn das Kind in Sätzen spricht: Beispielsätze: _____
_____

Versteht das Kind einzelne Worte? ☐ Ja ☐ Nein

Versteht das Kind einfache Aufforderungen, wie bspw. »Hol Dir bitte die Schuhe«? ☐ Ja ☐ Nein

Wenn das Kind sich verbal äußern kann:

Stellt das Kind Fragen? Wenn ja, welche? ☐ Ja ☐ Nein

Beispielsätze: _____

◨ **Abb. 11.7** Fragebogen für Erzieherinnen/Erzieher

Arbeitsblatt 11.7:	Fragebogen für Erzieherinnen/Erzieher	Seite 2

Antwortet das Kind auf Fragen? ☐ Ja ☐ Nein

Kann das Kind ein altersentsprechendes wechselseitiges Gespräch führen? ☐ Ja ☐ Nein

Alltagspraktische Fähigkeiten

Zieht das Kind die Schuhe/Jacke selber an/aus? ☐ Ja ☐ Nein

Hat das Kind ein altersgemäßes Gefahrenbewusstsein? ☐ Ja ☐ Nein

Kann sich das Kind gut in den Räumen des Kindergartens orientieren? ☐ Ja ☐ Nein
(Findet es bspw. alleine die Waschräume, die Küche etc.?)

Hat das Kind eine altersentsprechende zeitliche Orientierung? ☐ Ja ☐ Nein

Versteht es die Konzepte von erst/dann, gleich/später, morgen/gestern ...? ☐ Ja ☐ Nein
(Zutreffendes bitte unterstreichen)

Benötigt das Kind im Kindergarten noch eine Windel? ☐ Ja ☐ Nein

Ist das Bewusstsein der Körperhygiene altersgemäß? ☐ Ja ☐ Nein

Interaktion

Reagiert das Kind auf die Ansprache anderer? ☐ Ja ☐ Nein

Spontan ☐   mit Hilfe ☐

Reagiert das Kind auf den eigenen Namen? ☐ Ja ☐ Nein

Spontan ☐   mit Hilfe ☐

Teilt das Kind Gegenstände? ☐ Ja ☐ Nein

Spontan ☐   mit Hilfe ☐   auf Aufforderung ☐

☐ Ja ☐ Nein

Tauscht das Kind Spielsachen mit anderen?

Spontan ☐   mit Hilfe ☐   auf Aufforderung ☐

Wechselt sich das Kind mit anderen Kindern ab? ☐ Ja ☐ Nein

Spontan ☐   mit Hilfe ☐   auf Aufforderung ☐

◼ **Abb. 11.7** (Fortsetzung)

Arbeitsblatt 11.7:	Fragebogen für Erzieherinnen/Erzieher	Seite 3

Kann das Kind altersentsprechend abwarten? ☐ Ja ☐ Nein

Spontan ☐　　　　　mit Hilfe ☐　　　　　auf Aufforderung ☐

Zeigt das Kind Interesse an Gleichaltrigen? ☐ Ja ☐ Nein

Ist die Kontaktaufnahme zu anderen Personen altersgemäß? ☐ Ja ☐ Nein

Ist das Nähe- und Distanzverhalten altersgemäß? ☐ Ja ☐ Nein

Interagiert das Kind mit Gleichaltrigen? ☐ Ja ☐ Nein

Spontan ☐　　　　　mit Hilfe ☐　　　　　auf Aufforderung ☐

Hat das Kind Freunde im Kindergarten? ☐ Ja ☐ Nein

Spielverhalten

Spielt das Kind mit anderen Kindern? ☐ Ja ☐ Nein

Wenn nein, spielt es neben anderen, schaut anderen zu? (bitte unterstreichen)

Zeigt das Kind So-tun-als-ob-Spiele mit realen Gegenständen? ☐ Ja ☐ Nein

Nimmt das Kind z. B. eine leere Tasse und spielt, dass es daraus trinken würde?

Bitte beschreiben: _____

Zeigt das Kind So-tun-als-ob-Spiele mit »Platzhaltern«? ☐ Ja ☐ Nein

Verwendet es z. B. spielerisch einen Baustein als Auto usw.?

Bitte beschreiben: _____

Spielt das Kind einfache Regelspiele? ☐ Ja ☐ Nein

Bitte beschreiben: _____

Spielt das Kind Rollenspiele? ☐ Ja ☐ Nein

Bitte beschreiben: _____

◘ **Abb. 11.7** (Fortsetzung)

Arbeitsblatt 11.7:	Fragebogen für Erzieherinnen/Erzieher	Seite 4

Emotionen

Können Sie an der Mimik des Kindes erkennen, wie es sich fühlt? ☐ Ja ☐ Nein

Kann das Kind erkennen, ob es anderen gut oder schlecht geht? ☐ Ja ☐ Nein

Erkennt das Kind Basisemotionen (froh/traurig/wütend) auf Bildern, z. B. bei einer Bilderbuchgeschichte? ☐ Ja ☐ Nein

Tröstet das Kind andere spontan oder nach Aufforderung?
(Zutreffendes bitte unterstreichen) ☐ Ja ☐ Nein

Kann das Kind seine Gefühle altersgemäß regulieren? ☐ Ja ☐ Nein

Lässt sich das Kind altersgemäß beruhigen, wenn es sehr wütend oder traurig ist? ☐ Ja ☐ Nein

Bitte beschreiben: _____

Kognitive Fähigkeiten

Kann das Kind zwischen verschiedenen angebotenen Alternativen aussuchen? ☐ Ja ☐ Nein

Bittet das Kind um Hilfe, wenn es diese benötigt? ☐ Ja ☐ Nein

Verbal ☐   mit Bilderkarte ☐

Kann das Kind seine Aufmerksamkeit altersgemäß auf eine Sache fokussieren? ☐ Ja ☐ Nein

Malt das Kind altersgemäß? ☐ Ja ☐ Nein

Weiß das Kind um typische Handlungsabfolgen (Was brauche ich, wenn ich ...) ☐ Ja ☐ Nein

Herausforderndes Verhalten

Zeigt das Kind aggressive Verhaltensweisen gegen andere Personen? ☐ Ja ☐ Nein

Bitte beschreiben: _____

Zeigt das Kind autoaggressive Verhaltensweisen? ☐ Ja ☐ Nein

z. B. schlägt es sich selbst?

Bitte beschreiben:_____

◧ **Abb. 11.7** (Fortsetzung)

Arbeitsblatt 11.7:	Fragebogen für Erzieherinnen/Erzieher	Seite 5

Besteht das Kind auf festen Abläufen und wird deutlich angespannter, wenn diese nicht eingehalten werden? ☐ Ja ☐ Nein

Bitte beschreiben: _____

Legt das Kind Dinge immer wieder in eine bestimmte Reihenfolge und lässt sich dabei schwer unterbrechen? ☐ Ja ☐ Nein

Drückt das Kind wiederholt hintereinander auf Lichtschalter? ☐ Ja ☐ Nein

Öffnet/schließt das Kind wiederholt Türen hintereinander? ☐ Ja ☐ Nein

Riecht, leckt oder befühlt das Kind ungewöhnliche Dinge? ☐ Ja ☐ Nein

Bitte beschreiben: _____

Wedelt das Kind ungewöhnlich mit den Händen o. ä. bei Freude oder Anspannung? ☐ Ja ☐ Nein

Hat das Kind bestimmte Ängste, die altersuntypisch sind? ☐ Ja ☐ Nein

Bitte beschreiben: _____

Wird das Kind sehr schnell wütend? ☐ Ja ☐ Nein

Kann das Kind verbale Aufforderungen nur sehr schwer umsetzen? ☐ Ja ☐ Nein

Zeigt das Kind altersuntypische impulsive Handlungen? ☐ Ja ☐ Nein

Gibt es noch weitere Informationen über das Kind, die Sie uns mitteilen möchten?

_____
_____
_____
_____
_____
_____
_____

Vielen Dank!

◻ **Abb. 11.7** (Fortsetzung)

11.8 Verstärkerliste

◨ Abb. 11.8

Arbeitsblatt 11.8:	Verstärkerliste	Seite 1

Verstärkerliste für (Patient): _____

Speisen (z. B. Süßigkeiten)	Getränke (z. B. Säfte)	Spielzeug-Verstärker (z. B. Puzzle, Kreisel)
1.	1.	1.
2.	2.	2.
3.	3.	3.
4.	4.	4.
5.	5.	5.
6.	6.	6.
7.	7.	7.
8.	8.	8.
9.	9.	9.
10.	10.	10.

Handlungsverstärker (z. B. kitzeln, fangen)	Soziale Verstärker (z. B. Lob, Jubel, Lächeln)	Sonstiges
1.	1.	1.
2.	2.	2.
3.	3.	3.
4.	4.	4.
5.	5.	5.
6.	6.	6.
7.	7.	7.
8.	8.	8.
9.	9.	9.
10.	10.	10.

◨ **Abb. 11.8** Verstärkerliste

11.9 Fragebogen zu herausfordernden Verhaltensweisen

■ Abb. 11.9

Arbeitsblatt 11.9:	Fragebogen zu herausfordernden Verhaltensweisen	Seite 1

Name des Kindes: _____

Angaben von: _____

Autoaggressionen/ Fremdaggressionen:

Z. B. Schlagen, Kneifen, Beißen

Zwänge:

Z. B. sortiert Gegenstände, zeigt Wiederholungszwänge mit Gegenständen oder verbal, kann Kontrolle nicht abgeben, gerät unter Druck bei Abweichung von Gewohnheiten

Stereotypien:

Z. B. haftet an Lichtschaltern oder Türen

Impulsivität/Hyperaktivität:

Z. B. greift impulsiv nach Sachen (altersuntypisches Ausmaß), zeigt starke motorische Unruhe, bleibt nicht altersgemäß sitzen

■ **Abb. 11.9** Fragebogen zu herausfordernden Verhaltensweisen

Arbeitsblatt 11.9:	Fragebogen zu herausfordernden Verhaltensweisen	Seite 2

Oppositionelles Verhalten:

Z. B. Schwierigkeiten, Aufforderungen nachzukommen

Ängste:

Z. B. Ängste vor Geräuschen, Gegenständen, Situationen, Trennungsängste etc.

Sonstige:

Behandlungsbedürftige Symptome:

_____

_____

_____

_____

Komorbide Störungen? Abklären:

_____

_____

_____

◻ **Abb. 11.9** (Fortsetzung)

11.10 Checkliste zur Interventionsplanung

⬛ Abb. 11.10

Arbeitsblatt 11.10:	Checkliste zur Interventionsplanung (Kopiervorlage)		Seite 1	
Patient:	**Ausgefüllt von:** **Datum:**		**Bisherige Std.:**	
Therapieziel	**Schwierigkeitsebenen (Anfänger, Fortgeschrittene, Profis)**	**X/✓**	**X/✓**	**Priorität**
Aufmerksamkeits-kontrolle	Reagiert auf den eigenen Namen (Aufmerksamkeitszuwendung)			
	Kann Unwichtiges ausblenden (z. B. Geräusche ignorieren, fokussiert bleiben)			
	Kann konzentriert länger am Tisch sitzen, flexibel unterbrechen/ weitermachen			
Gemeinsame Aufmerksamkeit I: Blickfolgeverhalten	Folgt einem bewegten Gegenstand mit dem Blick			
	Zeigt Blickfolgeverhalten in sozial-interaktiven Situationen			
	Nutzt den kommunikativen Blick eines anderen (z. B. dem Blick folgen bei: »Gib mir das«)			
Imitation	Zeigt motorische Imitation einfacher Bewegungen			
	Zeigt Imitation mit Gegenständen			
	Zeigt verbale Imitation			
Repräsentations-fähigkeit	Hat Objektpermanenz			
	Versteht, dass Bilder reale Gegenstände repräsentieren			
	Kennt Prototypen (z. B. kann auf Bild auf Hund zeigen)			
Handlungsplanung	Kann vorgegebene Handlungsplanung mit Anleitung abarbeiten (z. B. Hände waschen)			
	Kann einen Handlungsplan gemeinsam erstellen und abarbeiten			
	Kann erweiterte Alltagsabläufe planen und abarbeiten (z. B. Popcorn machen)			
Selbstwahrnehmung	Weiß, wie seine/ihre Körperteile heißen und wo sie sind (z. B. Wo ist dein Bein?)			
	Verwendet mein/dein richtig			
	Benennt sich selbst entwicklungsaltersangemessen (erst mit Namen, dann mit »Ich«)			
Blickkontakt aufnehmen	Nimmt Blickkontakt auf, um einen Gegenstand zu erhalten			
	Nimmt Blickkontakt auf, um einen Gegenstand zu übergeben			
	Zeigt Blickkontakt in einer sozialen Situation mit mehreren Personen			
Rezeptiver Wortschatz	Gibt auf Aufforderung den richtigen Gegenstand			
	Versteht Verben			
	Versteht Präpositionen			
Gestik	Nickt, schuttelt den Kopf			
	Deutet (proximal und distal)			
	Zeigt beschreibende Gesten			

(Linke Randbeschriftung: **Grundfertigkeiten** / **Kommunikation und Sprache**)

⬛ **Abb. 11.10** Checkliste zur Interventionsplanung (Kopiervorlage)

Arbeitsblatt 11.10:	Checkliste zur Interventionsplanung (Kopiervorlage)			Seite 2

	Patient:	Ausgefüllt von: Datum:	Bisherige Std.:		
	Therapieziel	**Schwierigkeitsebenen (Anfänger, Fortgeschrittene, Profis)**	**X/✓**	**X/✓**	**Priorität**
Kommunikation und Sprache	Sprachanbahnung expressiv (unterstützt)	Kommuniziert ein Bedürfnis mit einer (angebotenen) Bilderkarte			
		Kommuniziert ein Bedürfnis an verschiedene Personen (Bilderkarte)			
		Kommuniziert Bedürfnisse spezifisch (wählt aus mehreren Bilderkarten die richtige aus)			
	Erweiterung des expressiven Wortschatzes	Benennt/fordert Gegenstände auf Einwortebene (ein)			
		Benennt Tätigkeiten auf Einwortebene (Verb)			
		Kommuniziert auf Mehrwortebene (ganze Sätze: »Ich möchte ...«, »Das ist ein Auto«)			
	Fragen beantworten und Fragen stellen	Beantwortet Ja/Nein-Fragen			
		Beantwortet und stellt einfache W-Fragen (Was, wer, wo)			
		Beantwortet und stellt komplexe W-Fragen (Wann, wie, warum)			
	Kontaktgestaltung	Begrüßt und verabschiedet (konventionelle Geste oder verbal)			
		Reagiert positiv auf Kontaktangebote von anderen			
		Nimmt altersangemessen Kontakt auf			
Interaktion und Spielverhalten	Gemeinsame Aufmerksamkeit II: Wechselseitigkeit	Zeigt spielerisches Abwechseln (z. B. mit einem Ball oder Auto)			
		Reagiert auf gemeinsame Aufmerksamkeit »Schau mal«			
		Zeigt proaktive gemeinsame Aufmerksamkeit (teilt Interesse, zeigt Sachen)			
	Tauschen	Tauscht auf Aufforderung			
		Akzeptiert Tauschen			
		Fordert Tauschen verbal ein			
	Teilen	Teilt auf Aufforderung Spielzeuge mit einer Person (reagiert auf »Gib mir etwas ab«)			
		Teilt auf Aufforderung ein beliebtes Nahrungsmittel mit einer anderen Person			
		Teilt auf Aufforderung mit mehreren Personen			
	Nichtinteraktives Spiel	Zeigt sensumotorisches Spiel (für sich alleine)			
		Zeigt Ursache-Wirkungs-Spiel (für sich alleine)			
		Zeigt Konstruktionsspiel			
	Einfaches gemeinsames Spiel	Verbleibt in einer spielerischen Situation mit einer anderen Person (Parallelspiel)			
		Akzeptiert, dass andere sich in das Spiel einbringen			
		Bezieht andere in einfache Spielhandlungen ein			

Abb. 11.10 (Fortsetzung)

Arbeitsblatt 11.10:	Checkliste zur Interventionsplanung (Kopiervorlage)			Seite 3

	Patient:	Ausgefüllt von: Datum:			Bisherige Std.:		
	Therapieziel	**Schwierigkeitsebenen (Anfänger, Fortgeschrittene, Profis)**			**X/✓**	**X/✓**	**Priorität**
Interaktion und Spielverhalten	Regelspiel	Kann in einfachen Regelspielen abwarten und sich abwechseln (z. B. Angelspiel)					
		Kann einfache Würfelspiele mit Farb- und Formenzuordnung spielen					
		Spielt komplexere Regelspiele mit mehreren Regeln (Zahlenwürfen, Merkfähigkeiten etc.)					
	Fantasiespiel	Zeigt So-tun-als-ob-Spiel mit realen Gegenständen (z. B. aus Puppentasse trinken)					
		Zeigt So-tun-als-ob-Spiel mit Platzhaltern (z. B. Bauklotz als Auto)					
		Verwendet kurze Spieleskripte mit Platzhaltern (z. B. Auto fährt in die Werkstatt)					
	Rollenspiel	Verwendet vorgegebene Spielskripte, in denen es selber Rollen einnimmt (z. B. Verkäufer)					
		Kann kurze Spieleskripte gemeinsam entwickeln (aus einem Angebot von Spielmaterialien)					
		Kann Rollenspiel mit Figuren zeigen					
Emotionen	Emotionserkennung	Kann Basisemotionen (auf Bildern) in positive und negative unterscheiden					
		Kann Basisemotionen (auf Bildern) benennen					
		Kann benennen, welche Ursache (in einem Bilderbuch) zu einer Emotion geführt hat					
	Emotionaler Ausdruck	Kann Grimassen imitieren					
		Imitiert verschiedene Basisemotionen					
		Kann Basisemotionen mimisch an andere richten					
	Emotionsregulation	Kann sich bei negativen Emotionen beruhigen lassen					
		Zeigt altersentsprechende Selbstberuhigung bei Wut oder Anspannung					
		Kann erkennen, wenn etwas emotional zu viel wird (fordert Pausen ein »Es ist mir zu laut«)					
Kognitive Fähigkeiten	Klassifikations-prinzipien	Ordnet einen Gegenstand einem gleichen zu					
		Kann aus mehreren Gegenständen Kategorien bilden (sortieren)					
		Erkennt, was nicht in eine Kategorie passt					
	Eigenschaften/ Gegensätze	Kann Gegenstände mit einer bestimmten Eigenschaft finden					
		Kann Gegenstände mit zwei gleichen Eigenschaften finden					
		Kann Gegensatzpaare finden					
	Gedächtnis	Kann Nichtwörter nachsprechen (auditive Merkfähigkeit)					
		Kann sich Zahlenreihen merken und wiederholen (auditive Merkfähigkeit)					
		Kann sich zuvor gesehene Gegenstände merken und abrufen (visuelle Merkfähigkeit)					

■ **Abb. 11.10** (Fortsetzung)

Arbeitsblatt 11.10:	Checkliste zur Interventionsplanung (Kopiervorlage)			Seite 4		
	Patient:	Ausgefüllt von: Datum:		Bisherige Std.:		
	Therapieziel	Schwierigkeitsebenen (Anfänger, Fortgeschrittene, Profis)	X/✓	X/✓	Priorität	
Kognitive Fähigkeiten	Malen	Kann einen Stift benutzen				
		Malt einfache Formen (imitiert)				
		Zeigt die richtige Stifthaltung (Tripodengriff)				
	Mengenverständnis	Kann zwischen einem und zwei Gegenständen unterscheiden (nicht gleich)				
		Versteht die Konzepte mehr/weniger				
		Erkennt Mengen ohne (lautes) Zählen				
	Perspektiven-übernahme (Theory of Mind)	Versteht die visuelle Perspektive von anderen (Wer kann was sehen, nicht sehen?)				
		Versteht, wer was wissen oder nicht wissen kann				
		Versteht, dass andere unterschiedliche Vorlieben/Wünsche haben				
	Allgemeines Wissen	Hat Wissen über die eigene Person (Name, Alter, Wohnort)				
		Hat altersentspr. Weltwissen über alltägliche Abläufe (z. B.: »Wo kaufe ich Brot?«)				
		Hat altersentspr. Weltwissen über spezifische Themen (Berufe, menschl. Körper etc.)				
Alltagspraktische Fähigkeiten	Alltagsroutinen	Bleibt für einen angemessenen Zeitraum am Tisch sitzen (z. B. beim Essen)				
		Kann Schuhe an- und ausziehen (Kleidung)				
		Kann Hygieneroutinen bewältigen (z. B. Hände waschen)				
	Sauberkeits-erziehung	Akzeptiert, auf die Toilette gesetzt zu werden				
		Kann tagsüber gewisse Zeiten ohne Windel sein				
		Kann nachts ohne Windel sein				
	Problemlösen	Kann um Hilfe bitten (verbal oder mit Bilderkarte)				
		Kann um fehlende Gegenstände bitten (verbal oder mit Bilderkarte)				
		Kann sich an andere wenden, um ein Problem zu lösen				
	Gefahren-bewusstsein	Reagiert in Gefahrensituationen auf verbale Signale von Bezugs-personen (z. B.: »Stopp«)				
		Versteht den Umgang mit Ampeln				
		Kennt wichtige Gefahrenquellen				
	Räumliche Orientierung	Orientiert sich innerhalb des Raumes (»Wo ist was?«; Sitzplatz, Schrank etc.)				
		Orientiert sich innerhalb des Gebäudes (findet Räume: Küche, Spielzimmer etc.)				
		Orientiert sich außerhalb eines Gebäudes (kennt Wege)				
	Zeitliche Orientierung	Versteht einfache zeitliche Abläufe (z. B. erst – dann)				
		Konzept von kurz/lang (zeitlich)				
		Kennt Zeiteinteilungen (Tage, Wochen, Monate)				

◼ Abb. 11.10 (Fortsetzung)

11.11 Planung und Dokumentation der einzelnen Therapiestunde

◘ Abb. 11.11

Arbeitsblatt 11.11:	Planung und Dokumentation der einzelnen Therapiestunde	Seite 1

Therapiestunde

Patient/in:	Anwesende:	Datum:

Ziele	Material/Übung	Verhalten/Kommentar/Prompts
1: Ja ☐ Etwas ☐ Nein ☐ ? ☐		
2: Ja ☐ Etwas ☐ Nein ☐ ? ☐		
3: Ja ☐ Etwas ☐ Nein ☐ ? ☐		
4: Ja ☐ Etwas ☐ Nein ☐ ? ☐		
5: Ja ☐ Etwas ☐ Nein ☐ ? ☐		
6: Ja ☐ Etwas ☐ Nein ☐ ? ☐		
7: Ja ☐ Etwas ☐ Nein ☐ ? ☐		
8: Ja ☐ Etwas ☐ Nein ☐ ? ☐		

Allgemeines/Planung:	Wer hat dokumentiert? (Namenskürzel)

◘ Abb. 11.11 Planung und Dokumentation der einzelnen Therapiestunde

11.12 SORKC Schema

◧ Abb. 11.12

Arbeitsblatt 11.12:	SORKC Schema			Seite 1
Patient/in: _____				
Situation	**O**rganismus	**R**eaktion	**K**ontingenz	**C**onsequenz
In welcher Situation tritt das Verhalten auf?	(Autismusbedingte) Faktoren des Kindes	Sichtbares Verhalten des Kindes	Wie häufig folgen die Konsequenzen auf die Reaktion?	Welche für das Kind positiven/ negativen Konsequenzen folgen auf das Verhalten?
	Biologisch/physiologisch:	Behavioral:	Immer:	**Kurzfristig**
				Positiv:
	Fehlende Kompetenzen:	Kognitiv:	Intermittierend:	Negativ:
		Emotional:	Selten:	**Langfristig**
	IQ:			Positiv:
		Physiologisch:		Negativ:
Vor dem gezeigten Verhalten →		**Aktuelles Verhalten**	**→ Nach dem gezeigten Verhalten**	

Umgang mit dem Verhalten, wenn es akut auftritt (C): _____

Langfristiger Aufbau benötigter Kompetenzen (O): _____

Immer beachten: Gibt es eine Veränderung in der Gesamtsituation, die zu grundsätzlich erhöhter Anspannung führt? (z. B. Umzug, Veränderungen im Kindergarten, Schlafprobleme etc.)

◧ **Abb. 11.12** SORKC Schema

11.13 Anleitung zur Generalisierung für Eltern und Erzieherinnen/Erzieher

☐ Abb. 11.13

Arbeitsblatt 11.13:	Anleitung zur Generalisierung für Eltern und Erzieherinnen/Erzieher	Seite 1

Kinder mit Autismus-Spektrum-Störungen haben häufig Schwierigkeiten, neu Erlerntes auf andere ähnliche Situationen mit **verschiedenen Personen** zu übertragen (Generalisierung).

Sie können dem Kind dabei helfen, indem Sie und weitere Bezugspersonen die erlernten Fähigkeiten im Alltag in möglichst vielen Situationen üben.

Welche Fähigkeit/welches Therapieziel soll geübt (generalisiert) werden? (Z. B. Blickkontakt)

_____

_____

Welche natürlichen Situationen bieten sich hierzu an? (Z. B. Spielsituationen, wenn das Kind etwas haben möchte)

_____

_____

Welche Personen können sich beteiligen?

_____

_____

Worauf können wir beim Üben achten? Was sollten alle Personen ähnlich machen?

_____

_____

☐ **Abb. 11.13** Anleitung zur Generalisierung für Eltern und Erzieherinnen/Erzieher

11.14 **Elternarbeitsblatt zu visuellen Strukturierungshilfen**

◻ Abb. 11.14

Arbeitsblatt 11.14:	Elternarbeitsblatt zu visuellen Strukturierungshilfen	Seite 1

1. Welche typischen Alltagssituationen erleben Sie als besonders schwierig und/oder unübersichtlich?
   (Z. B. das morgendliche Verlassen des Hauses, bevor ich mein Kind zur Kita bringe)

_____

_____

_____

_____

2. Welches Verhalten zeigt Ihr Kind in dieser Situation, das ihm den Ablauf erschwert?
   (Z. B. Mein Kind kennt die einzelnen Schritte des Ablaufes nicht)

_____

_____

_____

_____

3. Gibt es Strukturierungshilfen, die Ihr Kind bereits kennt?
   Wie könnten diese in der genannten Situation eingesetzt werden?
   (Z. B. ein visualisierter Handlungsplan mit Bilderkarten der einzelnen Schritte)

_____

_____

_____

_____

◻ **Abb. 11.14** Elternarbeitsblatt zu visuellen Strukturierungshilfen

11.15 **Materialvorlage Stoppkarte**

◼ Abb. 11.15

Arbeitsblatt 11.15:	Materialvorlage Stoppkarte	Seite 1

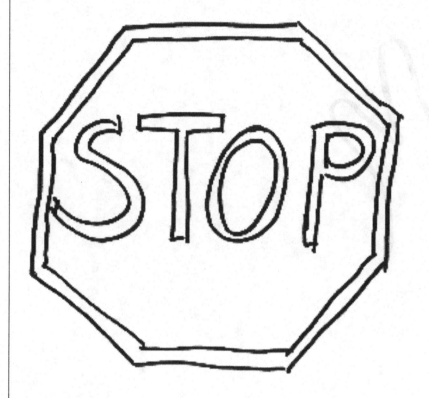

◼ **Abb. 11.15** Materialvorlage Stoppkarte

11.16 **Materialvorlage Ich-Hand**

■ Abb. 11.16

Arbeitsblatt 11.16:	Materialvorlage Ich-Hand	Seite 1

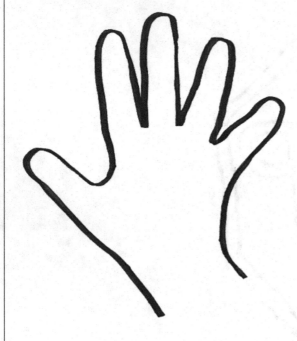

■ **Abb. 11.16** Materialvorlage Ich-Hand

Serviceteil

K. Teufel et al., *A-FFIP – Autismusspezifische Therapie im Vorschulalter*,
DOI 10.1007/978-3-662-50500-7, © Springer-Verlag GmbH Deutschland 2017

Stichwortverzeichnis

Printed in the United States
By Bookmasters